ARBEITEN

AUS DEM

PHYSIOLOGISCHEN INSTITUT

DER

UNIVERSITÄT HELSINGFORS

DEM KÖNIGLICH
KAROLINISCH MEDICO-CHIRURGISCHEN INSTITUT
IN STOCKHOLM

ZU DESSEN SÄKULARFEIER AM 13. DEZEMBER 1910
IN TIEFER VEREHRUNG GEWIDMET

LEIPZIG
VERLAG VON VEIT & COMP.
1910

MIT ZWEI TAFELN

Druck von Metzger & Wittig in Leipzig.

Inhalt.

Zur Kenntnis der Aschebestandteile in der frei gewählten Kost des Menschen.

Von

Robert Tigerstedt.

(Aus dem physiologischen Institut der Universität Helsingfors.)

Vor ein paar Jahren veröffentlichte Sundström[1] eine eingehende Untersuchung über die Ernährung der Landbevölkerung in Finnland, welche sich speziell auf die Analyse zahlreicher Durchschnittsproben der Kost stützte. Diese Proben stellten so genau wie möglich je ein Zehntel der während der Beobachtungsperiode von dem betreffenden Versuchsindividuum genossenen Kost dar.

Die Proben wurden am Wasserbade getrocknet, dann in einer Stahlmühle fein gepulvert und sehr sorgfältig gemahlen.

In der Arbeit von Sundström finden sich Angaben über die in diesen Kostmassen genossenen Mengen von Stickstoff, Fett, Kohlehydraten und Gesamtasche, sowie auch direkte kalorimetrische Bestimmungen des Brennwertes.

Da indessen, soviel ich weiß, bis jetzt keine ausführlichere Untersuchung über die Aschebestandteile in der frei gewählten Kost des Menschen vorliegt, schien es mir von Interesse zu sein, die betreffenden Durchschnittsproben auch auf Phosphor, Calcium und Magnesium zu analysieren. Da Sundström nicht Gelegenheit hatte, auch diese Substanzen in den Kreis seiner Untersuchungen zu ziehen, vertraute ich die Ausführung dieser Analysen Fräulein Karin Nybergh und Herrn Erik Lahenius an und gestatte mir, die dabei gewonnenen Resultate hier kurz mitzuteilen.

---

[1] S. Sundström, *Untersuchungen über die Ernährung der Landbevölkerung in Finnland.* Helsingfors 1908.

Die Analysen wurden in folgender Weise ausgeführt:

Die Substanz wurde zuerst in einer Platinschale verascht, die Asche gewogen und in Salzsäure gelöst, wobei die Kieselsäure zurückblieb. Die Konzentration der fertigen Lösung war im allgemeinen 1 : 100.[1]

Die Bestimmung des Calciums wurde an 50 ccm der Lösung gemacht; die Lösung wurde mit Ammoniak neutralisiert und dann mit Essigsäure angesäuert. Aus dieser Lösung wurde das Calcium durch Ammoniumoxalat ausgefällt. Der Niederschlag blieb 24 Stunden lang stehen, dann wurde abfiltriert und geglüht.

Das Filtrat nach der Calciumbestimmung wurde auf dem Wasserbade zu einem geringen Volumen konzentriert, und dann das Magnesium aus ammoniakalischer Lösung mit Ammoniumphosphat ausgefällt.

Bei der Phosphorbestimmung wurde die Lösung (10 ccm) zuerst ammoniakalisch und dann stark salpetersauer gemacht, wonach der Phosphor durch Zusatz von 75 ccm Molybdatlösung gefällt wurde. Das Phosphormolybdat wurde abfiltriert und in warmem Ammoniak (1 : 3) gelöst. Nach dem Erkalten wurde der Phosphor mit einer Mischung von $MgCl_2$ und NH_4Cl mit Zusatz von NH_3 als NH_4MgPO_4 gefällt. Der Niederschlag blieb mindestens 12 Stunden lang stehen, dann wurde abfiltriert und geglüht.

Der größte Fehler bei den aus den Analysen berechneten, auf die Asche bezogenen Prozentzahlen beträgt bei CaO etwa 0·8 bis 1·0 Proz., bei MgO etwa 0·2 bis 0·3 Proz. und bei P_2O_5 etwa 0·4 bis 0·5 Proz.

Die der vorliegenden Mitteilung zugrunde liegenden Beobachtungen beziehen sich auf insgesamt 64 verschiedene Individuen, und zwar 3 Kinder im Alter von 2 bis 3 Jahren, 9 Kinder im Alter von 4 bis 7 Jahren, 11 Kinder im Alter von 8 bis 11 Jahren, 4 Mädchen im Alter von 12 bis 16 Jahren, 5 Jünglinge im Alter von 12 bis 16 Jahren, 21 erwachsene Frauen und 11 erwachsene Männer. An 8 dieser Individuen wurden zwei Beobachtungsreihen gemacht, weshalb die Gesamtzahl der Beobachtungen 72 beträgt.

Indem ich bezüglich aller Einzelheiten auf die Arbeit von Sundström verweise, teile ich im Anhange seine Resultate in betreff der täglichen Aufnahme von Stickstoff, Fett, Kohlehydraten, Asche und Kalorien mit. Die Nummern beziehen sich auf die Analysennummern bei Sundström.

Die Zahl der Beobachtungstage beträgt in 49 Fällen 7, in 11 Fällen 4 und in 12 Fällen 3, insgesamt also 423 Tage.

Ich stelle zunächst in den folgenden Tabellen die Resultate nach dem Alter der Versuchsindividuen geordnet zusammen.

Zu bemerken ist, daß zu den hier aufgenommenen Mengen der Aschebestandteile noch die im Trinkwasser vorhandenen, die indessen nur gering sind, hinzukommen.

---

[1] Vgl. v. Wendt, *Skand. Arch. f. Physiol.* 1905. Bd. XVII. S. 215.

Kinder im Alter von 2 bis 3 Jahren.

Nr.	Alter und Geschlecht	Asche g	P_2O_5 g	CaO g	MgO g	Summe von P_2O_5, CaO, MgO g	Rest g
102	K. 2	14·8	3·20	2·21	0·44	5·85	8·95
146	M. 3	11·2	2·45	2·30	0·34	5·09	6·11
137	M. 2	10·8	2·44	2·11	0·39	4·94	5·86

Kinder im Alter von 4 bis 7 Jahren.

Nr.	Alter und Geschlecht	Asche g	P_2O_5 g	CaO g	MgO g	Summe von P_2O_5, CaO, MgO g	Rest g
36	K. 7	29·5	4·42	2·38	0·83	7·63	21·87
101	M. 6	28·5	5·11	2·36	0·61	8·08	20·42
144	M. 7	26·1	5·84	4·24	0·81	10·89	15·21
21	M. 6	23·6	5·55	3·00	0·93	9·48	14·12
107	M. 6	21·9	3·98	2·58	0·54	7·10	14·80
23	M. 4	20·8	4·76	2·34	0·72	7·82	12·98
135	M. 7	18·4	3·95	1·89	0·33	6·17	12·23
136	M. 4	15·2	3·16	2·23	0·40	5·79	9·41
17	K. 4	15·1	2·88	2·20	0·54	5·62	9·48

Kinder im Alter von 8 bis 11 Jahren.

Nr.	Alter und Geschlecht	Asche g	P_2O_5 g	CaO g	MgO g	Summe von P_2O_5, CaO, MgO g	Rest g
63—65	K. 11	39·2	7·03	4·05	1·21	12·29	26·91
66—68	K. 9	39·1	6·64	2·82	0·94	10·40	28·70
22	K. 8	33·7	6·68	3·60	1·22	11·40	22·30
143	M. 9	30·3	5·94	4·22	0·85	11·01	19·29
114	K. 9	29·7	6·15	3·29	0·91	10·35	19·35
142	K. 9	29·4	7·02	4·93	1·08	13·03	16·37
15	K. 10	27·6	5·13	2·10	1·01	8·24	19·36
29	M. 10	27·0	4·24	1·02	0·94	6·20	20·80
141	M. 11	26·9	6·22	4·50	0·96	11·68	15·22
4	M. 10	23·9	4·29	2·90	0·71	7·90	16·00
134	M. 10	21·4	4·49	3·11	0·88	8·48	12·92

Mädchen im Alter von 12 bis 16 Jahren.

Nr.	Alter, Jahre	Asche g	P_2O_5 g	CaO g	MgO g	Summe von P_2O_5, CaO, MgO g	Rest g
7	15	60·4	9·39	3·30	2·30	14·99	45·41
13[1]	13	44·8	7·82	3·07	1·55	12·44	32·36
14[1]	13	40·1	7·23	4·07	1·50	12·80	27·30
3	15	33·7	5·64	2·28	1·02	8·94	24·76
132	16	29·5	5·32	2·77	0·96	9·05	20·45

Jünglinge im Alter von 12 bis 16 Jahren.

Nr.	Alter, Jahre	Asche g	P_2O_5 g	CaO g	MgO g	Summe von P_2O_5, CaO, MgO g	Rest g
60—62	16	48·7	7·76	3·46	1·22	12·44	36·26
28	13	42·7	8·13	1·97	1·52	11·62	31·08
127	12	33·4	6·34	2·71	1·07	10·12	23·28
126	12	33·1	6·20	2·56	1·08	9·84	23·26
95—97	14	29·1	6·94	3·40	0·97	11·31	17·79

Erwachsene Frauen.

Nr.	Alter, Jahre	Asche g	P_2O_5 g	CaO g	MgO g	Summe von P_2O_5, CaO, MgO g	Rest g
40	18	54·4	7·07	2·38	1·47	10·92	43·48
140	19	51·4	8·00	4·92	1·12	14·04	37·36
70—72	40	51·2	9·75	5·41	1·47	16·63	34·57
11[2]	32	47·8	7·49	2·51	1·70	11·70	36·10
6	26	47·2	7·85	3·54	1·60	12·99	34·21
57—59	21	47·0	8·69	4·25	1·59	14·53	32·47
12[2]	32	46·9	8·57	2·74	1·89	13·20	33·70
32[2]	20	44·7	7·75	4·66	1·56	13·97	30·73
139	35	44·5	8·86	4·98	1·22	15·06	29·44
39	21	44·1	5·80	2·19	0·96	8·95	35·15
19[2]	34	38·4	6·05	2·49	0·92	9·46	28·94
125	18	37·6	7·02	3·67	1·24	11·93	25·67
33[2]	20	37·3	4·15	2·93	0·91	7·99	29·31
110	25	37·0	5·73	3·01	1·30	10·04	26·96
20[2]	34	36·3	6·38	2·44	1·33	10·15	25·15

[1] Nr. 13 und 14 beziehen sich auf eine und dieselbe Person.
[2] Nr. 11 und 12 eine und dieselbe Person, ebenso Nr. 19 u. 20, 32 u. 33.

(Fortsetzung.)

Nr.	Alter, Jahre	Asche g	P_2O_5 g	CaO g	MgO g	Summe von P_2O_5, CaO, MgO g	Rest g
31	49	36·2	5·90	3·37	1·38	10·65	25·55
109	51	34·9	4·99	3·59	1·26	9·84	25·06
34 [1]	18	34·6	5·12	2·40	1·00	8·52	26·08
78	24	32·9	6·27	3·47	1·26	11·00	21·90
35 [1]	18	30·3	5·04	2·12	0·83	7·99	22·31
26	25	28·6	5·15	3·06	0·82	9·03	19·57
104	18	26·8	4·24	1·59	0·35	6·18	20·62
130	42	26·4	4·86	3·38	0·84	9·08	17·32
53	37	23·6	3·88	2·27	0·80	6·95	16·65
121	51	23·0	4·19	2·70	0·67	7·56	15·44

Erwachsene Männer.

Nr.	Alter, Jahre	Asche g	P_2O_5 g	CaO g	MgO g	Summe von P_2O_5, CaO, MgO g	Rest g
103	24	80·3	10·18	5·55	1·78	17·51	62·79
113	17	70·9	11·74	7·83	2·31	21·88	49·02
37	35	70·8	11·56	4·54	2·10	18·20	52·60
138 [2]	42	65·3	13·77	10·23	1·97	25·97	39·33
38	31	63·0	8·59	2·69	1·57	12·85	50·15
18	36	60·6	10·81	6·01	2·16	18·98	41·62
9 [2]	33	59·3	11·41	4·32	2·18	17·91	41·39
10 [2]	33	59·0	10·60	4·22	2·07	16·99	42·01
5	36	56·1	7·39	4·32	1·78	13·49	42·61
1	32	55·0	9·81	6·46	1·72	17·99	37·01
115 [2]	42	52·3	10·79	6·84	1·78	19·41	32·89
25	32	51·3	8·02	2·87	1·39	12·28	39·02
42—44 [2]	45	44·5	6·41	3·66	1·21	11·28	33·22
120 [2]	46	42·8	7·80	4·79	1·29	13·88	28·92

In den folgenden Tabellen sind diese Resultate übersichtlich zusammengestellt.

[1] Nr. 34 und 35 eine und dieselbe Person.

[2] Nr. 9 und 10 eine und dieselbe Person; ebenso 42—44 und 120, sowie Nr. 115 und 138.

Generaltabelle I.

Charakteristik	Asche g	P_2O_5 g	CaO g	MgO g	Summe von P_2O_5, CaO, MgO g	Rest g	Zahl der Beob.
Kinder, 2—3 J.	**12·27**	**2·70**	**2·21**	**0·39**	**5·30**	**6·97**	3
Maximum	14·8	3·20	2·30	0·44	5·85	8·95	
Minimum	10·8	2·44	2·11	0·34	4·94	5·86	
Kinder, 4—7 J.	**22·12**	**4·41**	**2·58**	**0·64**	**7·63**	**14·50**	9
Maximum	29·5	5·84	4·24	0·93	10·89	21·87	
Minimum	15·1	2·88	1·89	0·33	5·62	9·41	
Kinder, 8—11 J.	**29·80**	**5·83**	**3·32**	**0·97**	**10·12**	**19·74**	11
Maximum	39·2	7·03	4·93	1·22	13·03	28·70	
Minimum	21·4	4·24	1·02	0·71	6·20	12·92	
Mädchen, 12—16 J.	**41·70**	**7·08**	**3·10**	**1·47**	**11·64**	**30·06**	5
Maximum	60·4	9·39	4·07	2·30	14·99	45·41	
Minimum	29·5	5·32	2·28	0·96	8·94	20·45	
Jünglinge, 12—16 J.	**37·40**	**7·07**	**2·82**	**1·17**	**11·06**	**26·34**	5
Maximum	48·7	8·13	3·46	1·52	12·44	36·26	
Minimum	29·1	6·20	1·97	0·97	9·84	17·79	
Erwachsene Frauen	**38·48**	**6·35**	**3·20**	**1·10**	**10·73**	**27·75**	25
Maximum	54·4	9·75	5·41	1·89	16·63	43·48	
Minimum	23·0	3·88	1·59	0·35	6·18	15·44	
Erwachsene Männer	**59·30**	**9·92**	**5·31**	**1·81**	**17·04**	**42·26**	14
Maximum	80·3	13·77	10·23	2·31	21·88	62·79	
Minimum	42·8	6·41	2·69	1·21	11·28	28·92	

Da sich die in der Literatur vorhandenen Angaben über den Umsatz der Aschebestandteile im menschlichen Körper oft auf die Elemente und nicht auf die Oxyde beziehen, habe ich in folgender Generaltabelle II die Mittelwerte der einzelnen Gruppen auf P, Ca und Mg umgerechnet.

Generaltabelle II.

Charakteristik	Asche g	P g	Ca g	Mg g
Kinder, 2—3 J.	12·27	1·18	1·58	0·24
„ 4—7 J.	22·12	1·93	1·84	0·39
„ 8—11 J.	29·80	2·55	2·37	0·59
Mädchen, 12—16 J.	41·70	3·09	2·21	0·89
Jünglinge, 12—16 J.	37·40	3·09	2·01	0·71
Erwachsene Frauen	38·48	2·77	2·29	0·66
„ Männer	59·30	4·33	3·79	1·09

Endlich stelle ich in den Generaltabellen III und IV die Resultate nach der Menge der genossenen Nahrung (Kalorien) geordnet zusammen, um die Abhängigkeit der Zufuhr der Aschebestandteile von der absoluten Nahrungszufuhr zu veranschaulichen.

Generaltabelle III.

Kal.	P_2O_5 g	CaO g	MgO g	Zahl der Beobachtungen
> 4000	**10·86**	**6·10**	**2·02**	7
Maximum	13·77	10·23	2·31	
Minimum	7·39	4·22	1·78	
4000—3500	**9·46**	**3·79**	**1·85**	6
Maximum	11·41	6·84	2·30	
Minimum	8·02	2·69	1·39	
3500—3000	**8·18**	**4·02**	**1·53**	10
Maximum	9·81	6·46	1·72	
Minimum	7·07	1·97	1·12	
3000—2500	**6·93**	**3·51**	**1·23**	10
Maximum	8·86	4·98	1·55	
Minimum	4·99	2·28	0·94	
2500—2000	**5·64**	**2·96**	**1·03**	17
Maximum	7·02	4·93	1·38	
Minimum	3·88	1·02	0·80	
2000—1500	**5·12**	**2·85**	**0·78**	16
Maximum	6·34	4·50	1·08	
Minimum	3·95	1·59	0·33	
1500—1000	**3·36**	**2·34**	**0·51**	4
Maximum	4·19	2·70	0·67	
Minimum	2·88	2·20	0·40	
< 1000	**2·44**	**2·21**	**0·37**	2
Maximum	2·45	2·30	0·39	
Minimum	2·44	2·11	0·34	

Auf die Elemente berechnet ergeben die Mittelzahlen dieser Tabelle folgendes:

Generaltabelle IV.

Kal.	P g	Ca g	Mg g
> 4000	4·74	4·36	1·22
4000—3500	4·13	2·71	1·12
3500—3000	3·57	2·87	0·92
3000—2500	3·03	2·51	0·74
2500—2000	2·46	2·11	0·62
2000—1500	2·24	2·04	0·47
1500—1000	1·47	1·67	0·31
< 1000	1·07	1·58	0·22

Da eine Zusammenstellung der Literatur über den Mineralstoffwechsel, meines Erachtens, in eine diesem Gegenstand speziell gewidmete monographische Darstellung und nicht in eine Mitteilung über direkte Beobachtungen gehört, will ich den Umfang dieser Arbeit nicht dadurch vergrößern, daß ich zum Vergleich mit meinen Resultaten alle hierhergehörigen früheren Beobachtungen im Detail herbeiziehe, und ich werde mich daher darauf beschränken, die früheren Erfahrungen über das Gleichgewicht beim Mineralstoffwechsel in größter Kürze zu erwähnen.[1]

Die beim erwachsenen Menschen bei Zufuhr von Phosphor im Harn abgegebene Phosphormenge variiert bei positiver Bilanz im allgemeinen zwischen 0·74 und 2·74^g pro Tag. Wenn wir die niedrigsten und die höchsten Zahlen, welche für die Frage nach dem Phosphorbedarf des erwachsenen Menschen keine Bedeutung haben, da sie sich auf ganz besondere Verhältnisse beziehen, ausschließen, würde bei Phosphorgleichgewicht die tägliche Phosphorabgabe im Harn etwa 1·06 bis 1·75^g betragen. Hierzu ist für die Phosphorausscheidung in die Darmsekrete, sowie für den nicht-ausgenutzten Phosphor rund etwa 1^g (0·5 bis 2^g) hinzuzufügen.

Es dürfte daher die tägliche Zufuhr von Phosphor bei stattfindendem Phosphorgleichgewicht etwa 2·0 bis 3·5^g betragen.

In der Kost der erwachsenen Männer war die Phosphormenge durchschnittlich etwas höher, nämlich 4·33^g; bei den erwachsenen Frauen betrug sie im Mittel 2·77^g.

Diejenige Gruppe, wo die Nahrungszufuhr etwa der eines mittleren Arbeiters entspricht, 3000 bis 3500 Kal. (Generaltabelle IV), genießt durchschnittlich 3·57^g Phosphor pro Tag.

Nach einigen Bilanzversuchen über den Calciumumsatz des erwachsenen Menschen würde der tägliche Bedarf an Calcium nicht größer als etwa 1^g sein. Bei den hier zusammengestellten Beobachtungen ist die mittlere Calciummenge in der täglichen Kost bei den erwachsenen Männern 3·79 und bei den erwachsenen Frauen 2·29^g.

Bei einer Zufuhr von 3000 bis 3500 Kal. ist die Calciummenge in der Kost durchschnittlich 2·87^g gewesen.

In bezug auf den Bedarf des erwachsenen Menschen an Magnesium folgt aus früheren Bilanzversuchen, daß Magnesiumgleichgewicht bei einer täglichen Zufuhr von etwa 0·5^g erreicht wird. Bei den vorliegenden Bestimmungen enthielt die Kost bei den erwachsenen Männern durchschnittlich 1·09 und bei den erwachsenen Frauen durchschnittlich 0·66^g Magnesium.

[1] Vgl. Nagels *Handbuch der Physiologie.* Bd. I. S. 529 f.

Bei einer Aufnahme von 3000 bis 3500 Kal. beträgt die Magnesiumzufuhr 0·92g.

Bei einem mittleren Arbeiter ist also die tägliche Aufnahme von Phosphor 3·57, von Calcium 2·87 und von Magnesium 0·92g gewesen.

Wie es in bezug auf den Stickstoff gilt, daß das Gleichgewicht mit sehr verschiedenen Stickstoffmengen erzielt werden kann, so dürfte auch von den mineralischen Bestandteilen der Kost gelten, daß die zur Erhaltung des Gleichgewichts notwendige Menge nicht absolut konstant ist, sondern daß sie innerhalb vielleicht sehr weiter Grenzen variieren kann.

Dies geht gewissermaßen auch aus den hier zusammengestellten Beobachtungen hervor. Wenn wir die Angaben über die Menge von Phosphor, Calcium und Magnesium in der Kost der erwachsenen Männer bzw. der erwachsenen Frauen durchmustern, so finden wir hierbei ganz bedeutende individuelle Variationen. Die Grenzwerte betrugen:

für den Phosphor bei den Männern: 6·01 bis 2·80g; bei den Frauen: 4·26 bis 1·69g;

für das Calcium bei den Männern: 7·31 bis 1·92g; bei den Frauen: 3·86 bis 1·13g;

für das Magnesium bei den Männern: 1·39 bis 0·73g; bei den Frauen: 1·14 bis 0·21g.

Wenn unsere Versuchspersonen während der Beobachtungsdauer sich im P-, Ca- und Mg-Gleichgewicht befanden, bzw. nicht an Mangel des einen oder des anderen Elementes litten, was ja sehr wahrscheinlich ist, da sie ihre gewöhnliche Kost genossen, so geht aus diesen Erfahrungen unmittelbar hervor, daß die Mengen von Phosphor, Calcium und Magnesium, mit welchen ein erwachsener Mensch sich im Gleichgewicht befinden kann, innerhalb ziemlich weiter Grenzen variieren können.

Es lassen sich also aus den hier mitgeteilten Erfahrungen ebensowenig Schlüsse über den absoluten Bedarf des erwachsenen Menschen an den betreffenden Substanzen ziehen, wie aus der Ermittelung der Stickstoffmenge in der frei gewählten Kost Aufschlüsse über den absoluten Bedarf des Menschen an Stickstoff erhalten werden können. In beiden Fällen bekommen wir nur Aufschlüsse darüber, wie ein in bestimmten Verhältnissen lebender Mensch aus den zu seiner Verfügung stehenden Nahrungsmitteln seine Kost zusammensetzt und hier speziell, welche Mengen der betreffenden Aschebestandteilen jedenfalls genügen müssen. Auch ist es äußerst wahrscheinlich, daß die täglich genossenen Mengen von Phosphor, Calcium und Magnesium an verschiedenen Orten, je nach den dort vorhandenen und gebräuchlichen Nahrungsmitteln, größere oder kleinere Abweichungen von den von mir gefundenen darbieten können.

Die Differenz: Gesamtasche minus [Phosphorsäure + Kalk + Magnesia] besteht zum allergrößten Teil aus Kochsalz. Beim erwachsenen Manne hat die Zufuhr von Kochsalz also durchschnittlich 42g, bei der erwachsenen Frau durchschnittlich 28g betragen. Die Aufnahme von Kochsalz muß als sehr hoch bezeichnet werden, da ja die tägliche Abgabe von Kochsalz im Harn im allgemeinen auf etwa 15g geschätzt werden kann.

Das Verhältnis zwischen Phosphor, Calcium und Magnesium bei den verschiedenen Altersstufen ist aus folgenden Tabellen ersichtlich, von welchen sich V auf die Oxyde und VI auf die Elemente bezieht:

Tabelle V.

Charakteristik	P_2O_5 : CaO : MgO
Kinder, 2—3 J.	6·92 : 5·67 : 1·00
„ 4—7 J.	6·89 : 4·03 : 1·00
„ 8—11 J.	6·01 : 3·43 : 1·00
Mädchen, 12—16 J.	4·87 : 2·11 : 1·00
Jünglinge, 12—16 J.	6·04 : 2·41 : 1·00
Erwachsene Frauen	5·39 : 2·71 : 1·00
„ Männer	5·48 : 2·93 : 1·00

Tabelle VI.

Charakteristik	P : Ca : Mg
Kinder, 2—3 J.	4·91 : 6·58 : 1·00
„ 4—7 J.	4·95 : 4·72 : 1·00
„ 8—11 J.	4·32 : 4·02 : 1·00
Mädchen, 12—16 J.	3·47 : 2·48 : 1·00
Jünglinge, 12—16 J.	4·35 : 2·83 : 1·00
Erwachsene Frauen	4·20 : 3·47 : 1·00
Erwachsene Männer	3·97 : 3·48 : 1·00

Wie aus diesen Zusammenstellungen ersichtlich, ist die Calciummenge im Vergleich mit der Menge von Phosphor bei den jüngeren Kindern viel größer als bei den älteren Kindern und bei den erwachsenen Individuen, wie auch aus folgender Zusammenstellung hervorgeht, wo die Zahlen nach der Größe der Kalorienzufuhr gruppiert sind (vgl. Generaltabelle III und IV).

Tabelle VII.

Kalorienzufuhr	P_2O_5 : CaO : MgO
> 4000	5·38 : 3·02 : 1·00
4000—3500	5·11 : 2·05 : 1·00
3500—3000	5·35 : 2·63 : 1·00
3000—2500	5·63 : 2·85 : 1·00
2500—2000	5·47 : 2·87 : 1·00
2000—1500	6·56 : 3·65 : 1·00
1500—1000	6·59 : 4·59 : 1·00
< 1000	6·26 : 5·90 : 1·00

Tabelle VIII.

Kalorienzufuhr	P : Ca : Mg
> 4000	3·88 : 3·66 : 1·00
4000—3500	3·70 : 2·42 : 1·00
3500—3000	3·88 : 3·12 : 1·00
3000—2500	4·10 : 3·40 : 1·00
2500—2000	3·97 : 3·40 : 1·00
2000—1500	4·77 : 4·34 : 1·00
1500—1000	4·74 : 5·39 : 1·00
< 1000	4·86 : 7·18 : 1·00

Im Durchschnitt erhalten wir:

bei > 4000 bis 2000 Kal.: P_2O_5 : CaO : MgO = 5·39 : 2·68 : 1·00;
bzw.: P : Ca : Mg = 3·91 : 3·20 : 1·00.

Noch deutlicher tritt dieses Überwiegen des Calciums in der Kost der jüngeren Individuen aus der Berechnung des Verhältnisses P_2O_5 : CaO bzw. P : Ca hervor. Wir finden dann nämlich folgendes:

Charakteristik	P_2O_5 : CaO	P : Ca
Kinder, 2—3 J. . . .	1·22 : 1·00	0·75 : 1·00
„ 4—7 J. . . .	1·71 : 1·00	1·05 : 1·00
„ 8—11 J. . . .	1·76 : 1·00	1·08 : 1·00
Mädchen, 12—16 J. . .	2·28 : 1·00	1·40 : 1·00
Jünglinge, 12—16 J. .	2·51 : 1·00	1·54 : 1·00
Erwachsene Frauen . .	1·98 : 1·00	1·21 : 1·00
„ Männer . .	1·87 : 1·00	1·14 : 1·00

Nach der absoluten Größe der Kostmasse gruppiert, ergibt sich folgendes:

Kalorienzufuhr	P_2O_5 : CaO	P : Ca
> 4000	1·78 : 1·00	1·09 : 1·00
4000—3500	2·52 : 1·00	1·52 : 1·00
3500—3000	2·04 : 1·00	1·24 : 1·00
3000—2500	1·98 : 1·00	1·21 : 1·00
2500—2000	1·91 : 1·00	1·17 : 1·00
2000—1500	1·80 : 1·00	1·10 : 1·00
1500—1000	1·43 : 1·00	0·88 : 1·00
< 1000	1·06 : 1·00	0·68 : 1·00

Im Durchschnitt beträgt dies:

für > 4000 bis 2000 Kal.: P_2O_5 : CaO = 2·08 : 1
bzw.: P : Ca = 1·27 : 1.

Die Ursache dieses bei verschiedenen Altersstufen vorkommenden, wesentlichen Unterschiedes in bezug auf das gegenseitige Verhältnis zwischen Phosphor und Calcium ist in erster Linie von dem relativen Anteil der Milch in der genossenen Kost abhängig.

Die Aufnahme der einzelnen Nahrungsmittel bei den hier untersuchten Individuen gestaltet sich durchschnittlich folgendermaßen:

Charakteristik	Fleisch g	Speck g	Fisch frisch g	Fisch gesalzen g	Milch g[1]	Butter g	Roggenbrot weich g	Roggenbrot, trocken g	Mehl u. Grütze g	Kartoffeln g
Kinder 2—3 J.	13	7	7	1	607	10	54	17	30	47
Kinder 4—7 J.	15	12	12	4	899	16	199	15	28	170
Kinder 8—11 J.	35	14	27	11	1019	16	250	58	38	224
Mädchen 12—16 J.	43	16	37	21	1115	42	424	15	31	599
Jünglinge 12—16 J.	86	19	—	12	837	12	302	122	85	397
Erwachsene Frauen	59	13	48	25	913	20	329	50	51	374
Erwachsene Männer	81	7	42	45	1514	49	358	236	128	652

Es verhält sich also die Milchmenge zu der Gesamtmenge der übrigen Nahrungsmittel

bei Kindern von 2 bis 3 Jahren wie 3·26 : 1
„ „ „ 4 „ 7 „ „ 1·91 : 1
„ „ „ 8 „ 11 „ „ 1·78 : 1
„ Mädchen „ 12 „ 16 „ „ 0·91 : 1
„ Jünglingen „ 12 „ 16 „ „ 0·81 : 1
„ erwachsenen Frauen „ 0·94 : 1
„ erwachsenen Männern „ 0·95 : 1

Im Durchschnitt für die vier letzten Gruppen erhalten wir 0·90:1.

In der Kuhmilch finden sich nach Abderhalden 0·1911 Proz. P_2O_5, 0·1671 Proz. CaO und 0·0231 Proz. MgO, welche sich wie 8·28 : 7·23 : 1 verhalten; das Verhältnis P_2O_5 : CaO ist 1·14 : 1.

Bei Kindern von 2 bis 3 Jahren finden wir P_2O_5 : CaO gleich 1·22 : 1·00 und bei etwas älteren Kindern (4 bis 11 Jahre) 1·74 : 1·00, während diese Relation bei erwachsenen Frauen und Männern durchschnittlich 1·93 : 1·00 beträgt.

Die Präponderanz der Milch in der Kost macht sich also in bezug auf die Verhältniszahl zwischen P_2O_5 und CaO ganz deutlich geltend, denn bei den anderen Nahrungsmitteln ist ja der Gehalt an CaO im Vergleich mit dem der Milch sehr niedrig.

[1] Ganze Milch + abgerahmte Milch + saure Milch zusammen.

Anhang.

Die Zufuhr der organischen Nahrungsstoffe und Kalorien bei den Versuchspersonen.

Die Nr. beziehen sich auf die Analysennummer bei Sundström.

Nr.	Charakteristik und Alter	Trocken-substanz g	N g	Fett g	Kohle-hydrate g	Kalorien	Beobachtungs-dauer Tage
1	Mann, 32 J.	676	20·6	70	423	3190	3
3	Mädchen, 15 J.	503	12·3	99	294	2608	3
4	Mädchen, 10 J.	387	11·7	65	225	1970	3
5	Mann, 36 J.	901	17·9	181	552	4699	7
6	Frau, 26 J.	661	17·7	91	412	3224	7
7	Mädchen, 15 J.	862	19·6	91	588	3912	7
9	Mann, 33 J.	864	21·2	66	606	3854	4
10	Derselbe	800	21·9	105	589	4173	3
11	Frau, 32 J.	721	14·2	64	521	3293	4
12	Dieselbe	782	15·6	80	558	3688	3
13	Mädchen, 13 J.	632	15·8	39	450	2835	3
14	Dasselbe	646	14·6	67	447	3009	4
15	Mädchen, 10 J.	354	8·0	37	240	1653	4
17	Knabe 4 J.	236	6·3	31	150	1144	7
18	Mann, 36 J.	911	21·1	74	645	4057	7
19	Frau, 34 J.	508	12·4	37	355	2234	4
20	Dieselbe	600	13·1	46	436	2710	3
21	Mädchen, 6 J.	364	8·7	38	248	1713	7
22	Knabe, 8 J.	508	10·6	42	366	2292	7
23	Mädchen, 4 J.	345	8·4	49	223	1669	4
25	Mann, 32 J.	736	18·6	120	449	3649	7
26	Frau, 25 J.	441	11·3	71	271	2181	7
28	Jüngling, 13 J.	738	12·4	72	546	3415	7
29	Mädchen, 10 J.	465	7·0	39	356	2103	7
31	Mann, 49 J.	491	10·7	50	339	2256	7
32	Frau, 20 J.	637	14·8	80	420	3045	3
33	Dieselbe	488	9·6	44	346	2155	4
34	Frau, 18 J.	522	12·4	58	352	2460	3
35	Dieselbe	400	9·6	38	272	1816	4
36	Knabe, 7 J.	433	9·5	50	294	2013	7
37	Mann, 35 J.	1081	24·7	76	780	4854	7
38	Mann, 31 J.	843	17·5	83	587	3783	7
39	Frau, 21 J.	523	12·9	51	347	2357	7
40	Frau, 18 J.	744	16·8	63	521	3389	7
42	Mann, 45 J.						
	Frühstück	186	5·9	20	113	865	7
43	Mittag	276	7·1	25	189	1244	7
44	Abendbrot	144	3·9	17	93	688	7
53	Frau, 37 J.	413	12·9	58	251	2002	3
57	Frau, 21 J.						
	Frühstück	225	5·1	14	164	990	7
58	Mittag	243	6·4	36	147	1167	7
59	Abendbrot	185	6·1	18	117	878	7
60	Jüngling, 16 J.						
	Frühstück	236	6·3	26	150	1075	7
61	Mittag	240	7·6	32	140	1170	7
62	Abendbrot	148	4·7	19	92	724	7

(Fortsetzung.)

Nr.	Charakteristik und Alter	Trocken-substanz g	N g	Fett g	Kohle-hydrate g	Kalorien	Beobachtungs-dauer Tage
63	Knabe, 11 J. Frühstück	208	5·7	34	123	1027	7
64	Mittag	180	6·1	29	99	904	7
65	Abendbrot	176	5·8	27	101	889	7
66	Knabe, 9 J. Frühstück	188	5·5	28	112	917	7
67	Mittag	194	5·7	27	116	933	7
68	Abendbrot	162	4·8	24	97	791	7
70	Frau, 40 J. Frühstück	258	9·6	22	160	1185	7
71	Mittag	249	7·5	15	167	1112	7
72	Abendbrot	225	8·3	18	140	1061	7
78	Frau, 24 J.	481	12·4	41	329	2166	4
95	Jüngling, 14 J. Frühstück	176	4·5	18	121	828	7
96	Mittag	174	4·2	17	118	805	7
97	Abendbrot	151	4·4	13	103	736	7
101	Mädchen, 6 J.	358	10·4	41	223	1729	7
102	Knabe, 2 J.	221	7·6	38	121	1125	7
103	Mann, 24 J.	926	20·3	80	639	4059	3
104	Frau, 18 J.	331	8·4	45	207	1600	7
107	Mädchen, 6 J.	340	7·7	74	184	1772	7
109	Mann, 51 J.	561	14·9	41	392	2564	7
110	Frau, 25 J.	541	12·3	47	380	2481	7
113	Mann, 17 J.	999	24·6	64	710	4416	7
114	Knabe, 9 J.	517	14·0	44	356	2414	7
115	Mann, 42 J.	766	23·5	63	505	3530	7
120	Mann, 46 J.[1]	590	16·6	52	392	2714	7
121	Frau, 51 J.	302	9·0	23	201	1392	4
125	Frau, 18 J.	514	14·2	35	352	2298	3
126	Knabe, 12 J.	432	11·3	30	298	1899	7
127	Knabe, 9 J.	427	10·8	27	299	1917	7
130	Frau, 42 J.	365	12·2	36	227	1696	4
132	Mädchen, 16 J.	443	13·2	52	279	2111	7
134	Mädchen, 10 J.	377	10·8	42	246	1816	7
135	Mädchen, 7 J.	332	9·7	37	216	1597	7
136	Mädchen, 4 J.	241	8·4	29	145	1171	7
137	Mädchen, 2 J.	192	6·3	26	116	960	7
138	Mann, 42 J.[2]	915	29·4	81	585	4284	7
139	Frau, 35 J.	553	19·7	52	333	2555	7
140	Frau, 19 J.	655	21·0	56	418	3022	7
141	Mädchen, 11 J.	391	10·7	43	253	1873	7
142	Knabe, 9 J.	425	15·1	47	254	2017	7
143	Mädchen, 9 J.	409	13·0	43	255	1877	7
144	Mädchen, 7 J.	391	13·4	34	248	1805	7
146	Mädchen, 3 J.	187	6·3	37	99	963	7

[1] Derselbe wie Nr. 42—44.
[2] Derselbe wie Nr. 115.

Nachtrag bei der Korrektur.

Nachdem die vorstehende Abhandlung schon im Druck war, empfing ich eine am 9. September 1910 herausgegebene Arbeit von Sherman, Mettler und Sinclair, worin unter anderem auch die Menge von Phosphor, Calcium und Magnesium in der frei gewählten Kost untersucht worden ist.

Diese Untersuchung bezieht sich auf einige amerikanische Kostmassen, deren Gehalt an den genannten Elementen auf Grund von vorliegenden Durchschnittszahlen berechnet und also nicht direkt analysiert worden ist.

Die Resultate sind in folgender Tabelle eingetragen:

Charakteristik	Kalorien	P_2O_5 g	CaO g	MgO g
Arbeiter, Maine	6780	5·88	1·27	1·21
Neger-Farmer, Alabama	4955	3·25	0·21	0·74
Mechaniker, Tennessee	4060	3·58	0·90	0·72
Studentin, ebenda	3595	4·05	1·22	0·63
Studentin, ebenda	3560	2·08	0·46	0·34
Farmer, Connecticut	3545	3·53	1·15	0·55
Weibl. Student, Ohio	3330	2·88	0·97	0·67
Maler, Pittsburg	3305	3·44	0·90	0·48
Jurist, ebenda	3280	2·82	0·83	0·40
Lehrer, Chicago	3260	3·97	1·09	0·55
Lehrer, New York	3180	3·92	1·69	0·54
Glasbläser, Pittsburg	3085	2·73	0·49	0·36
Farmer, Tennessee	2820	3·56	0·83	0·59
Lehrer, Indiana	2780	3·64	1·42	0·44
Arbeiter, Pittsburg	2525	2·40	0·50	0·34
Arbeiter, ebenda	2440	1·52	0·40	0·19
Arbeiter, New York	2430	2·27	0·50	0·29
Arbeiter, ebenda	2335	2·41	0·47	0·30
Neger, Alabama	2240	2·05	0·08	0·52
Näherin, New York	1500	1·84	0·68	0·23

Im Durchschnitt ergibt dies, nach der Kalorienzufuhr gruppiert, folgendes:

[1] Sherman, Mettler and Sinclair, Calcium, Magnesium and Phosphorus in food and nutrition. *U. S. Department of agricult. Off. of experim. stat.* Bul. CCXXVII. Washington 1910.

Kalorien	P_2O_5 g	CaO g	MgO g	Zahl der Beobachtungen
> 4000	4·24	0·79	0·89	3
4000—3500	3·22	0·94	0·51	3
3500—3000	3·29	0·99	0·50	6
3000—2500	3·20	0·92	0·46	3
2500—2000	2·06	0·36	0·32	4
2000—1500	1·84	0·68	0·23	1

Wie ersichtlich, ist der Gehalt dieser Kostmassen an Phosphor, Calcium und Magnesium wesentlich niedriger als in der von Sundström untersuchten Kost. Zum großen Teil hängt dies damit zusammen, daß die Milch in der amerikanischen Kost eine viel geringere Rolle spielt als in der finnländischen. Während die mittlere tägliche Zufuhr von Milch in dieser bei den Frauen 913 und bei den Männern 1574 g beträgt, ist sie bei den von den amerikanischen Autoren berechneten zwanzig Kostmassen durchschnittlich nur etwa 250 g gewesen, und das Maximum ist, soviel ich habe finden können, nicht höher als 674 g.

Auch finden wir in sechs anderen von den erwähnten Autoren berechneten Kostmassen, wo bei einer mittleren Zufuhr von 4080 Kal. die tägliche Milchgabe durchschnittlich 1016 g betrug, in der Kost durchschnittlich 4·65 g P_2O_5, 1·83 g CaO und 0·71 g MgO; die Maxima sind: 5·21 g P_2O_5, 2·33 g CaO und 1·02 g MgO.

Über den Umfang der Glykuronsäurepaarung bei enzymimmunisierten Kaninchen.

Von

Juho Hämäläinen und Lennart Sjöström.

(Aus dem physiologischen Institut der Universität Helsingfors.)

Es sind schon einige Tatsachen da, die darauf hinweisen, daß körperfremde Enzyme im Organismus Antienzyme erzeugen können. Auf Grund der Beobachtung, daß bei Phloridzindiabetes das subkutan eingespritzte Emulsin die Zuckerausscheidung vermindert und ferner, daß die Giftwirkung des Thymotinpiperidids bei „emulsinfesten" Tieren erheblich herabgesetzt ist, vermutete Hildebrand[1], daß hierbei ein Antiemulsin tätig sei. Das Thymotinpiperidid wird durch Paarung mit Glykuronsäure[2] im Organismus unschädlich gemacht. Da die gepaarte Säure in vitro von Emulsin gespaltet wird, im emulsinimmunen Organismus dagegen reichlicher gebildet wird, zog Hildebrand hieraus den Schluß, daß hierbei nicht das Emulsin selbst, sondern sein Antienzym die Rolle spielt. Eine wichtige Stütze für die Existenz des Antiemulsins haben Beitzke und Neuberg[3] durch die Beobachtung geliefert, daß Antiemulsinserum die Bildung eines Disaccharids aus Glukose und Galaktose erzielen kann, d. h. einer Verbindung, die gerade von Emulsin selbst gespaltet wird. Die Konzentration des Enzyms im Verhältnis zum Substrat einerseits und die Konzentration der Zuckerlösung anderseits war bei der Bildung des Disaccharids nicht größer, als nötig ist, um dasselbe Disaccharid durch Emulsin zu spalten. Daß es sich demnach in den beiden Fällen nicht um dasselbe Enzym handelte, ist offenbar.

---

[1] Hildebrand, Virchows *Archiv*. Bd. CXXXI. S. 38; Bd. CLXXXIV. S. 327.

[2] Hildebrand, *Archiv f. exp. Pathologie*. Bd. XLIV.

[3] Beitzke u. Neuberg, Virchows *Archiv*. Bd. CLXXXIII. S. 171.

Da quantitative Bestimmungen über den Umfang der Glykuronsäurepaarung bei enzymimmunen Tieren von Interesse sind, zumal wenn man hierdurch zu wichtigen Ergebnissen betreffend die Konstitution gewisser gepaarter Glykuronsäuren gelangen kann, haben wir das Verhalten der Borneole und des Thymols in dieser Hinsicht untersucht.

Während nach Hildebrand das Emulsin schon in Dosen von 0·05 g für Kaninchen sicher tödlich ist, und zwar in 2 bis 4 Tagen, haben Beitzke und Neuberg beinahe keine Vergiftungssymptome beobachtet. Die Tiere blieben munter und nahmen kaum an Gewicht ab.

Das von uns angewandte Mercksche Emulsin war erst in Dosen von 0·1 bis 0·2 g nur für etwa die Hälfte der Kaninchen tödlich. Der Tod trat gewöhnlich am vierten Tage ganz plötzlich ein. Während in einigen Fällen die Tiere schon einige Stunden nach der Injektion apathisch wurden und sich ungern spontan bewegten, starben die meisten, ohne irgend welche akuten Vergiftungserscheinungen vorher gezeigt zu haben. Die Mehrzahl magerte allmählich stark ab. In der Regel trat nach der Injektion eine Rötung und Schwellung der Haut ein, die jedoch bald nachließen. Bei einem Kaninchen gingen große Hautpartien vom Rücken bis zum Bauche in Nekrose über, Geschwüre mit harten Rändern hinterlassend, die im Laufe von etwa 2 Monaten wieder abheilten. Die Temperatur wurde nicht gemessen, es fiel uns jedoch auf, daß die meisten Kaninchen sich viel wärmer nach der Injektion anfühlten. Die Freßlust war nicht herabgesetzt, dagegen bisweilen die Diurese und zwar in den ersten 1 bis 2 Tagen. Eiweiß im Harn haben wir nicht getroffen. Bei der Sektion zeigte die Leber makroskopisch das Bild der Stauung, die Schleimhaut des Dünndarms war blaß ohne Hämorrhagien, die Nieren anscheinend normal, dagegen waren in den Lungen beinahe konstant kleine Blutungen. Mikroskopisch untersucht war das Epithel der Darmschleimhaut stellenweise getrübt und um die Gefäße kleinzellige Infiltration. Die Gefäße der Leber waren prall gefüllt, ohne Extravasate oder parenchymatöse Veränderungen. Die Nieren zeigten etwas trübe Schwellung und leichte Stauung.

Das Emulsin wurde in physiologischer Kochsalzlösung den Kaninchen unter aseptischen Kautelen subkutan beigebracht. Etwa 10 Minuten später wurde dann die zu untersuchende Substanz in geeigneter Form mittels der Schlundsonde eingeführt.

Der Harn wurde möglichst quantitativ gesammelt und jede Portion frisch polarisiert.

Zuerst überzeugten wir uns davon, daß das angewandte Emulsin in Dosen von 0·1 bis 0·2 g an sich keine Linksdrehung des Harns verursachen konnte.

Die gepaarten Glykuronsäuren befinden sich im sauren Harn zum Teil in freiem Zustand, zum Teil als Salze in Verbindung mit verschiedenen Basen, vorzugsweise mit Na und NH_4. Wenn eine gepaarte Glykuronsäure überhaupt kristallisierende Metallsalze liefert, sind die Na-Salze nicht besonders schwierig darzustellen. Das spezifische Drehungsvermögen der meisten gepaarten Glykuronsäuren und deren Salze ist noch unbekannt. Betreffend das Borneol ist das $[\alpha]_D$ der Borneolglykuronsäuren[1] und einiger Na-Salze[2] von diesen bestimmt worden.

Dessenungeachtet kann man natürlich nicht den wirklichen Gehalt der Borneolglykuronsäuren im Harn polarimetrisch bestimmen, weil, abgesehen davon, daß z. B. das $[\alpha]_D$ der NH_4-Salze noch unbekannt ist, das Verhältnis zwischen gepaarter Säure und ihren Salzen im Harn sehr kompliziert ist.

In unserem Falle haben wir jedoch aus dem Drehungswinkel des Harns den Gehalt des Na-Salzes, insofern es möglich war, berechnet und daraus die Menge des Paarlings. Wie aus folgendem hervorgeht, bekommt man auf diese Weise zu hohe Werte. Diese Methode genügte jedoch völlig für unsere Zwecke, weil es uns nicht darauf ankam, die absoluten, sondern vielmehr die relativen Mengen der gepaarten Säuren vor und nach der Injektion des Enzyms zu bestimmen.

Wir haben in dieser Hinsicht das Verhalten von d- und l-Bornylacetat, l-Bornylisovaleriansäure, r-Borneol und Thymol untersucht.

Das spezifische Drehungsvermögen des d- und l-borneolglykuronsauren Natriums beträgt nach Magnus-Levy[3] $-36 \cdot 67^0$ bzw. $-66 \cdot 7^0$ (im Mittel). Das $[\alpha]_D$ des r-borneolglykuronsauren Natriums mußte noch bestimmt werden. Wir gewannen das Na-Salz auf folgende Weise. Das basische Bleisalz wurde mit 10 prozent. H_2SO_4 zerlegt, das $PbSO_4$ abgenutscht und gewaschen, das Filtrat mit $BaCO_3$ neutralisiert, vom $BaSO_4$ abfiltriert und bei gelinder Wärme eingedampft. Der Rückstand wurde mit Alkohol extrahiert und die vereinigten alkoholischen Auszüge mit Äther gefällt. Der Niederschlag wurde dann in Wasser

---

[1] J. Hämäläinen, *Skand. Arch. f. Physiol.* Bd. XXIII. S. 86. 1909.
[2] Magnus-Levy, *Biochem. Zeitschr.* Bd. III. S. 319.
[3] Derselbe, *Biochem. Zeitschr.* Bd. II. S. 319.

gelöst, mit Na_2SO_4 genau gefällt und das Filtrat auf dem Wasserbade vorsichtig zur Trockne verdampft. Das Salz wurde aus verdünntem Alkohol mehrmals umkristallisiert.

3·5320 g des Na-Salzes verloren bei 100° zur Gewichtskonstanz getrocknet 0·1701 g H_2O.

Ber. f. $C_{16}H_{25}O_7Na + H_2O$	Gef.
4·89 Proz.	4·81 Proz.

0·3977 g Substanz gaben 0·0640 g NaCl.

Ber. f. $C_{16}H_{25}O_7Na$	Gef.
Na = 6·53 Proz.	Na = 6·34 Proz.

1·1493 g wasserfreien Na-Salzes, in Wasser gelöst und genau auf 20 ccm gefüllt, drehten bei 20° und Na-Licht im 2 D-Rohr 4·94° nach links. $p = 5·7465$

$$[\alpha]_D^{20^0} = -\ 42·98^0.$$

Da das spezifische Drehungsvermögen des thymolglykuronsauren Natriums unbekannt ist, haben wir als Exponent für den Umfang der Paarung das Produkt Harnmenge × Drehungswinkel benutzt.

Das zu den vorliegenden Versuchen angewandte d- und l-Bornylacetat und die l-Bornylisovaleriansäure verdanken wir der Firma Schimmel & Co. Das spezifische Gewicht dieser Präparate war (bei 20°) 0·9866, 0·9857 bzw. 0·9510. Das r-Borneol hat uns Herr Prof. Gustav Komppa freundlichst überlassen. Es war optisch inaktiv und schmolz bei 206 bis 208°.

Wenn man die Kaninchen bei möglichst gleicher Kost hält, ist der Umfang der Glykuronsäurepaarung bei verschiedenen Individuen untereinander von ziemlich gleicher Größe. Als Beispiele führen wir folgende Versuche mit l-Bornylisovaleriansäure an:

Kaninchen von 2·6 kg Gewicht.

Datum	Eingaben	Harnmenge + Waschwasser	Drehungswinkel im dm-Rohr	Ausgaben	
	l-Bornylisovaleriansäure			l borneolglykuronsaures Na	l-Borneol
28. I.	1 ccm	—	—	—	—
29.	1	35 ccm	− 1·80°	0·912 g	0·399 g
30.	1	90	− 0·55	0·742	0·324
31.	1/2	100	− 0·52	0·780	0·341
1. II.	1/2	160	− 0·14	0·336	0·147
2.	—	—	—	—	—
3.	1 ccm	90 ccm	− 0·18°	0·243 g	0·106 g
4.	1	80	− 0·54	0·633	0·277
5.	—	80	− 0·50	0·600	0·262
6.	—	60	− 0·08	0·072	0·032
7.	—	50	± 8	—	—

Das Kaninchen hatte insgesamt 6 ccm l-Bornylisovaleriansäure (3·692 g Borneol) bekommen und schied 1·888 g, d. h. 51·1 Proz. aus.

Kaninchen von 2.9 kg Gewicht.

Datum	Eingaben	Harnmenge + Waschwasser	Drehungswinkel im dm-Rohr	Ausgaben	
	l-Bornylisovaleriansäure			l-borneolglykuronsaures Na	l-Borneol
8. III.	1 ccm	—	—	—	—
9.	1	40 ccm	− 0·80°	0·480 g	0·210 g
10.	1	60	− 0·30	0·270	0·118
11.	—	120	− 0·70	1·259	0·550
12.	—	110	− 0·10	0·165	0·072
13.	—	100	± 0	—	—

In diesem Falle hatte das Tier 3 ccm l-Bornylisovaleriansäure (1·846 g Borneol) bekommen, wovon 0·950 g, d. h. 51·5 Proz. im Harn wieder erschienen.

Es dauert also etwa 2 Tage nach der letzten Fütterung, bis der Harn inaktiv wird. Dies trifft auch dann zu, wenn man nur einmal das Tier mit Borneol füttert, wie aus dem folgenden Versuche hervorgeht:

Kaninchen von 2·7 kg Gewicht.

Datum	Eingaben	Harnmenge + Waschwasser	Drehungswinkel im dm-Rohr	Ausgaben	
	l-Bornylisovaleriansäure			l-borneolglykuronsaures Na	l-Borneol
13. I.	1 ccm	—	—	—	—
14.	—	60 ccm	− 0·53°	0·477 g	0·209 g
15.	—	80	− 0·22	0·263	0·115
16.	—	65	± 0	—	—
17.	1 ccm	160 ccm	− 0·24°	0·576 g	0·252 g
18.	—	55	− 0·22	0·181	0·079
19.	—	80	± 0	—	—
20.	—	90	± 0	—	—

Im ersten Falle bekommt man 52·52 Proz. und im zweiten 53·82 Proz. des Borneols wieder. Der größte Teil fällt immer auf den ersten Tag.

Die Borneolester der niederen Fettsäuren, z. B. die Acetate, liefern noch größere Mengen von gepaarten Glykuronsäuren:

Kaninchen von 2·1 kg Gewicht.

Datum	Eingaben		Harnmenge	α l = 1 dm	Ausgaben		Proz.
	d-Bornylacetat	d-Borneol			d-Borneolglykurons. Na	d-Borneol	
26. I.	2 ccm 1·973 g	— 1·550 g	— —	— —	— —	— —	
27.	—	—	100 ccm	− 0·97°	2·645 g	1·158 g	
28.	—	—	210	− 0·07	0·401	0·176	
29.	—	—	100	± 0	—	—	86·1
1. II.	1·973 g	1·550 g	—	—	—	—	
2.	—	—	220 ccm	− 0·46°	2·760 g	1·208 g	
3.	—	—	140	− 0·06	0·267	0·117	85·5
4.	—	—	120	± 0	—	—	
6. II.	1·973 g	1·550 g	—	—	—	—	
7.	—	—	175 ccm	− 0·64°	3·054 g	1·337 g	86·3
8.	—	—	110	± 0	—	—	
9.	—	—	75	± 0	—	—	

Auch hier zeigen verschiedene Individuen bei variierenden Borneoldosen untereinander ziemliche Übereinstimmung, wie der folgende Versuch zeigt:

Kaninchen von 2·4 kg Gewicht.

Datum	Eingaben		Harnmenge	α l = 1 dm	Ausgaben		Proz.
	d-Bornylacetat	d-Borneol			d-Borneolglykurons. Na	d-Borneol	
22. II.	0·987 g	0·775 g	—	—	—	—	
23.	—	—	150 ccm	− 0·38°	1·554 g	0·680 g	87·7
24.	—	—	90	± 0	—	—	
25. II.	0·987 g	0·775 g	—	—	—	—	
26.	—	—	170 ccm	− 0·33°	1·530 g	0·670 g	86·5
27.	—	—	100	± 0	—	—	
28.	—	—	70	± 0	—	—	

Bei l-Borneolessigsäure ist die Paarung ein wenig größer als bei der d-Verbindung:

Kaninchen von 2·8 kg Gewicht.

Datum	Eingaben		Harn-menge	α l = 1 dm	Ausgaben		Proz.
	l-Borneol-acetat	l-Bor-neol			l-Borneol-glykurons. Na	l-Borneol	
14. III.	0·986 g	0·775 g	—	—	—	—	
15.	—	—	180 ccm	− 0·59°	1·592 g	0·697 g	93·7
16.	—	—	60	− 0·07	0·068	0·028	
17.	—	—	100	± 0	—	—	
18. III.	0·986 g	0·775 g	—	—	—	—	
19.	—	—	150 ccm	− 0·42°	0·945 g	0·414 g	91·4
			180	− 0·25	0·675	0·295	
20.	—	—	150	± 0	—	—	
21.	—	—	100	± 0	—	—	

Das freie Borneol paart sich jedoch in größerem Umfang mit Glykuronsäure, als irgendeine seiner Verbindungen. Dies beruht wohl darauf, daß die Ester im Verdauungstraktus mit verschiedener Geschwindigkeit vor der Paarung verseift werden müssen. Je träger die Verseifung vorwärts geht, desto größere Mengen entgehen durch vollständigere Oxydation der Paarung.

Kaninchen von 3·2 kg Gewicht.

Datum	Eingaben	Harn-menge	α l = 1 dm	Ausgaben		Proz.
	r-Borneol			r-borneol-glykurons. Na	r-Borneol	
8. II.	1 g	—	—	—	—	
9.	—	80 ccm	− 1·04 g	1·936 g	0·847 g	94·0
10.	—	110	− 0·09	0·230	0·093	
11.	—	90	± 0	—	—	
12. II.	1 g	—	—	—	—	
13.	—	80 ccm	− 1·06 g	1·973 g	0·864 g	95·5
14.	—	100	− 0·09	0·209	0·091	
15.	—	70	± 0	—	—	
16. II.	1 g	—	—	—	—	
17.	—	90 ccm	− 1·00 g	2·094 g	0·917 g	96·3
		50	− 0·06	0·105	0·046	
18.	—	75	± 0	—	—	
19.	—	80	± 0	—	—	

Ein anderes Kaninchen schied 96·2, 95·7 und 95·5 Proz. von r-Borneol aus.

In diesem Zusammenhange möchten wir auf den großen Unterschied im Umfang der Glykuronsäurepaarung beim Fleisch- und Pflanzenfresser aufmerksam machen. Nach Magnus-Levy[1] erscheinen beim Hunde nur etwa 25 Proz. des eingeführten Borneols im Harn wieder.

Nachdem wir den Umfang der Paarung im normalen Organismus kennen gelernt hatten, gingen wir dazu über, das Verhalten obiger Substanzen zuerst beim emulsinimmunen Kaninchen zu untersuchen. Hierbei erhielten wir das Resultat, daß bei Gegenwart von Antiemulsin die Mengen der Borneolglykuronsäuren im Harn in hohem Grade größer sein können. Als Beispiele führen wir folgende Versuche an:

Kaninchen von 2·7^{kg} Gewicht.

Datum	Eingaben		Harnmenge	α l = 1 dm	Ausgaben		Proz.
	l-Bornylisovaleriansäure	l-Borneol			l-borneolglykurons. Na	l-Borneol	
23. III.	0·951^{g}	0·615^{g}	—	—	—	—	
24.	—	—	60^{ccm} 80	− 0·53° − 0·22°	0·477^{g} 0·263	0·208^{g} 0·115	52·5
25.	—	—	70	± 0	—	—	
27. III.	0·951^{g} 0·2 Emulsin	0·615^{g}	—	—	—	—	
28.	—	—	—	—	—	—	
29.	—	—	90^{ccm}	− 0·78°	1·052^{g}	0·460^{g}	
30.	—	—	70	− 0·36	0·378	0·165	110·7
31.	—	—	50	− 0·28	0·150	0·066	
1. IV.	—	—	60	± 0	—	—	
8. IV.	0·951^{g}	0·615^{g}	—	—	—	—	
9.	—	—	50^{ccm}	− 0·93°	0·697^{g}	0·305^{g}	
10.	—	—	90	− 0·33°	0·445	0·195	81·3
11.	—	—	70	—	—	—	
16. IV.	0·951^{g}	0·615^{g}	—	—	—	—	
17.	—	—	160^{ccm}	− 0·89°	0·936^{g}	0·410^{g}	66·7
18.	—	—	90	—	—	—	
24. IV.	0·951^{g}	0·615^{g}	—	—	—	—	
25.	—	—	50^{ccm} 150	− 0·40° − 0·21	0·300^{g} 0·472	0·131^{g} 0·207	54·8
26.	—	—	60	± 0	—	—	

Beim normalen Kaninchen ist der Harn oft schon am folgenden Tage nach der Fütterung inaktiv. Als charakteristisch für die Anti-

[1] Magnus-Levy, a. a. O.

emulsinwirkung möchten wir den Umstand hervorheben, daß beim emulsinimmunen Kaninchen das Borneol irgendwie im Körper reteniert und ganz allmählich ausgeschieden wird. Wir haben sogar am fünften Tage noch den Harn aktiv gefunden. Wo könnte die Ursache dieser Erscheinung liegen? Da das Emulsin sowohl die Darmschleimhaut als die Nieren schädigt, kann man sich die Möglichkeit denken, daß u. a. die Resorption vom Darmkanal und die Ausscheidung durch die Nieren erschwert sind. Daß in der Tat der Verdauungstraktus zum Teil schuld daran sein kann, beweist der Umstand, daß wir sogar nach 12 Stunden nach der Fütterung noch Borneol im Darmkanal gefunden haben. Überdies sind die Entleerungen oft sehr reichlich und dünn. Die Diurese ist zwar während der ersten 24 Stunden gering, aber gewöhnlich schon am zweiten Tage normal. Die pathologischen Veränderungen in den Nieren sind in der Regel so unbedeutend, daß diesem Umstand hierbei kaum allzu großer Wert beizumessen ist. Drittens sei noch ein Faktor erwähnt. Nach der jetzt allgemein angenommenen, aber experimentell nicht nachgewiesenen Theorie über die Entstehungsweise der gepaarten Glykuronsäuren im Organismus würde zuerst das Glukosid des Borneols entstehen, welches dann zu Borneolglykuronsäure oxydiert wird. Das β-Glukosid des d-Borneols ist nach E. Fischer und Raske[1] in Wasser schwer löslich. Man könnte sich deshalb denken, daß die Borneole als schwer lösliche Glukoside vorzugsweise in der Leber aufgespeichert wären, allmählich zu Glykuronsäuren oxydiert werden und auf solche Weise in die Zirkulation gelangen. Wir haben Leber und Nieren der mit Borneol gefütterten emulsinimmunisierten Kaninchen auf das Borneolglukosid verarbeitet, jedoch ohne Erfolg.

Inwieweit die Resorptionsverhältnisse hierbei eine größere Rolle spielen, werden hoffentlich die polarimetrischen Bestimmungen, die wir über den zeitlichen Gehalt des Blutes an gepaarten Glykuronsäuren anstellen werden, Aufschluß geben.

Der Umfang der Paarung ist bei Gegenwart von Antiemulsin etwa doppelt so groß wie sonst. Das gesamte Borneol ist wohl mit Glykuronsäure gepaart worden. Wie aus dem Versuche ersichtlich, bekommt man bei dieser Methode zu hohe Werte.

Sehr eigentümlich ist es, daß die Antiemulsinwirkung erst etwa binnen 3 Wochen ganz allmählich abklingt. Wenn man aber größere Mengen Borneol füttert, dauert die Wirkung bei derselben Enzymdosis

[1] E. Fischer u. Raske, *Ber.* 1909. S. 1473.

etwa 14 Tage und die Menge des ausgeschiedenen Borneols ist viel kleiner, wie aus dem folgenden Versuche hervorgeht:

Kaninchen von 2·9 kg Gewicht.

Datum	Eingaben		Harnmenge	α l = 1 dm	Ausgaben		Proz.
	l-Bornylisovaleriansäure	l-Borneol			l-borneolglykurons. Na	l-Borneol	
28. I.	0·951 g, 0·2 Emulsin	0·615 g	—	—	—	—	
29.	—	—	—	—	—	—	
30.	0·951 g	0·615	130 ccm	− 0·29°	0·565 g	0·247 g	
31.	0·476	0·308	100	− 0·58	0·870	0·380	
1. II.	0·476	0·308	—	—	—	—	
2.	0·951	0·615	125	− 0·45	0·843	0·368	
3.	0·951	0·615	100	− 0·25	0·375	0·164	
4.	0·951	0·615	80	− 0·34	0·408	0·178	
5.	—	—	140	− 1·00	1·784	0·918	
6.	—	—	—	—	—	—	
7.	—	—	110	− 0·50	0·825	0·360	
8.	—	—	—	—	—	—	
9.	—	—	60	± 0	—	—	70·8
12. II.	0·951 g	0·615 g	50 ccm	− 0·80°	0·600 g	0·262 g	
13.	0·951	0·615	60	− 0·30	0·270	0·118	
14.	0·951	0·615	120	− 0·70	1·260	0·550	
15.	—	—	110	− 0·10	0·165	0·072	
16.	—	—	100	± 0	—	—	54·3

Das Enzym scheint gewissermaßen von der größeren Borneolmenge gebunden zu sein, was bei den enzymatischen Prozessen eine gewöhnliche Erscheinung ist.

Kaninchen von 2·8 kg Gewicht.

Datum	Eingaben		Harnmenge	α l = 1 dm	Ausgaben		Proz.
	l-Bornylacetat	l-Borneol			l-borneolglykurons. Na	l-Borneol	
25. III.	0·986 g	0·775 g	—	—	—	—	
26.	—	—	100 ccm	− 0·64°	0·960 g	0·420 g	90·8
27.	—	—	160	− 0·27	0·648	0·284	
28.	—	—	110	± 0	—	—	
29. III.	0·986 g, 0·2 Emulsin	0·775 g	—	—	—	—	
30.	—	—	190 ccm	− 0·30°	0·855 g	0·374 g	
31.	—	—	130	− 0·27	0·526	0·230	
1. IV.	—	—	130	− 0·16	0·312	0·137	
2.	—	—	180	− 0·10	0·270	0·118	110·9
3.	—	—	110	± 0	—	—	

Auch in diesem Falle ist kein Borneol der Paarung entgangen. Versuche mit d-Bornylacetat gaben qualitativ analoges Resultat.

Kaninchen von 2·4kg Gewicht.

Datum	Eingaben		Harnmenge	α l = 1 dm	Ausgaben		Proz.
	d-Bornylacetat	d-Borneol			d-borneolglykurons. Na	d-Borneol	
19. II.	0·987 g	0·775 g	—	—	—	—	
20.	—	—	100 ccm	− 0·57°	1·554 g	0·680 g	87·7
21.	—	—	80	± 0	—	—	
22. II.	0·987 g 0·1 Emulsin	0·775 g	—	—	—	—	
23.	—	—	110 ccm	− 0·24°	0·720 g	0·315 g	
24.	—	—	120	− 0·15	0·491	0·215	
25.	—	—	110 60	− 0·14 − 0·08	0·420 0·131	0·184 0·057	99·5
26.	—	—	70	± 0	—	—	
27. II.	0·987 g	0·775 g	—	—	—	—	
28.	—	—	100 ccm	− 0·40°	1·091 g	0·477 g	
1. III.	—	—	210	− 0·11	0·630	0·276	97·2
2.	—	—	90	± 0	—	—	
3. III.	0·987 g	0·775 g	—	—	—	—	
4.	—	—	140 ccm	− 0·28°	1·069 g	0·468 g	
5.	—	—	100	− 0·24	0·655	0·286	97·3
6.	—	—	80	± 0	—	—	
7. III.	0·987 g	0·775 g	—	—	—	—	
8.	—	—	90 ccm	− 0·58°	1·424 g	0·633 g	
9.	—	—	90	− 0·05	0·123	0·054	88·6
10.	—	—	110	± 0	—	—	
11. III.	0·987 g	0·775 g	—	—	—	—	
12.	—	—	230 ccm 60	− 0·22° − 0·11	1·380 g 0·180	0·604 g 0·079	88·1
13.	—	—	90	± 0	—	—	

Es ist auffallend, daß das Antiemulsin eine viel schwächere Einwirkung auf das d- als auf das l-Borneol ausübt. Daß es nicht etwa von der angewandten kleineren Enzymdosis herrührte, beweist der

Umstand, daß man bei doppelt größerer Emulsindosis etwa denselben Borneolgehalt im Harn findet. Es scheint, als ob das Antiemulsin das l-Borneol dem d-Borneol vorzöge, wie z. B. die Lipase rascher den d-Mandelsäureester spaltet, als die entsprechende l-Verbindung.[1] — Ferner haben wir das aus dem Harn emulsinimmunisierter Kaninchen isolierte r-Borneol stärker linksdrehend gefunden, als unter normalen Verhältnissen.[2]

Da sowohl das d- als l-Borneol von Antiemulsin beeinflußt wird, muß das r-Borneol sich ähnlich verhalten:

Kaninchen von 3·2 ^{kg} Gewicht.

Datum	Eingaben	Harn-menge	α l = 1 dm	Ausgaben		Proz.
	r-Borneol			r-borneol-glykurons. Na	r-Borneol	
1. IV.	0·5 ^{g}	—	—	—	—	
2.	—	210 ^{ccm}	− 0·20°	0·977 ^{g}	0·918 ^{g}	
3.	—	70	− 0·08	0·130	0·057	95·0
4. IV.	{ 1·0 ^{g} 0·1 Emulsin	—	—	—	—	
5.	—	140 ^{ccm}	− 0·40°	1·302 ^{g}	0·570 ^{g}	
6.	—	120	− 0·30	0·838	0·367	
7.	—	140	− 0·12	0·391	0·171	
8.	—	110	± 0	—	—	110·8

Nach diesen Ergebnissen besteht kein Zweifel mehr, daß die Borneolglykuronsäuren den β-Glykosiden zuzurechnen sind. Immerhin ist es merkwürdig, daß die Säuren in vitro sehr schwer durch Emulsin spaltbar sind.

Um die Sache noch von anderer Seite zu beleuchten, haben wir Versuche mit Kaninchen angestellt, die vorher Hefeenzyme subkutan bekommen hatten. Hierbei tritt aber keine Veränderung im Umfang der Paarung ein. Die Versuche wurden genau in obiger Weise ausgeführt. Die Enzymlösung haben wir folgendermaßen zubereitet: je 0.3 ^{g} lufttrockener Bierhefe wurden mit 8 ^{ccm} physiologischer Kochsalzlösung 15 Stunden bei 35° digeriert und klar filtriert. Das Filtrat wurde dann unter aseptischen Kautelen den Kaninchen subkutan ein-

[1] Dakin, *Journ. of Physiol.* Bd. XXX. S. 253.

[2] J. Hämäläinen, *Skand. Arch. f. Physiol.* 1909. Bd. XXIII. S. 97.

gespritzt und einige Minuten später das Borneol in Öllösung mittels der Schlundsonde eingeführt.

Bei dieser Enzymdosis haben wir so gut wie keine Vergiftungssymptome beobachtet. Die Tiere blieben völlig normal.

Kaninchen von 2·8^{kg} Gewicht.

Datum	Eingaben	Harnmenge	α l = 1 dm	Ausgaben		Proz.
	r-Borneol			r-Borneolglykurons. Na	r-Borneol	
7. IV.	0·5^g	—	—	—	—	
8.	—	280^{ccm}	− 0·13°	0·847^g	0·370^g	
9.	—	120	− 0·08	0·226	0·090	93·8
10.	—	—	± 0	—	—	
11. IV.	0·5^g (Hefeenzyme)	—	—	—	—	
12.	—	270^{ccm}	− 0·13°	0·817^g	0·358^g	
13.	—	100	− 0·10	0·233	0·102	92·0
14.	—	—	± 0	—	—	
15. IV.	0·5^g	—	—	—	—	
16.	—	120^{ccm}	− 0·38°	1·061^g	0·464^g	92·8
17.	—	80	± 0	—	—	
18.	—	90	± 0	—	—	

Die kleine Senkung nach der Darreichung von Hefeenzymen dürfte wohl auf Versuchsfehler beruhen. Die Antienzyme der Hefe scheinen also den Umfang der Paarung nicht zu beeinflussen.

Es war von Interesse, zu prüfen, ob das Antiemulsin die Thymolglykuronsäurepaarung irgendwie beeinflussen kann. Blum[1] hat nämlich der Thymolglykuronsäure eine von der glykosidischen Struktur abweichende Konstitution zugeschrieben, weil die Säure 1 Mol. Wasser festhält. Daß es sich jedoch mit großer Wahrscheinlichkeit um Kristallwasser handelte, beweist unseres Erachtens das Verhalten der Thymolglykuronsäure gegen das Antiemulsin.

Wir führen hier einen Versuch an:

[1] Blum, *Zeitschr. f. physiol. Chem.* Bd. XVI. S. 522.

Kaninchen von 2·8 kg Gewicht.

Datum	Eingaben Thymol	Harnmenge	α l = 1 dm	Harnmenge × α	
8. IV.	0·75 g	—	—	—	
9.	—	40 ccm 70	− 0·90° − 0·40	36·0 28·0	64·0
10.	—	50	± 0	—	
11. IV.	0·75 g	—	—	—	
12.	—	150 ccm	− 0·43°	—	64·5
13.	—	60	± 0	—	
14. IV.	0·75 g 0·1 Emulsin	—	—	—	
15.	—	110 ccm	− 0·58°	63·8	97·7
16.	—	250	− 0·11	27·5	
17.	—	80	− 0·08	6·4	
18.	—	90	± 0	—	

Es tritt also eine beträchtliche Steigerung bei Gegenwart von Antiemulsin ein. Da das Emulsin durch zahlreiche Versuche sich gewissermaßen als ein spezifisches Reagens auf β-Glykoside erwiesen hat, erscheint es uns unwahrscheinlich, daß das Antiemulsin den Umfang der Paarung in die Höhe treiben könnte, wenn der Thymolglykuronsäure nicht eine β-glykosidische Struktur zukäme.

Die pulsatorischen Druckschwankungen und die Pulsform in der Aorta des Kaninchens.

Von

Maggi von Born.

(Aus dem physiologischen Institut der Universität Helsingfors.)

(Hierzu Taf. I u. II.)

I.

Die Frage nach der Größe der pulsatorischen Druckschwankung in der Kaninchen-Aorta wurde erst von Hürthle[1] zum Gegenstand einer eingehenden Untersuchung gemacht.

Bei diesen Versuchen, die unter Anwendung des von Hürthle konstruierten elastischen Manometers stattfanden, war das Manometer mit der Carotis endständig verbunden und gab also den Seitendruck in der Aorta an.

Der normale Druck, d. h. der Druck, so wie er sich darstellte, wenn keine besonderen Eingriffe vorlagen, variierte nicht unerheblich. Bei vier von Hürthle mitgeteilten Versuchen waren Druckmaximum und -minimum bzw. 88 bis 120, 115 bis 156, 100 bis 128 und 142 bis 180 ^{mm} Hg. Die pulsatorische Druckvariation betrug also hier bzw. 32, 41, 28 und 38 ^{mm}, gleich 26·6, 26·2, 21·8 und 21 Proz. des Druckmaximums. Die bei diesen Versuchen stattfindende Pulsfrequenz war bzw. 210, 238, 258 und 236 in der Minute.

Bei der Vagusreizung nahm die Druckschwankung sowohl absolut als in Prozent in hohem Grade zu, und zwar betrug sie bei drei Bestimmungen bzw. 94 bis 150, 92 bis 145, 90 bis 140 ^{mm} Hg, d. h. 56, 53,

[1] Hürthle, *Arch. f. d. ges. Physiol.* 1888. Bd. XLIII. S. 437; 1891. Bd. XLIX. S. 100.

50^{mm} Hg, entsprechend 37·3, 36·5 und 35·7 Proz. des maximalen Druckes. Der Puls war hier sehr verlangsamt und betrug nur 8·1 in 6 Sek.

Bei Reizung des Depressors findet Hürthle, daß das Minimum um 10 bis 50^{mm} Hg abnimmt, während die Druckschwankung größer wird und dem Druckminimum gleich werden kann. Die hier beobachteten Druckwerte sind in vier Versuchen bzw. 63 bis 93, 90 bis 144, 62 bis 120. 75 bis 120, d. h. Schwankungen von 30, 54, 58 und 45^{mm} Hg gleich 32·2, 37·5, 48·3 und 37·5 Proz. des Druckmaximums. Die Pulsfrequenz betrug bzw. 206, 219, 160 und 216 in der Minute.

Auch bei Reizung des Sympathicus traten gewisse Veränderungen der Druckschwankungen auf, indem sich das Druckminimum um etwa 10^{mm} Hg erhob; die pulsatorische Druckschwankung wurde dagegen im Verhältnis zu diesem etwas kleiner (durchschnittlich $^1/_4$ oder weniger des Druckminimums).

Seit dem Erscheinen der Arbeit von Hürthle sind meines Wissens keine Versuche über die Größe der pulsatorischen Druckschwankungen veröffentlicht worden.

Vor kurzem haben O. Frank und Petter[1] ein neues elastisches Manometer gebaut, bei dessen Konstruktion die von dem ersteren entwickelte Theorie der Wellenzeichner maßgebend gewesen ist. In Besitz eines Instrumentes, das in bezug auf Leistungsfähigkeit alle früheren weit übertrifft, schien es mir von Interesse zu sein, unter Anwendung desselben die Frage nach den pulsatorischen Druckschwankungen im arteriellen Systeme noch einmal experimentell zu behandeln.

Die Versuche wurden größtenteils am Kaninchen und nur ein paar zum Vergleiche am Hunde bzw. an der Katze gemacht.

Die Kaninchen waren mit Äther narkotisiert; nur in einem Versuche war das Kaninchen kurarisiert. Die Katzen waren mit Chloroform betäubt; der Hund war kurarisiert, die zur künstlichen Atmung benutzte Luft war hier wie beim Kaninchen mit Ätherdämpfen geschwängert.

Vor jedem Versuch wurde das Manometer geeicht. Zur Vermeidung der Gerinnung bekam das Kaninchen, nicht aber die anderen Tiere, Hirudin intravenös.

Die Messung der Kurven fand unter Anwendung einer in $0·1^{mm}$ geteilten gläsernen Skala bei Lupenvergrößerung statt.

Ich stelle zuerst eine Anzahl Messungen über diejenigen pulsatorischen Druckschwankungen zusammen, welche ohne irgend welchen

---

[1] O. Frank u. Petter, *Zeitschr. f. Biol.* 1910. Bd. LIV. S. 18.

künstlichen Eingriff erschienen, und daher kurz als Normalwerte bezeichnet werden können. Die Zahlen beziehen sich auf die Messung von 4 bis 9 in jedem Versuch unmittelbar nacheinander folgenden Pulsen.

Versuche	Nr.	Druck; mm Hg		Druckschwankung	
		Maximum	Minimum	in mm Hg	in Proz. des Maximums
Kaninchen I Kurare Pulsfrequenz 270	1	74	63	11	15
	2	74	63	11	15
	3	78	64	14	18
	4	83	67	16	19
	5	90	70	20	22
	6	95	73	22	23
	7	95	72	23	24
	8	87	69	18	21
	9	79	65	14	18
Kaninchen II Pulsfrequenz 227	1	121	92	29	24
	2	121	92	29	24
	3	121	93	28	23
	4	121	92	29	24
	5	121	93	28	23
	6	121	93	28	23
Kaninchen III Pulsfrequenz 214	1	108	84	24	22
	2	105	83	22	21
	3	104	84	20	19
	4	107	85	22	21
	5	109	85	24	22
	6	108	84	24	22
Kaninchen IV Pulsfrequenz 293	1	146	110	36	25
	2	150	113	37	25
	3	151	113	38	25
	4	152	115	37	24
	5	152	113	39	26
Kaninchen V Pulsfrequenz 234	1	143	108	35	24
	2	140	107	33	24
	3	140	105	35	25
	4	140	104	36	26
	5	140	105	35	25
Kaninchen VI Pulsfrequenz 253	1	156	124	32	21
	2	145	120	25	17
	3	140	113	27	19
	4	154	124	30	19
	5	143	119	24	17
	6	138	111	27	20
	7	154	124	30	19
	8	140	118	22	16
	9	140	111	29	21

(Fortsetzung.)

Versuche	Nr.	Druck; mm Hg Maximum	Minimum	Druckschwankung in mm Hg	in Proz. des Maximums
Kaninchen VII	1	138	96	42	30
Pulsfrequenz 254	2	138	96	42	30
	3	137	99	38	28
	4	138	98	40	29
Kaninchen VIII	1	78	55	23	29
Pulsfrequenz 306	2	84	59	25	30
	3	84	59	25	30
	4	85	55	30	35
	5	78	50	28	36
Kaninchen IX	1	129	95	34	26
Pulsfrequenz 260	2	129	95	34	26
	3	127	95	32	25
	4	127	95	32	25
	5	127	93	34	27
Kaninchen X	1	146	100	46	32
Pulsfrequenz 300	2	145	98	47	32
	3	144	100	44	31
	4	145	100	45	31
	5	146	100	46	32
Kaninchen XI	1	127	99	28	22
Pulsfrequenz 282	2	127	99	28	22
	3	125	98	27	22
	4	124	96	28	23
	5	124	97	27	22
Kaninchen XII	1	140	110	30	21
Pulsfrequenz 277	2	138	107	31	22
	3	138	108	30	22
	4	139	108	31	22
	5	140	108	32	22
	6	138	107	31	22
Katze	1	163	120	43	26
Pulsfrequenz 142	2	169	122	47	28
	3	173	125	48	28
	4	172	123	49	28
	5	163	120	43	26
Hund	1	233	180	53	23
Pulsfrequenz 114	2	234	185	49	21
	3	236	187	49	21
	4	246	192	54	22
	5	249	189	60	24

Bei den meisten dieser Versuche beträgt die pulsatorische Druckschwankung etwa 20 bis 30 Proz. des Druckmaximums. Ausnahmen davon bilden die Versuche I und VI, wo die Druckschwankung durchschnittlich nur etwa 19 Proz. beträgt, und die Versuche VIII und X mit einer pulsatorischen Druckschwankung von 32 Proz. des Druckmaximums. Im Durchschnitt aller zwölf Versuche am Kaninchen findet sich die Schwankung gleich 25 Proz. des Druckmaximums und also gleich 33 Proz. des Druckminimums — was, wie ersichtlich, mit dem Resultat von Hürthle vollständig übereinstimmt.

Irgend eine deutliche Abhängkeit der relativen Größe dieser Schwankung von der Höhe des Blutdruckes läßt sich aus meinen Versuchen nicht nachweisen. Allerdings finden wir im Versuch I bei dem niedrigsten Druck (Nr. 1, 2, 3, 9) auch die kleinste Druckschwankung (15 bis 18 Proz.) und bei einem höheren Druck (Nr. 5, 6, 7) eine größere Variation (22 bis 24 Proz.).

Es scheint mir indessen nicht gestattet, daraus bestimmte Schlußfolgerungen zu ziehen, denn wir finden im Versuch VI (Nr. 2) bei einem etwa doppelt so hohen Maximaldruck wie im Versuch I die pulsatorische Druckschwanknng nur gleich 17 Prozent, und andererseits beträgt diese im Versuch VIII bei einem Maximaldruck von 78 bis 85 ^{mm} Hg durchschnittlich 32 Proz. des Maximaldruckes.

Da der Blutdruck von dem Widerstande und der aus dem Herzen herausgetriebenen Blutmenge abhängig ist, läßt sich aus dem augenblicklich vorhandenen Blutdruck allein keine bestimmte Vorstellung von dem Zustand des Kreislaufes bilden: bei erschlafften Gefäßen kann eine große Blutmenge herausgetrieben werden, ohne daß der Maximaldruck deshalb eine bedeutendere Höhe erreicht, und andererseits kann durch eine geringe Blutmenge der Blutdruck bei stark kontrahierten Gefäßen stark in die Höhe getrieben werden. Auch die Größe der pulsatorischen Druckschwankung ist also von dem Pulsvolumen und dem Gefäßwiderstand abhängig.

Unter solchen Umständen läßt es sich leicht verstehen, daß in bezug auf die Beziehung des Maximaldruckes zu der Größe der Druckschwankung keine einfache Abhängigkeit erwartet werden kann, und aus dem bisher mitgeteilten Versuchsmaterial dürfen daher keine anderen Schlüsse gezogen werden als daß die pulsatorische Druckschwankung in der Aorta im allgemeinen 25 Proz. des Maximaldruckes beträgt.

Übrigens ist es natürlich, daß selbst wenn keine bestimmten Eingriffe gemacht worden sind, also am ganz unversehrten Tiere, unter dem Einfluß von verschiedenen inneren Vorgängen vielerlei Veränderungen im Zustande des Gefäßsystems vorkommen, deren wirkliche Ursachen dem Experimentator vollständig entgehen können.

Um dieser Frage etwas näher treten zu können, bleibt uns kein anderer Weg offen, als die Untersuchung, wie sich die pulsatorische Druckschwankung unter dem Einfluß bestimmter Eingriffe verändert.

Zu diesem Zwecke habe ich in erster Linie die Wirkung der Vagusreizung untersucht. Die dabei erzielten Resultate lassen sich am einfachsten an der Hand einiger konkreten Beispiele besprechen.

Bei schwacher Vagusreizung, wo nur eine geringe Abnahme der Pulsfrequenz erscheint, sinkt vor allem der minimale Druck ab, während der maximale lange Zeit hindurch ziemlich unverändert bleibt; die pulsatorische Druckvariation nimmt daher deutlich zu, wie z. B. im folgenden Versuch (Kaninchen VIII), wo 15 nacheinander folgende Pulse gemessen sind.

Nr.	Druck; mm Hg Minimum	Druck; mm Hg Maximum	Druckschwankung mm Hg	Anmerkungen
1	51	81	30	Der 6. Puls nach Beginn der Reizung.
2	50	82	32	
3	50	83	33	Die Pulsfrequenz nimmt im Laufe der Reizung allmählich ab; das Intervall zwischen 2 Pulsen beträgt also bei Nr. 1: 10 mm, bei Nr. 10: 26 mm.
4	49	83	34	
5	42	76	34	
6	42	81	39	
7	35	81	46	
8	33	80	47	
9	30	80	50	
10	28	77	49	
11	27	77	50	Ende der Reizung.
12	29	78	49	
13	23	66	43	
14	33	74	41	
15	32	76	44	

Da bis zu dem 9. Puls der maximale Druck unverändert bleibt oder sogar ein klein wenig ansteigt, während der diastolische Druck immer mehr herabsinkt, erhöht sich die pulsatorische Druckvariation von 30 mm allmählich auf 50 mm Hg.

Hier ist es ohne weiteres ersichtlich, daß die größere Druckschwankung davon herrührt, daß bei jeder Systole eine größere Blutmenge herausgetrieben wird, während zu gleicher Zeit die immer länger werdende Diastole den Druck bis zur folgenden Systole immer tiefer herabsinken läßt.

Im folgenden Versuch, wo die Vaguserregung etwas stärker war, bekamen wir folgendes (Kaninchen III):

Nr.	Druck; mm Hg		Druckschwankung mm Hg	Anmerkungen
	Minimum	Maximum		
1	88	118	30	Der 3. Puls nach Beginn der Reizung.
2	64	104	40	
3	72	100	28	
4	67	98	31	
5	69	99	30	
6	65	94	29	
7	64	89	25	
8	55	86	31	

Sowohl der systolische als der diastolische Druck nimmt hier ununterbrochen ab; die pulsatorische Druckschwankung ist nur bei Nr. 2 größer als bei Nr. 1, wo sie jedenfalls größer war als vor der Reizung. Im weiteren Verlauf des Versuches (Nr. 3 bis 7) nimmt die Größe der Schwankung immer mehr ab. Hier wird also die Abnahme der Pulsfrequenz, wie es scheint, nicht wie sonst durch eine größere oder kleinere Zunahme des Pulsvolumens kompensiert.

Wo wegen einer genügend starken Reizung die Pulsfrequenz unter dem Einfluß der hemmenden Herznerven in einem größeren Grade abnimmt und also eine große Blutmenge sich in den zentralen Venen ansammelt, ist die pulsatorische Druckschwankung sehr groß, während gleichzeitig der Minimaldruck erheblich herabsinkt, wie im folgenden Versuch (Kaninchen II).

Nr.	Druck; mm Hg		Druckschwankung mm Hg	Anmerkungen
	Minimum	Maximum		
1	90	124	34	Der erste Puls nach Beginn der Reizung.
2	27	111	84	
3	15	90	75	
4	18	84	66	
5	29	79	50	Ende der Reizung.
6	35	79	44	
7	38	90	52	
8	39	101	62	
9	41	107	66	

Infolge der Reizung sinkt das Druckminimum sehr tief ab; die systolische Druckschwankung erreicht dabei (Nr. 2) den hohen Wert von 84 ^{mm}, nimmt aber im weiteren Verlauf der Reizung gleichzeitig mit der Abnahme des maximalen Druckes wieder ab. Nach Ende der Reizung (Nr. 6 bis 9) steigt der Druck schnell in die Höhe, indem sowohl der diastolische als der systolische Druck zunimmt. Die Steigerung des letzteren erfolgt aber wesentlich schneller, infolgedessen die pulsatorische Druckschwankung anfangs in bedeutendem Grade zunimmt.

Die bei der Vagusreizung leeren Arterien bieten dem Blutstrome nur einen kleinen Widerstand dar; andererseits sind die zentralen Venen stark blutgefüllt und daher kann das linke Herz, nachdem es von dem Einfluß der Vagusreizung frei geworden ist, eine größere Blutmenge als sonst heraustreiben (vgl. Taf. I, Fig. 1, wo der erste der gemessenen Pulse durch das Kreuz gekennzeichnet ist).

Wie sich die Druckschwankung nach einem während der Reizung stattfindenden Vagusstillstand verhält, geht aus folgendem Versuch (Kaninchen IV) hervor.

Nr.	Druck; mm Hg		Druckschwankung mm Hg	Anmerkungen
	Minimum	Maximum		
1	136	181	45	Letzte Systole vor der Vagusreizung.
2	35	108	73	Erste Systole nach Ende der Vagusreizung.
3	67	108	41	
4	89	125	36	
5	100	144	44	
6	111	156	45	
7	121	164	43	

Die normale Druckschwankung beträgt hier 45 ^{mm} Hg. Nach der Vagusreizung mit dem dann stattfindenden geringen Gefäßwiderstand und der großen, dem Herzen zur Verfügung stehenden Blutmenge erreicht sie den hohen Wert von 73 ^{mm}, um dann bei schnell zunehmendem diastolischem Druck fast sogleich auf die Höhe vor der Reizung zurückzugehen (vgl. Taf. I, Fig. 2).

Unter Umständen steigt der Blutdruck nach Ende der Vagusreizung in wesentlichem Grade, wie im folgenden Beispiel (Tabelle S. 39), an (Versuch XI).

Während der Reizung treten zwei Herzsystolen (Nr. 2 und 3) auf, bei denen die Druckschwankung sehr bedeutend ist. Nach Schluß der Reizung steigt der Druck schnell an und erreicht jetzt eine Höhe, welche die vor der Reizung stattgefundene weit übertrifft. Maximum vor der Reizung 118, nach der Reizung 172 ^{mm} Hg; das entsprechende Minimum 89 bzw. 148 ^{mm} Hg.

Die Ursache der großen Druckschwankung in Nr. 2 und 3 hängt unzweifelhaft von dem größeren Schlagvolumen des Herzens ab. Dagegen kann die Druckschwankung z. B. in Nr. 12 bis 18, die ja auch größer ist als vor der Reizung, nicht allein von einem größeren Pulsvolumen, sondern auch von den stärker zusammengezogenen Gefäßen bedingt sein, denn es ist ja bekannt, daß in diesem Falle, bei hohem intravaskularem Druck, die Dehnbarkeit der Gefäßwand immer mehr abnimmt und daß daher bei einem und demselben Pulsvolumen, ja selbst bei einem kleineren die Druckschwankung größer als bei einem kleineren intravaskularen Druck sein kann.

Nr.	Druck; mm Hg Minimum	Maximum	Druckschwankung mm Hg	Anmerkungen
1	89	118	29	Letzter Puls vor der Vaguswirkung.
2	17	77	60	Unterbrechungen des Vagusstillstandes.
3	23	87	64	
4	52	104	52	Ende der Reizung.
5	95	140	45	
6	123	164	41	
7	—	170	—	Minimum nicht meßbar.
8	—	173	—	
9	148	172	24	
10	148	171	23	
11	120	170	50	Ein Herzschlag ist ausgefallen.
12	138	168	40	
13	137	167	30	
14	133	166	33	
15	131	164	33	
16	128	163	35	
17	124	160	36	
18	121	157	36	

Da der Abschnitt des Versuches, auf welchen sich das oben mitgeteilte Protokoll bezieht, bei der Messung so beschädigt wurde, daß er nicht reproduziert werden kann, teile ich in Taf. I, Fig. 3 einen anderen Abschnitt aus demselben Versuch mit, wo ganz dieselben Erscheinungen hervortreten.

Die Ursache der Drucksteigerung kann hier nicht von einer entsprechenden Zunahme der Herztätigkeit hergeleitet werden, was auch dadurch erwiesen wird, daß die Herzfrequenz auf der Höhe der Drucksteigerung nicht größer ist als vor der Reizung. Sie muß daher in einer Gefäßkontraktion gesucht werden.

Nun finden sich ja Angaben, laut welchen der Vagus auch gefäßverengende Nerven nach den Baucheingeweiden führe. Indessen scheint mir die betreffende Drucksteigerung viel zu bedeutend zu sein, um aus diesem Gesichtspunkte erklärt werden zu können. Viel wahrscheinlicher ist es dann, daß bei dem infolge des Vagusstillstandes tatsächlich stattgefundenen Aufheben des Kreislaufes die Gefäßnervenzentren durch die dabei eintretende Asphyxie erregt worden sind und also eine kräftige Gefäßkontraktion hervorgebracht haben. Für diese Deutung spricht auch der Umstand, daß die betreffende Erscheinung nicht bei allen Versuchen auftritt: sie ist einerseits von der Dauer des Vagusstillstandes, andererseits aber auch von der Erregbarkeit der Zentren im Kopfmark abhängig. Da diese wegen der verschieden starken Narkose vielfach variieren kann, ist es leicht zu verstehen, daß die hier besprochene Drucksteigerung in vielen Fällen ausbleiben muß.

Kurz zusammengefaßt bestätigen also diese Versuche die durch andere Versuchsmethoden gewonnenen Resultate in bezug auf die Einwirkung des Vagus auf den Kreislauf; sie zeigen vor allem, wie anders nicht zu erwarten war, daß da, wo die Vagusreizung die Leistungsfähigkeit der Herzkammern noch nicht beeinträchtigt hat, die pulsatorische Druckschwankung in der Aorta im Vergleich mit der unter normalen Verhältnissen sehr erheblich zunimmt und bezeugen also ihrerseits die Tatsache, daß das Schlagvolumen des Herzens bei der Vagusreizung, selbst wenn die Schlagfolge in hohem Grade verlangsamt ist, in der Regel zunimmt.

Über die Einwirkung der Depressorreizung mögen folgende Versuche Aufschluß geben.

In Taf. I Fig. 4 sind zwei Depressorreizungen dargestellt; bei der ersten *A* war die Umdrehungsgeschwindigkeit der Registriertrommel 1 ^{mm} in der Sekunde, bei der zweiten *B* 5 ^{mm}. Aus den beiden Kurven ist ohne weiteres ersichtlich, wie der Blutdruck unter dem Einfluß der Depressorreizung herabsinkt, sowie wie der diastolische Druck in höherem Grade als der systolische abnimmt, infolgedessen die pulsatorischen Druckschwankungen an Größe zunehmen. Bei *B* habe ich von dem mit dem Kreuze bezeichneten Pulse an jeden 5. Puls gemessen und dabei folgende Druckwerte gefunden (vgl. die obere Tabelle S. 41).

Durch die Depressorreizung nimmt also die pulsatorische Druckschwankung von 47 auf 65 ^{mm} Hg zu; vor der Reizung war die Druckschwankung etwa 30 Proz. des Druckmaximums, auf der Höhe der Depressorwirkung beträgt sie dagegen 51 Proz.

Aus diesen Erfahrungen folgt also, daß bei der Depressorreizung das Pulsvolumen des Herzens zunimmt, was die Resultate der direkten Eichung des Blutstromes vollständig bestätigt.[1]

[1] Vgl. C. Tigerstedt, *Skand. Arch. f. Physiol.* 1908. Bd. XX. S. 330.

Nr.	Druck; mm Hg		Druckschwankung mm Hg	Anmerkungen
	Minimum	Maximum		
1	109	156	47	Vor der Reizung.
6	107	154	47	Zu Beginn der Reizung.
11	106	150	44	
16	97	145	48	
21	90	145	55	
26	89	143	54	
31	85	140	55	
36	82	136	54	
41	77	128	51	
46	72	127	55	
51	70	127	57	
56	62	127	65	
61	58	121	63	
66	55	115	60	Ende der Reizung.
71	54	118	64	
76	53	113	60	
81	53	109	56	

Im Versuch am Kaninchen II finden wir ganz dasselbe (vgl. Taf. I Fig. 5, welche bei einer Geschwindigkeit der Trommel von 10 mm pro Sekunde aufgenommen ist). Nur sinkt das Druckmaximum ziemlich wenig ab. Die in diesem Versuche gefundenen Druckwerte, die sich auf jeden dritten Puls, von der Mitte der Depressorreizung an gerechnet, beziehen, sind in folgender Tabelle aufgenommen.

Nr.	Druck; mm Hg		Druckschwankung mm Hg	Anmerkungen
	Minimum	Maximum		
1	86	113	27	Vor der Reizung.
21	72	111	39	
24	55	110	55	
27	50	108	58	
30	48	108	60	Ende der Reizung.
33	45	103	58	
36	49	106	57	
39	54	106	52	
42	58	107	49	

Wenn die Arterien wegen der Depressorreizung erweitert sind, gestatten sie dem linken Herzen, eine größere Blutmenge hinauszutreiben und die pulsatorische Druckschwankung nimmt dementsprechend zu.

In diesem Zusammenhange sei auch das Ergebnis der Reizung des proximalen Endes des durchschnittenen Vago-sympathicus bei der

Katze erwähnt, da hier auch eine Depressorwirkung vorliegt. Die Resultate sind in folgender Tabelle zusammengestellt.

Nr.	Druck; mm Hg Minimum	Maximum	Druckschwankung mm Hg	Anmerkungen
1	125	180	55	Vor der Reizung.
2	109	184	75	Jeder zweite Puls wurde gemessen.
3	92	138	46	
4	67	134	67	
5	53	127	74	
6	48	120	72	
7	41	117	76	Ende der Reizung.

Wir finden also hier ganz ähnliche Verhältnisse wie bei der Reizung des Depressors beim Kaninchen; nur sind die pulsatorischen Druckvariationen bei diesem Versuch noch größeren Umfanges als beim Kaninchen.

Zum Vergleich teile ich noch einen Versuch mit, wo das distale Ende des Vagus an derselben Katze gereizt wurde.

Nr.	Druck; mm Hg Minimum	Maximum	Druckschwankung mm Hg	Anmerkungen
1	124	176	52	Vor der Reizung.
2	52	132	80	
3	33	110	77	
4	53	125	72	
5	63	130	67	
6	83	137	54	Ende der Reizung.
7	87	151	64	
8	109	165	56	
9	115	167	52	
10	125	172	47	
11	139	178	39	
12	143	193	50	
13	151	205	54	

In diesem Versuch beobachten wir also die gleiche Drucksteigerung nach der Vagusreizung wie beim Kaninchen (vgl. oben S. 39).

Zur Illustration des wesentlichen Unterschiedes in bezug auf den Einfluß der Reizung des distalen und des proximalen Endes des Vagus auf den Blutdruck usw. mögen die Fig. 6 und 7 auf Taf. I dienen, von denen sich die erstere auf den soeben mitgeteilten Abschnitt bei peripherer Vagusreizung bezieht; die Fig. 7 stellt die Einwirkung des zentralen Stumpfes dar, ist aber nicht gemessen worden. Aus den Figuren ist auch der bedeutende Unterschied der Pulsform nach proximaler und distaler Vagusreizung ersichtlich.

Wie bekannt, bewirkt das Adrenalin teils eine starke Gefäßverengerung, teils eine bedeutende Abnahme der vom Herzen in der Zeiteinheit herausgetriebenen Blutmenge.

Über die Einwirkung dieses Giftes auf die pulsatorische Druckschwankung habe ich folgendes gefunden:

Kaninchen IX. Druck vor der Einwirkung des Adrenalin, Minimum 75, Maximum 110 ^{mm} Hg; die pulsatorische Druckschwankung beträgt 35 ^{mm} Hg.

Es wurde nun 0·4 ^{ccm} einer Adrenalinlösung 1 : 3000 intravenös eingespritzt. Die dabei beobachteten Druckwerte sind folgende (jeder 5. Puls ist gemessen):

Nr.	Druck; mm Hg		Druckschwankung mm Hg	Anmerkungen
	Minimum	Maximum		
a	71	106	35	Vor der Injektion.
1	71	105	34	Nach der Injektion.
6	71	107	36	
11	81	111	30	
16	95	125	30	
21	115	143	28	
26	128	138	10	
31	167	190	23	
36	167	190	23	
41	167	190	23	
46	167	189	22	
51	167	188	21	
56	167	187	20	
61	165	188	23	
66	167	189	22	
71	167	190	23	
76	161	179	18	
81	179	202	23	
86	175	202	27	
91	179	202	23	
96	179	202	23	
101	177	200	23	
106	170	193	23	
111	170	197	27	
116	169	192	23	
b	105	140	35	Einige Minuten später.

Die pulsatorische Druckvariation wird also unter dem Einflusse des Adrenalins entschieden kleiner, was ja mit dem, was über die Adrenalinwirkung sonst bekannt ist, gut übereinstimmt.

In Prozent ist diese Verminderung sehr bedeutend. Beim Pulse *a* ist die Druckvariation etwa 33 Proz. des Maximaldruckes. Auf der Höhe der Adrenalinwirkung ist sie aber nur etwa 11 Proz. (Nr. 56). Und dabei ist zu bemerken, daß die geringere Dehnbarkeit der Gefäße bei großem inneren Druck das Zustandekommen von großen Druckvariationen begünstigt.

II.

Die hier mitgeteilten Kurvenbeispiele geben schon an und für sich gewisse Aufschlüsse über die Art und Weise, wie sich die Form der Druckschwankung unter dem Einfluß verschiedener Eingriffe verändert. Da aber auch das neueste Spiegelmanometer von Frank[1] zu meiner Verfügung stand, wollte ich unter Anwendung dieses Instrumentes die Pulsform beim Kaninchen unter verschiedenen Verhältnissen studieren und beschränke mich bei der Erörterung dieses Gegenstandes allein auf die mit dem Spiegelmanometer gezeichneten Kurven.

An diesen Kurven treten unter Umständen die Eigenschwingungen des Manometers sehr deutlich zum Vorschein und zwar betrugen dieselben in Übereinstimmung mit Franks Angabe etwa 160 bis 180 pro Sekunde. Dank dieser Schwingungen bieten die Kurven des Aortadruckes in sich selber die vollständige Garantie ihrer Genauigkeit dar.

In den Figuren 8 bis 13 auf Taf. II sind einige solcher Art an 6 verschiedenen Kaninchen ohne irgend welche Nervenreizung gewonnenen Kurven dargestellt. Die Entfernung zwischen den vertikalen weißen Strichen entspricht einer Zeit von $^1/_3$ Sekunde. Alle Kurven sind von links nach rechts zu lesen.

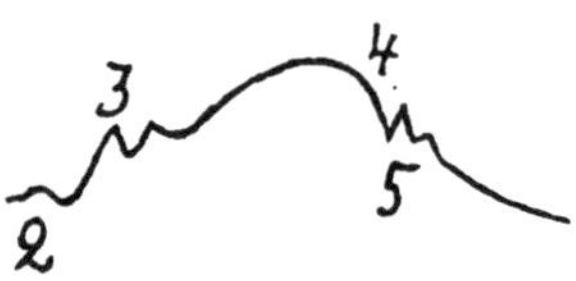

Fig. 14.

An allen Kurven (vgl. das Schema Fig. 14) tritt die zweite Vorschwingung Franks, welche der Anspannung der linken Kammer vor dem Öffnen der Aortaklappen entspricht, sehr deutlich hervor. Ihre Dauer stellt die Anspannungszeit dar und beträgt bei den hier mitgeteilten Beispielen etwa 0,02 Sekunde.

Dann folgt die steile Drucksteigerung, die von Anfangsschwingung (3) unterbrochen wird. Nach dieser setzt sich die Systole weiter fest, und zwar kann der Druck dabei fast parallel der Abszisse verlaufen (Fig. 13) oder auch steigt er, wie dies in der Regel der Fall ist, noch weiter und zuweilen nicht unbedeutend (Fig. 10 und Fig. 12) an. Darnach erscheint die Inzisur (4), die in allen Kurven scharf ausgeprägt ist und nach ihr die Nachschwingungen (die Dikrotie, 5). Deutliche Spuren von Wellenreflexion lassen sich hier ebensowenig wie im Aortapuls des Hundes nachweisen.

Die während oder unmittelbar nach einer Vagusreizung erscheinenden Pulse bieten einen wesentlich anderen Charakter dar. Wie aus den Figuren 15 bis 19 auf Taf. II ersichtlich, erfolgt der primäre Anstieg sehr schnell; die zweite Vorschwingung läßt sich nicht nach-

[1] Frank, *Zeitschr. f. Biol.* 1910. Bd. LIII. S. 545.

weisen, der Druck steigt steil in die Höhe und die Anfangsschwingung tritt meistens erst nach erreichtem Maximum auf. Bis zur Inzisur verläuft der Druck etwa parallel der Abszisse oder sinkt sogar etwas gegen die Abszisse herab.

Nach der Nachschwingung begegnen wir während der sehr langen Herzdiastole nur lang ausgezogenen, sehr seichten Diskontinuitäten als Ausdruck etwaiger sekundärer Wellen (vgl. z. B. Fig. 16 und Fig. 17).

In Fig. 18 tritt gerade am Ende der Reizung ein sehr schwacher Puls von eigentümlicher Form zum Vorschein (die kleinen Erhebungen sind hier wie in Fig. 16 durch Erschütterungen des Induktoriums bedingt). Der erste Puls nach Schluß der Reizung stimmt mit den in den Fig. 15 bis 17 dargestellten Pulsen nahe überein, nur steigt der Druck nach der Anfangsschwingung noch etwas an. Der zweite und dritte Puls sind aber schon fast normal und bei ihnen sind auch Andeutungen der zweiten Vorschwingung zu beobachten.

Endlich teile ich in Fig. 19 drei Vaguspulse mit, welche zeigen, wie die Form des Pulses selbst bei einer verhältnismäßig geringen Veränderung der Frequenz dennoch die für den Vaguspuls charakteristischen Eigenschaften bekommt.

Die unter dem Einfluß des Vagus auftretenden Pulse lehren also ihrerseits durch ihre Form, daß die Austreibung des Blutes aus dem linken Herzen wesentlich erleichtert sein muß, was sich vor allem aus der langen Diastole und der davon bedingten starken Widerstandsabnahme erklären läßt, sowie daß die Energie, mit welcher das Blut aus dem Herzen herausgetrieben wird, jedenfalls nicht geringer als unter normalen Verhältnissen ist — vorausgesetzt, daß die Reizung nicht so stark ist, daß dadurch auch die Leistungsfähigkeit der Kammer abnimmt. In diesem Falle aber kommen frustrane Pulsformen, wie die in Fig. 18 abgebildete, zum Vorschein.

Über die Form des Pulses bei Depressorreizung finden wir, daß selbst bei schwacher Wirkung die Höhe des ersten Anstiegs etwas zunimmt, sowie daß der Umfang der Drucksteigerung größer wird. Bei etwas stärkerer Wirkung, wie in Taf. II, Fig. 20, bekommen die Pulse wesentlich den Charakter der Vaguspulse, obgleich dieser, angesichts der geringeren Frequenzabnahme, hier nicht so stark ausgeprägt ist. Der Druck steigt steil an, die Anfangsschwingung tritt erst nach erreichtem Maximum auf und das Plateau des Druckes ist der Abszisse fast parallel.

Dasselbe geht auch aus Fig. 21 hervor; normal steigt der Druck, wie aus Fig. 12 ersichtlich, nach der Anfangsschwingung noch wesentlich in die Höhe: hier bildet sich ein der Abszisse paralleles Plateau allmählich aus, und dieses neigt sich endlich gegen die Abszisse.

Die Depressorreizung verändert, wie anders nicht zu erwarten war, die gegenseitige Länge der Systole und Diastole, indem die Dauer der Diastole zunimmt. Also muß auch hier der steil erfolgende primäre Druckanstieg zum Teil wenigstens davon herrühren, daß sich die Gefäße während der längeren Pause vollständiger entleert haben und dem einströmenden Blute also einen geringeren Widerstand machen, was natürlich das plötzliche Heraustreiben einer verhältnismäßig großen Blutmenge aus dem Herzen begünstigen muß.

Erklärung der Abbildungen.

Tafel I.

Blutdruckkurven, mit dem Manometer von Frank-Petter gezeichnet.

Fig. 1. Kaninchen. Vagusreizung. 1 Sek. = 10^{mm}.
Fig. 2. Kaninchen. Vagusreizung. 1 Sek. = 50^{mm}.
Fig. 3. Kaninchen. Vagusreizung. 1 Sek. = 5^{mm}.
Fig. 4. Kaninchen. Depressorreizung. A, 1 Sek. = 1^{mm}; B, 1 Sek. = 5^{mm}.
Fig. 5. Kaninchen. Depressorreizung. 1 Sek. = 10^{mm}.
Fig. 6. Katze. Reizung des peripheren Vagusstumpfes. 1 Sek. = 10^{mm}.
Fig. 7. Katze. Reizung des zentralen Vagusstumpfes. 1 Sek. = 10^{mm}.

In allen Figuren gibt die unterste Linie die Reizungsdauer an; die mittlere Linie ist die Abszisse des Manometers.

Tafel II.

Blutdruckkurven,
mit dem Spiegelmanometer von Frank photographisch aufgenommen.

Figg. 8—13. Kaninchen; keine Nervenreizung.

Fig. 15. Kaninchen. Vagusreizung. Puls nach etwa $2^1/_2$ Sek. langem Herzstillstand. Der normale Puls ist in Fig. 11 abgebildet.

Fig. 16. Kaninchen. Vagusreizung. Der erste Puls findet noch während der Vagusreizung statt; die übrigen drei treten nach Ende der Reizung auf. Die kleinen Erhebungen im ersten Puls rühren von Erschütterungen des Induktoriums her. Der normale Puls ist in Fig. 12 abgebildet.

Fig. 17. Kaninchen. Sechs Pulse nach Ende der Vagusreizung. Der normale Puls in diesem Versuch ist in Fig. 8 abgebildet.

Fig. 18. Kaninchen. Der erste Puls findet während der Vagusreizung statt. Der normale Puls in diesem Versuch ist in Fig. 10 abgebildet.

Fig. 19. Kaninchen. Drei Vaguspulse. Der normale Puls in diesem Versuch ist in Fig. 9 abgebildet.

Fig. 20. Kaninchen. Depressorreizung. Aus demselben Versuch wie Fig. 8.

Fig. 21. Kaninchen. Depressorreizung. Der normale Puls in diesem Versuch ist in Fig. 12 abgebildet. Die kleinen Erhebungen an der Kurve sind von Erschütterungen des Induktoriums verursacht.

In allen Figuren stellt die Entfernung der weißen vertikalen Striche die Zeit von $^1/_8$ Sek. dar.

Zur Kenntnis der Blutströmung in den Venen.

Von

Dodo Rancken.

(Aus dem physiologischen Institut der Universität Helsingfors.)

Der dritte Satz in Harveys Beweis für den Kreislauf des Blutes lautet: „et similiter tertio, ab unoquoque membro ipsas venas hunc sanguinem perpetuo retroducere ad cordis locum“.[1] Betreffend die Begründung dieses Satzes schreibt er: „Hoc autem ex valvulis, quae in ipsis venarum cavitatibus reperiuntur, et ex illarum usu, et ocularibus experimentis, satis erit apertum.“[2]

Da diese am lebenden Menschen ausgeführten „experimenta ocularia“ für die folgende Darstellung von Bedeutung sind, gestatte ich mir, über sie etwas näher zu berichten, wobei ich die eigenen Worte Harveys teilweise wortgetreu zitiere.

Wenn man oberhalb des Ellbogengelenkes eine Binde wie beim Aderlaß anbringt, treten im Verlauf der Venen am Unterarme, und zwar nicht allein an den Verästelungsstellen, sondern auch zwischen ihnen in gewissen Entfernungen voneinander besondere Knoten oder Erhebungen *B*, *C*, *D*, *D*, *E*, *F* (Fig. 1[3]) auf. Diese sind aus den Venenklappen gebildet, welche also von außen sichtbar werden. Drückt man die Vene an einer Klappe *H* (Fig 2) zu und entleert sie durch Streichen bis zu der nächsten Klappe *O*, so fließt kein Blut von der oberen Seite dahin. Der zwischen den Punkten *H* und *O* befindliche Teil

---

[1] Harvey, *Exercitatio anatomica de motu cordis.* Zit. nach der Londoner Auflage seiner *Opera omnia.* 1766. S. 50.

[2] Harvey, *Ebenda.* S. 65.

[3] Die Abbildungen sind aus einem in der Bibliothek des Karolinischen Instituts in Stockholm vorhandenen Exemplar der Originalausgabe von Harveys Werk direkt photographiert.

der Vene bleibt leer und dennoch ist das Gefäß oberhalb *O* stark gefüllt. Das Blut ist herausgepreßt, die Vene entleert. Sucht man

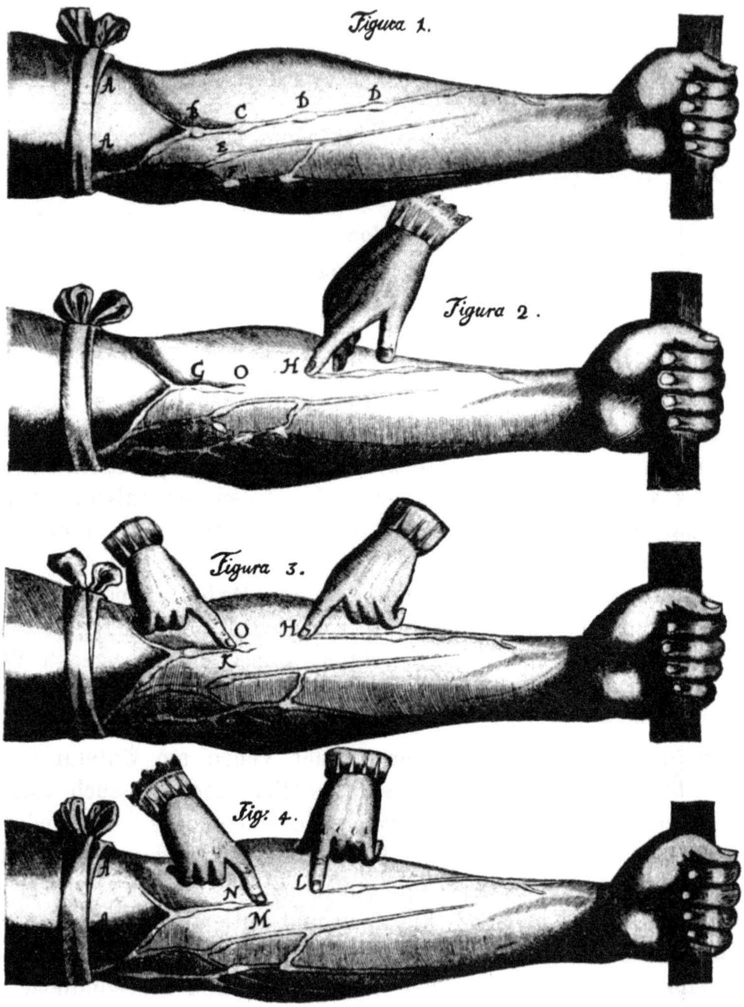

nun mit der anderen Hand das Blut von dem gefüllten zentralen Abschnitt *O* (Fig. 3) nach unten gegen den leeren Abschnitt zu drücken, so findet man, daß man das Blut nicht dazu zwingen kann, vorbei der Klappe zu passieren. Je kräftiger man daran preßt, um so stärker wird die Vene bei *O* erweitert, während sie zwischen *H* und *O* fortfahrend leer bleibt. Entfernt man dagegen den Finger bei *L* (Fig. 4), so füllt sich die Vene sogleich von unten her. Daß das Blut in den

Venen von der Peripherie gegen das Zentrum, das Herz, und nicht in entgegengesetzter Richtung strömt, ist also sehr deutlich.

Wenn man ferner, wie Harvey bemerkt, die Vene wie oben zudrückt und sie dann durch Streichen zwischen *L* und *N* (Fig. 4) entleert, dann den Finger von *L* entfernt und der Vene also gestattet, sich wieder zu füllen, demnach wieder die Vene zudrückt und durch Streichen entleert und dies innerhalb einer kurzen Zeit, sagen wir 1000mal, wiederholt, so kann man berechnen, eine wie große Blutmenge diesen Teil des Gefäßes passiert hat, indem man die jedesmal verschobene Blutmenge durch 1000 multipliziert. Macht man den Versuch an einer längeren Venenstrecke, sieht man, wie schnell und geschwind das Blut nach Aufheben des Druckes die Vene von unten her füllt. Irgend ein Zweifel, betreffend die Richtung der Blutströmung in den Venen, kann nicht existieren.

Obgleich fast drei Jahrhunderte verflossen sind, seitdem Harvey diese direkten Beobachtungen über den Blutstrom in den Venen ausführte, ist diese so nahe liegende Möglichkeit, die Kreislaufverhältnisse in den Venen zu erforschen, bei weitem nicht vollständig ausgenutzt worden. Bei den unten zu besprechenden Versuchen habe ich das gleiche Versuchsobjekt wie Harvey benutzt und es ist daher notwendig gewesen, auf die Beobachtungen des großen Engländers wieder aufmerksam gemacht zu haben.

Unter den Arbeiten aus neuerer Zeit über die Zirkulation in den Hautvenen ist besonders die von Ledderhose zu erwähnen.[1]

Die direkt sichtbare Entleerung der Hautvenen durch zentripetale Streichungen hat bei der Deutung der physiologischen Wirkungen der Massage eine sehr wichtige Rolle gespielt. Im allgemeinen stellt man sich vor, daß die entleerte Vene eine kräftige Ansaugung ausübt, welche den Kreislauf stark beinflußt. Diese Auffassung findet sich in der gesamten hierher gehörigen Literatur vertreten. Als Beleg dafür weise ich auf folgende Darstellung von C. Rosenthal[2] in einer jüngst erschienenen Arbeit hin: „Aus dieser Betrachtung ergibt sich, daß die Effleurage nicht allein entleerend auf die Venenblutbahn des massierten Körperteiles wirkt, sondern daß durch den auf diese Art erniedrigten venösen Druck und den schnelleren Abfluß des Venenblutes gleichzeitig auch der Umlauf des Blutes im Arteriensystem erhöht wird.

[1] Ledderhose, *Mitteilungen aus den Grenzgebieten der Medizin und Chirurgie.* 1905. S. 355.

[2] C. Rosenthal, *Die Massage und ihre wissenschaftliche Begründung.* Berlin 1910. S. 52.

Die Folge davon ist, allgemein gesprochen, eine Beschleunigung der Blutzirkulation nicht allein in den massierten Körperteilen, sondern auch in den ihnen benachbarten Gebieten."

Als Stütze dieser Auffassung werden v. Mosengeils Versuche an einem Gummischlauch überall zitiert. v. Mosengeil[1] schreibt darüber folgendes: „Was die Wirkung der Effleurage betrifft, so ist sie durch ein einfaches Experiment zu illustrieren. Ein elastischer Schlauch läuft über ein horizontales Brett, an dessen oberem und unterem Ende er befestigt ist, ohne daß dadurch sein Lumen geschlossen oder sehr verengert wird, und welche Brettenden er je um eine Kleinigkeit überragt. Mit dem eigenen einen Ende taucht er in ein Gefäß mit Flüssigkeit, mit welcher er auch gefüllt ist. Komprimiert man ihn in der Nähe seines in die Flüssigkeit tauchenden Endes, so kann man das andere Brettende erheben und wird, wenn man den fortdauernd komprimierenden Finger nach oben zu streicht, Flüssigkeiten oben ausleeren, auspumpen und hinter dem Finger, da der elastische komprimiert gewesene Schlauch sich wieder ausdehnt, nachsaugen. Setzt man, ehe man den oben angelangten Finger erhebt, unten einen Finger der anderen Hand auf, macht mit diesem nach Entfernen des ersteren dasselbe Manöver und fährt in gleicher Weise alternierend fort, so hat man die einfachste Saug- und Druckpumpe nach demselben Prinzip wie die Ballonspritze konstruiert, bei welcher die Digitalkompression durch Kugelventile ersetzt wird."

Ist man aber berechtigt, die Eigenschaften eines Gummischlauches ohne weiteres auf die Venen zu übertragen? Besitzt die Venenwand die nötige Starre, um dem Gefäß zu gestatten, nach stattgefundener Kompression die Röhrenform wieder anzunehmen?

Danach zu urteilen, daß die Mündung einer durchschnittenen Vene in einer Wunde zusammengefallen ist, während die Mündung einer Arterie ganz offen steht, wäre die Venenwand zu schwach, um dem Druck der umgebenden Gewebe in dem Grade widerstehen zu können, daß ihre Lichtung offen bleibe. Indessen befinden sich die Venen in einer Wunde unter abnormen Verhältnissen, und man kann sich wenigstens denken, daß sie sich in unversehrtem Zustande anders verhielten.

Um eine Vorstellung darüber zu gewinnen, ob es statthaft ist, die Eigenschaften eines Gummischlauches auf die Venen zu übertragen, habe ich in erster Linie zu ermitteln versucht, welche kleinste Be-

---

[1] v. Mosengeil, Über Massage, deren Technik, Wirkung. *Archiv f. klinische Chirurgie.* 1876. Bd. XIX. S. 434.

lastung unter normalen Verhältnissen genügt, um eine Vene im lebenden Körper vollständig zusammenzudrücken, und diese mit der Belastung verglichen, mit welcher dieselbe Wirkung bei einem Gummischlauch erhalten wird.

Die Schläuche, die zu meiner Verfügung standen, hatten eine wesentlich größere Wandstärke als Venen von gleichem lichtem Durchmesser. Der kleinste Schlauch hatte einen lichten Durchmesser von 1·5 ^{mm} und eine Wandstärke von 0·75^{mm}. Er brauchte eine Belastung von 75^{g}, um vollständig zusammengedrückt zu werden. Ein roter Schlauch von 3 ^{mm} Lichtung erforderte zur vollständigen Kompression 400^{g}; gröbere Schläuche, von 6 ^{mm} Lichtung, beanspruchten bzw. 400 (schwarzer Schlauch), 600 (roter Schlauch) und 1200 ^{g} (grauer Schlauch); ein ganz dünner Schlauch (Pipettensauger) von 5 ^{mm} lichtem Durchmesser wurde bei der Belastung von 68 ^{g} zusammengedrückt.

Dagegen erfordert eine Hautvene an meinem Unterarm unter Umständen nur 6 ^{g}, um vollständig zusammengedrückt zu werden, so daß die Blutströmung darin aufhört, und dennoch wird dieser Druck zum Teil von der Epidermis und der Lederhaut getragen, wozu noch zu bemerken ist, daß das von der Peripherie kommende Blut auf die innere Wand der Vene einen Gegendruck ausübt, welcher natürlich bei verschiedenen Stellungen des Armes und bei verschiedenen Zirkulationszuständen stark variiert, aber jedenfalls hier auch berücksichtigt werden muß.

Daß der Widerstand der Lederhaut gegen den von der Belastung ausgeübten Druck nicht sehr gering ist, folgt aus N. v. Kries' Untersuchung über den Blutdruck in den Kapillaren.[1] Damit die Haut vollständig blaß werde, ist nämlich eine wesentlich größere Belastung notwendig, als zum Hervorrufen einer gewissen Blässe in der Haut. Im letzteren Falle werden nur die Kapillaren der Hautpapillen zusammengedrückt, im ersteren außerdem noch die etwas tiefer zwischen den Papillen verlaufenden Haargefäße. Diejenige Schicht der Lederhaut, die zusammengepreßt werden muß, ist also von verschiedener Dicke, und davon hängt die verschiedene Größe der zur Entleerung der Kapillaren notwendigen Belastung ab. Bei den betreffenden Versuchen kommt wiederum nur ein kleiner Teil der Lederhaut in Betracht, bei den meinigen gilt es aber die Lederhaut in ihrer ganzen Dicke, denn die betreffenden Venen verlaufen ja im Stratum subcutaneum.

Diejenige Belastung, durch welche die Vene komprimiert wird,

---

[1] N. v. Kries, *Berichte d. Sächsischen Gesellsch. d. Wissenschaften., math.-phys. Kl.* 1875. Bd. XXVII. S. 149.

wird also zu großem Teil von der Haut und dem intravenösen Blutdruck getragen, und auf die Rechnung der Venenwand an und für sich ist daher nur ein Bruchteil der betreffenden Belastung zu bringen, vorausgesetzt, daß die Venenwand überhaupt es vermag, ohne zusammenzufallen, irgend einen meßbaren äußeren Druck zu tragen. Die ganze Belastung betrug indessen in meinen Versuchen nur etwa $^1/_{10}$ derjenigen Belastung, die der am leichtesten komprimierbare Gummischlauch zur vollständigen Kompression nötig hatte. Es ist also gar nicht gestattet, aus v. Mosengeils Schlauchversuchen Schlüsse in bezug auf eine von der entleerten Vene eventuell ausgeübte Ansaugung zu ziehen. Jedenfalls muß diese Ansaugung höchst wesentlich schwächer, als die eines Gummischlauches sein, und auch viel zu schwach, um im Vergleich mit anderen, den Kreislauf beeinflussenden Umständen einen in Betracht kommenden Einfluß ausüben zu können.

Dies ist z. B. mit dem Einfluß der Schwerkraft der Fall. Wenn man nämlich an einem mageren Individuum durch einige kräftige, schnell nacheinander wiederholte, zentripetale Streichungen die Venen des Unterarms gründlich entleert, dauert es bei einer nicht zu lebhaften Zirkulation einige Zeit, bis sich die Venen wieder gefüllt haben, und während dieser Zeit hat man also die Gelegenheit, gewisse Beobachtungen zu machen.

Findet der Versuch bei vertikal herabhängendem Arme statt, kann es bis zu 20 Sekunden und länger dauern, ehe die Venen sich bis zum Ellbogengelenk wieder gefüllt haben. Bei einer stärkeren arteriellen Blutzufuhr werden die Venen indessen fast augenblicklich wieder gefüllt, und der soeben erwähnte Versuch gelingt daher nur nach vorhergehender körperlicher Ruhe.

Beim herabhängenden Arme steigt die Blutsäule in der Vene langsam nach oben. Dabei befindet sich die obere Fläche der Blutsäule in allen miteinander anastomosierenden Venen auf der gleichen Höhe.

Wird der Arm aber nach der letzten bei herabhängender Stellung ausgeführten Streichung in vertikaler Stellung mit der Hand nach oben gebracht, so erscheint schon nach einer Sekunde Blut in den Venen, das in einem dünnen Strahl durch sie nach unten schießt. Hier sinkt das Blut von der Peripherie so schnell hinab, wie der Widerstand in den Gefäßen es gestattet.

Werden die Streichungen am nach oben gestreckten Arme ausgeführt, so werden die Venen vollständiger entleert, es dauert etwas länger, bis zu 7 Sekunden, bis die Venen in ihrer ganzen Länge wieder mit Blut gefüllt sind. Bei gehobenem Arme füllen sich aber die Venen unter allen Umständen schneller als bei herabhängendem; der Blutstrom hat in jenem Falle eine beträchtlich größere Geschwindigkeit, aber auch einen beträchtlich geringeren Querschnitt als in diesem. Bei herabhängendem Arme füllen sich die Venen von Querschnitt zu Querschnitt zu einem wesentlich größeren Volumen, ehe das Blut nach oben steigt. Der Druck in denjenigen Venenabschnitten, die schon blutgefüllt sind, muß eine gewisse Höhe erreichen, bevor das Blut in die folgende zentralwärts liegende Abteilung der Vene hineindringt. Unter diesen Umständen macht sich also die eventuelle Ansaugung der entleerten Venen gar nicht geltend.

Selbst bei horizontaler Lage des Armes ist der Einfluß der Schwerkraft viel stärker als der der Ansaugung, wie aus folgendem Versuch hervorgeht, welcher bei langsamer Blutströmung und daher am besten in liegender Stellung nach einiger Zeit Ruhe ausgeführt werden muß.

Wenn der Unterarm in horizontaler Lage mit kräftigen, zentripetalen Streichungen behandelt wird und die Venen also entleert werden, erscheint das Blut nach Aufhören der Streichung zuerst in den am tiefsten liegenden Venen — in den ulnaren, wenn die Ulnarseite nach unten gekehrt ist, und umgekehrt — und dann in der einen Vene nach der anderen je nach ihrer Höhenlage; die am höchsten liegende Vene wird erst 30 Sekunden nach der letzten Streichung gefüllt, ja sie kann sogar leer bleiben, indem alles Blut durch die mehr nach unten liegenden Venen passiert. Dies findet indessen nur ausnahmsweise statt, denn in der Regel ist die Blutzufuhr so groß, daß alle Venen gefüllt werden; dazu ist außerdem eine geeignete Anastomose nötig, wie z. B. daraus folgt, daß meine linke V. cephalica, nicht aber die rechte vollständig blutleer bleibt.

Werden die Venen an der oberen Seite weniger vollständig entleert, so kann man bei geeigneter Anastomose beoachten, wie das Blut nach den Venen der unteren Seite, und zwar zu den am tiefsten liegenden strömt. Hierbei kann es die eine Venenmündung nach der anderen passieren, ohne in diese, vollständig entleerten Venen hineingesaugt zu werden. Erst wenn die nach unten liegenden Gefäße gefüllt worden sind und der Druck in ihnen genügend hoch angestiegen ist, wird das Blut in die höher liegenden Venen, dessen zusammengedrückte Wände, wie es scheint, einen gewissen Widerstand gegen den Blutstrom machen, gepreßt. Wäre die Ansaugung von irgend einer Bedeutung, so würde sich doch jede Vene, unabhängig von der Schwerkraft, von ihren nächsten Quellen füllen müssen.

Wie oben bemerkt, kann man mittelst einiger schnell nacheinander folgenden Streichungen die Venen so weit entleeren, daß es eine Zeitlang dauert, bis sie sich wieder mit Blut füllen. Bei unveränderter Lage des Armes ist diese Zeit von der in den peripheren Abschnitten befindlichen Blutmenge abhängig. Nun könnte man gegen die oben beschriebenen Versuche einwenden wollen, daß hier deswegen keine Ansaugung in den Venen zum Vorschein gekommen ist, weil die Blutmenge in ihrem Wurzelgebiet zu gering gewesen ist. Man braucht indessen nur einen Augenblick die Hand zur Faust zu ballen, um zu erfahren, wie sich die Venen augenblicklich mehr oder weniger vollständig füllen. Es lag also kein Mangel an Blut in den mit den Hautvenen zusammenhängenden Gefäßen vor. Wo man keine Spur von der Ansaugung in den Venen beobachten kann, indem sie während 10 bis 20 Sekunden leer bleiben, dort füllt eine einzige Muskelkontraktion sie augenblicklich und die Geschwindigkeit des einströmenden Blutes ist sehr bedeutend.

Die Einwirkung der Muskelarbeit auf die Blutströmung in den Venen ist also viel größer als die der Ansaugung.

Darin, daß die Klappen den hydrostatischen Druck nicht vermindern können, hat Ledderhose[1] unzweifelhaft recht. Dagegen scheint seine Ansicht, daß sich die Klappen nur in seltenen Ausnahmefällen schließen[2] und also nur eine geringfügige Bedeutung für den Kreislauf haben, nicht genügend begründet zu sein. Hält man den Arm so lange nach oben, bis sich die Venen gründlich entleert haben, und senkt ihn dann schnell, so kann man bei einigen Venen den blauen Blutstreifen proximal, aber nicht distal von den Klappen deutlich beobachten. Auf der geschlossenen Klappe ruht eine oben unterbrochene Blutsäule, welche unbeweglich bleibt, bis sich die Vene durch Zufuhr von der Peripherie wieder distal von der Klappe gefüllt hat und der intravenöse Druck so viel angestiegen ist, daß die Klappen geöffnet werden und der Blutstrom proximal von ihnen wieder etabliert worden ist. Ledderhose[3] stellt sich vor, daß die Blutströmung hier nicht unterbrochen ist. Daß dies indessen während der wenigen hier in Betracht kommenden Sekunden der Fall sein muß, folgt daraus, daß man die Vene an dem proximalen Ende ihres unsichtbaren Teils zusammendrücken kann, ohne daß hierbei der distal vom Druckorte gelegene Abschnitt durch eine eventuell auftretende Stauung schneller gefüllt werden würde.

---

[1] **Ledderhose**, a. a. O. S. 384.
[2] **Derselbe**, a. a. O. S. 396.
[3] **Derselbe**, a. a. O. S. 390.

Daß sich wenigstens einige Klappen bei der Muskelkontraktion schließen, dürfte als allgemeine Regel gelten können. Wenn ich bei nach unten gerichtetem Arme die Unterarmmuskeln kräftig zusammenziehe, beobachte ich längs den Venen deutlich die knotenähnlichen Erhebungen, welche die geschlossenen Venenklappen kennzeichnen. Hierbei sind indessen die Klappen nur einen kurzen Moment geschlossen. — Andererseits kann man bei gehobenem Arm kein einziges Knötchen entdecken, wie kräftig und dauernd auch die Muskeln zusammengezogen werden. Im letzten Falle sind die Bedingungen für den Abfluß des Blutes aus den Venen, wegen der Einwirkung der Schwerkraft in der Richtung des Blutstromes, so günstig, daß die Vene durch das bei der Muskelkontraktion in sie getriebene Blut nicht so stark ausgedehnt wird, daß sich die Klappen schließen würden, um die Strömung des Blutes in falscher Richtung zu verhindern.

Aus dem folgenden Versuch folgt wieder, daß die Schwerkraft eine stärkere Wirkung als die Ansaugung ausübt. Wenn die Venenwand genügend starr wäre, um eine Ansaugung bewirken zu können, muß sie auch gegen die vollständige Entleerung der Venen einen gewissen Widerstand machen und mit derselben Kraft, die sie bei der Ansaugung ausübt, auch eine gewisse Blutmenge in sich zurückhalten. Preßt man nun eine nicht verästelte Vene an ihrem distalen Ende zusammen, so bleibt sie gefüllt, wenn der Arm sich in horizontaler Lage befindet oder nach unten herabhängt; wird der Arm aber gehoben, so daß der Unterarm sich oberhalb des Schultergelenks befindet, so entleert sich die Vene vollständig. Der Schwerkraft folgend, fließt das Blut nach unten und die Ansaugung der Vene vermag nicht, dies zu verhindern.

Noch deutlicher ist die geringe Wirkung der Ansaugung aus folgendem Versuch ersichtlich.

Wenn man mittels einer fest zugezogenen Gummibinde die Blutzufuhr von der Peripherie her aufhebt, und das Blut in der Versuchsvene vom distalen nach dem proximalen Ende, aber nicht vorbei der folgenden Klappe vorschiebt, wobei die distale Hälfte der Vene leer, die proximale blutgefüllt ist, so ist das Verhalten des in der Vene befindlichen Blutes von der Schwerkraft vollständig abhängig: hängt der Unterarm herab, so fließt das Blut in die distale Hälfte der Vene; ist der Arm in horizontaler Lage, so bleibt die distale Hälfte leer, die proximale blutgefüllt, und bei gehobenem Arme fließt das Blut in zentraler Richtung fort und die ganze Vene entleert sich.

Dies alles findet indessen nur dann statt, wenn die Blutmenge in der Vene so klein ist, daß die Venenwand nicht zu stark gedehnt ist. Macht man nämlich diesen Versuch in der Weise, daß die im zentralen Abschnitt der Vene befindliche Blutmenge genügend groß ist, um die Vene auszudehnen, so verteilt sich das Blut beim Entfernen des drückenden Fingers selbst bei gehobenem Arm augenblicklich über die ganze Vene. Dies ist übrigens selbstverständlich, denn sobald ein Teil der Vene genügend ausgedehnt ist, übt er auf das Blut einen gewissen Druck aus, und das Blut wird sich auf einen größeren Teil der Vene verbreiten, bis Gleichgewicht zwischen Blutdruck und Wandspannung erreicht worden ist. Nur wenn der Druck in dem mit Blut gefüllten Teil der Vene nicht zu groß ist, bleibt der entleerte Teil leer.

Auch hier läßt sich also keine Ansaugung nachweisen, und dennoch hätte sich diese bei vollständig entleerten Venen, wie sie unter normalen Verhältnissen im täglichen Leben wohl nur ausnahmsweise vorkommt, besonders kräftig geltend machen sollen.

In diesem Zusammenhang seien noch folgende Erfahrungen erwähnt. Wenn man mittels zentripetaler Streichungen nur eine einzige Vene entleert, verhält sich die Geschwindigkeit des Blutes, wenn die Blutzufuhr wieder gestattet wird, bei verschiedenen Stellungen des Armes, je nach der Ausdehnung der zuführenden Venen, sehr verschieden. Bei gehobenem Arm ist die Geschwindigkeit klein, vorausgesetzt, daß die Venen genügend Zeit gehabt, um sich zu entleeren. Bei herabhängendem Arm ist die Geschwindigkeit sehr groß und nimmt um so mehr ab, je mehr sich der Arm der horizontalen Ebene annähert, bzw. wenn der Arm oberhalb derselben gehoben wird.

Dies ist natürlich von dem verschiedenen Grad der Spannung, in welchem die Venen durch den hydrostatischen Druck versetzt sind, abhängig.

Daß hieraus keine Folgerungen betreffend die Geschwindigkeit des Blutes in gefüllten Venen, also ohne eine vorhergehende Entleerung, gezogen werden dürfen, ist selbstverständlich. Die Geschwindigkeit, mit welcher die entleerten Venen gefüllt werden, ist von der Druckdifferenz in den blutgefüllten und den blutleeren Venen abhängig. Auch in diesem Falle hat eine Ansaugung nicht nachgewiesen werden können.

Die oben beschriebene, auch von Ledderhose[1] beobachtete Erscheinung benutzt er als Beweis dafür, daß „die durch den gesteigerten hydrostatischen Druck erfolgte Erweiterung und vermehrte Füllung der Gefäße Verminderung der Widerstände mit sich bringt, was ein günstiges Moment für Rückströmung darstellt.“ Daß eine solche Deutung

[1] Ledderhose, a. a. O. S. 391.

der Erscheinung gar nicht zutrifft, geht aus dem schon bemerkten hervor. Bei unverändertem arteriellem Zufluß ist die Menge des durch die Venen strömenden Blutes natürlich unverändert, gleichgültig, ob der hydrostatische Druck dabei hoch oder niedrig ist.[1]

Nach diesen Erfahrungen ist es sehr fraglich, ob es überhaupt möglich ist, der etwaigen Ansaugung in den Venen irgend welche Bedeutung zuzuteilen.

In nahem Zusammenhang hiermit steht die Frage nach der Bedeutung, welche die Spannung gewisser Faszien und die Längeveränderungen der Venen bei gewissen Bewegungen in einigen Gelenken auf die Blutströmung haben.

Braune[2] wendet von diesen „Saugherzen" sehr starke Ausdrücke, wie „mächtige" und „ganz besonders kräftig wirkende" an, und schreibt ihnen also eine große physiologische Bedeutung zu.

Daß die Längeveränderungen der Venen in der Nähe der Gelenke sehr bedeutend sind, ist aus folgendem ersichtlich. Die Entfernung von einem bestimmten Punkt an der Handwurzel zu einem Punkt in der Mitte der Ellbogenfalte beträgt bei mir bei vollständig extendiertem Arme 27^{cm}, beim rechtwinklig gebogenem Arm 23 und bei maximal flektiertem 20^{cm}. Hier war das Handgelenk durch Schienen in einer Mittellage fixiert, um zu verhindern, daß der feste Punkt an der Handwurzel wegen veränderter Stellung der Hand verschoben werden würde. Die an der Vorderseite des Ellbogengelenkes verlaufenden oberflächlichen Venen müssen also Längeveränderungen von 4 bis 7^{cm} ausgleichen können.

Wenn der Arm von rechtwinkliger zu spitzwinkliger Lage übergeführt wird, so falten sich die Venen und legen sich in Bogen (Braune). Am Unterarm eines mageren Individuums kann man unschwer wahrnehmen, wie die Venen bei gestrecktem Arme ziemlich geradlinig verlaufen; bei stärkerer Beugung beobachtet man dagegen oft eine ganze Reihe kleiner Krümmungen in ihrem Verlauf. Es erscheint indessen, als ob diese Krümmungen nur bei stärker gefüllten Gefäßen auftreten würden, nicht aber, wenn sie wenig Blut enthalten. Ein großer Teil der Längeveränderungen wird also in dieser Weise ausgeglichen. Daß der Ausgleich hauptsächlich, aber nicht ausschließlich in der nächsten Nähe des Gelenkes stattfindet, geht daraus hervor, daß ein Verzweigungspunkt, der sich bei gestrecktem Arm in 10^{cm} Entfernung von dem fixen Punkt an der Handwurzel befindet, bei der

---

[1] Vgl. de Jager, *Journ. of physiology.* 1886. Bd. VII. S. 130.

[2] Braune, *Das Venensystem des menschlichen Körpers.* Leipzig 1885.

Beugung um 1^{cm} verschoben wird. Die Hautelastizität bewirkt also eine Hautverschiebung, an welcher die Venen teilnehmen.

Übrigens hat schon Braune die Längenveränderungen der Venen bei Bewegungen in naheliegenden Gelenken näher untersucht und dabei gefunden, daß Gefäße von 6 bis 10^{cm} Länge bei der Extensionsstellung 10 bis 20 Proz. länger als bei der Flexionsstellung sind. Betreffend die durch diese Verlängerung bewirkte Kapazitätszunahme sagt er:[1]

„Ein in die Vena saphena oder cephalica eingebundenes offenes Glasrohr zeigte eine deutliche Aufwärtsbewegung des Inhaltes, wenn die Vene oberhalb durch direkten Zug verlängert wurde; und die Erscheinung läßt sich durch die Annahme erklären, daß mit der Verlängerung des Venenrohrs nicht eine gleichmäßige Verengerung des Lumens verbunden sei, sondern daß die gespannten Wände dem äußeren Drucke einen Widerstand setzten und eine Volumvergrößerung bedingten, welche dann eine Ansaugung erzeugte. Ein daraufhin konstruiertes Modell, bestehend aus einer Gummiröhre mit Ventilen, die nach einer Richtung spielten und in bestimmten Intervallen angebracht waren, bewies die Richtigkeit dieser Annahme. Es ließ sich mittels dieses Rohres durch abwechselndes Ziehen und Nachlassen des Zuges an dem einen Ende Wasser so weit heben, daß es von dem eingetauchten unteren Ende die senkrecht gestellte Röhre passierte und oben überfloß."

Die Venen verhalten sich indessen ganz anders wie das von Braune angewandte Modell. Frische, aus unmittelbar vorher amputierten Körperteilen freipräparierte Venen haben eine entschiedene Neigung, zusammenzufallen, ganz wie man sie in situ bandförmig zusammengedrückt findet, wenn sie blutleer sind. In warmer physiologischer Kochsalzlösung eingesenkt, können sie sich, obgleich mit einer gewissen Schwierigkeit, eröffnen; hebt man sie aber an dem einen Ende aus der Flüssigkeit, um an ihnen den Versuch von Braune auszuführen, so legen sich ihre Wände zusammen und bleiben, trotz aller Dehnungsversuche, zusammengefaltet. Die Versuche Braunes erfordern daher, um zu gelingen, wesentlich festere Wände als die der Venen und haben also in bezug auf diese keinerlei Bedeutung.

Der Vollständigkeit wegen und um zu zeigen, daß die durch Bewegungen möglicherweise hervorgerufene Vergrößerung der Venenkapazität keine Bedeutung in quantitativer Hinsicht haben kann, habe ich untersucht, wie groß die Volumenzunahme bei verschiedenen Gummi-

---

[1] Braune, Beiträge zur Anatomie und Physiologie. *Festschrift für Ludwig*. Leipzig 1874.

schläuchen ist, wenn sie um 20 Proz. verlängert werden, sowie welche Belastung zu diesem Zwecke nötig ist. Die Resultate sind folgende:

Grauer Schlauch von 6^{mm} lichtem Durchmesser erfordert 4^{kg} Belastung. Volumenzunahme 6 Proz.

Roter Schlauch von 6^{mm} lichtem Durchmesser erfordert 1^{kg} Belastung. Volumenzunahme 2 Proz.

Schwarzer Schlauch von 6^{mm} lichtem Durchmesser erfordert $0 \cdot 7^{kg}$ Belastung. Volumenzunahme 1·6 Proz.

Roter Schlauch von 3^{mm} lichtem Durchmesser erfordert $0 \cdot 6^{kg}$ Belastung. Volumenzunahme 1·8 Proz.

Schwarzer Schlauch von $1 \cdot 5^{mm}$ lichtem Durchmesser erfordert $0 \cdot 12^{kg}$ Belastung. Volumenzunahme 1·6 Proz.

Da die Wand der Schläuche im Verhältnis zu deren lichtem Durchmesser viel dicker war, als die Venenwand, machte ich auch an einem Saugnapf und an Gummifingern bis zu den dünnsten Kondomen ähnliche Bestimmungen, indessen mit dem Unterschied, daß ich zur Bestimmung der nötigen Belastung $1 \cdot 5^{cm}$ breite Streifen benutzte, weil sonst die Wandfläche im Vergleich mit der der Venen gar zu groß war. Die Volumenzunahme variierte zwischen 4 und 1,1 Proz. die Belastung zwischen 0·35 bis $0 \cdot 12^{kg}$; beim Kondom betrug sie indessen nur 10^{g}. Nach Braune erfordert die Vena cephalica eine Belastung von 1 bis 2^{g}, die Vena saphena eine von 2 bis 8^{g}, um um 20 Proz. verlängert zu werden. In dieser Hinsicht stehen die Venen also dem Kondom am nächsten und dürften wohl auch in bezug auf die Volumzunahme überall, wo sie nicht durch die umgebenden Faszien am Zusammenfallen gehindert werden, mit diesem übereinstimmen; bei der betreffenden Verlängerung würde die Volumenzunahme der Venen daher etwa 1 Proz. betragen.

Vergleicht man diese Volumenzunahme, deren Einfluß sich übrigens nur während stattfindender Verlängerung geltend macht, mit denjenigen Blutmengen, welche dieselben Gefäße ununterbrochen durchströmen, so muß man zugeben, daß der Zunahme des Stromvolumens infolge der Venendehnung keinerlei tatsächliche Bedeutung zuerkannt werden kann.

Diejenigen Saugherzen, die am Ellbogen- und Schultergelenk liegen, bezeichnet Braune als „ganz besonders kräftig wirkende“. Indessen sind sie, wie aus folgendem Versuch hervorgeht, tatsächlich zu schwach, um der Schwere entgegen wirken zu können. Drückt man das distale Ende eines unverästelten Venenstammes am Unterarm zusammen, so bleibt er mit Blut gefüllt, auch wenn man Beugung und Streckung im Ellbogengelenk ausführt, vorausgesetzt, daß der Arm nach unten gerichtet ist, und sie bleibt gefüllt, auch wenn der Arm nach hinten bis zu der Stellung gebracht wird, in welcher die Venen am Schultergelenk nach Braune am stärksten gedehnt sind und die kräftigste Ansaugung ausüben.

Führt man dagegen den Arm nach vorne bis zu der Stellung in welcher die Venen am Schultergelenk am meisten erschlafft sind, und den Unterarm in einem für die Blutströmung am Gelenk ungünstigen rechten Winkel beugt, so entleeren sich dessenungeachtet die Venen am Unterarme vollständig, wenn der Arm so viel gehoben wird, daß der Oberarm etwas nach oben gerichtet ist.

Die Schwere wirkt hier also entschieden stärker als die beiden Saugherzen.

Daß sie auch nicht in horizontaler Stellung des Armes eine Einwirkung ausüben, folgt aus folgendem Versuch an einem amputierten Arm. Weder Handrollung, d. h. Zirkumduktion im Handgelenk, oder Flexion und Extension im Ellbogengelenk übten irgend eine Ansaugung auf die Flüssigkeit in einer mit einer Vene verbundenen Röhre.

Betreffend diesen Versuch ist noch folgendes zu erwähnen:

Um, wenn möglich, einen Ausdruck für den Widerstand in den Venen zu finden, untersuchte ich, wie sich die Flüssigkeit in einer mit einer Vene verbundenen Röhre bei zentripetalen Streichungen längs der Venen und bei passiven Bewegungen in naheliegenden Gelenken verhält. Als Versuchsobjekte dienten ein frisch amputierter Arm und ein frisch amputiertes Bein, sowie ein kurarisierter Hund. Ich berichte hier nur über den Versuch am Arm, weil ich bei den zwei anderen Versuchen die Technik noch nicht genügend beherrschte.

Wegen Sarkom am Oberarm wurde der linke Arm eines sonst gesunden und kräftigen, 35 jährigen Mannes im Schultergelenk exartikuliert. Von der Geschwulst waren keine Zirkulationsstörungen im Arme hervorgerufen worden. Unmittelbar nach der Operation führte ich in eine Vene am Handrücken eine Glaskanüle ein. Durch Schläuche und eine T-Kanüle konnte diese Kanüle entweder mit einem vertikalen, graduierten Glasrohr oder mit einem Wassergefäß von 90 ^{cm} Druckhöhe in Verbindung gebracht werden. Als die Flüssigkeit, physiologische Kochsalzlösung von Körpertemperatur, unter diesem Druck in die Vene hineinströmte, wurde diese stark ausgedehnt und bildete eine deutliche Erhebung in ihrem Verlauf am Arme.

Wurde nun die Vene mit dem graduierten Glasrohr verbunden, so sank die Flüssigkeit im Rohre schnell herab, aber nimmer bis auf das Niveau des am höchsten liegenden Venenpunktes. Im Gegenteil hörte das Sinken im Rohre auf, sobald die Höhe der Wassersäule um 2 bis $2^1/_2$ ^{cm} diesen Punkt überragte. Hierbei waren Zirkumduktion im

Handgelenk, sowohl als Beugung und Streckung im Ellbogengelenk ohne jeden Einfluß auf den Stand der Flüssigkeit im Glasrohre.

Die durch diese Bewegungen bewirkten Längeveränderungen der Venen übten also keine Ansaugung aus.

Entleerte ich dagegen die Vene durch zentripetale Streichungen, so sank die Flüssigkeit im Rohre, bis sie 7 bis 8 mm über dem höchsten Punkt der Vene stand; selbst in diesem Falle sank sie indessen nicht so tief, daß von einer Ansaugung die Rede sein konnte.

Es ist klar, daß der von der Haut auf die Vene ausgeübte Druck stärker sein muß, je mehr blutgefüllt und erweitert die Vene ist. Davon ist es wohl abhängig, daß die entleerte Vene einen Druck von 7 bis 8 mm Wasser, die gefüllte einen von 20 bis 25 mm ertrug. Daß im ersten Falle die gegeneinander liegenden Wände der leeren Vene mit einer gewissen Kraft aneinander adhärierten, ist auch nicht ausgeschlossen.

Der Versuch war innerhalb einer halben Stunde nach der Exartikulation des Armes beendet. Die Muskeln waren dabei noch warm. Der Versuch wurde also an einem möglichst frischen Objekt ausgeführt.

In bezug auf die obere Extremität scheint es also sehr zweifelhaft, ob die Saugherzen von Braune irgend welche Bedeutung für die Blutströmung besitzen. Bei gesenktem Arm sind sie zu schwach, um sich gegen die Schwerkraft geltend zu machen, und bei gehobenem Arm fördert die Schwere in so hohem Grade die Strömung des Blutes in der Richtung nach dem Herzen, daß der Einfluß der Venenpumpen als verschwindend gering bezeichnet werden muß.

Betreffend die kräftigste Venenpumpe des Körpers, die am Ligamentum Pouparti, gibt Braune[1]) an, daß ein drei Zoll unterhalb dieses Ligaments in die Schenkelvene einer horizontal liegenden Leiche eingeführtes Manometer einen negativen Druck von $^1/_2$ bis 1 cm Wasser angab, wenn das Bein stark nach außen rotiert, abduziert und extendiert wurde. Bei Flexion, Adduktion und Einwärtsrotation wurde der Druck positiv. Nähere Einzelheiten teilt er nicht mit. Inwiefern das Resultat gleich lautet, wenn die Leiche in vertikaler Stellung placiert wird, geht aus seiner Mitteilung nicht hervor.

Hier mag noch bemerkt werden, daß Braune dem Wort „erschlaffen" in seiner ersten Mitteilung eine andere Bedeutung gibt als in den späteren. In der ersten vom Jahre 1870 heißt es nämlich: „Die Schenkelvene erschlafft und fällt zusammen, während man den Schenkel scharf nach außen

---

[1] Braune, *Berichte der Königl. Sächs. Gesellsch. d. Wiss. math.-phys. Kl.* 1870. Bd. XXII. S. 261.

rollt und ihn zugleich nach hinten bewegt." In den späteren Mitteilungen von den Jahren 1874 und 1885 sagt er dagegen, daß die Vene in der erwähnten Stellung „gespannt" ist, während die entgegengesetzte Bewegung — Flexion, Adduktion und Rotation nach einwärts — „eine allgemeine Erschlaffung der Hauptstämme" bewirkt. An der ersten Stelle versteht Braune unter Erschlaffen dasselbe wie Zusammenfallen, in Übereinstimmung mit seiner Ansicht, daß das Annähern der Venenwände aneinander von der Ansaugung des Venenherzens am Ligamentum Pouparti bedingt ist. Da die Vene in dieser Stellung indessen so stark in Längsrichtung gedehnt ist, wie dies überhaupt im Leben möglich ist, ist das Wort „Erschlaffen" hier weniger glücklich gewählt und hat tatsächlich zu Mißverständnissen geführt.

Die Versuche Braunes über die Kraft der Venenpumpe am Ligamentum Pouparti habe ich nicht nachprüfen können. Aus dem Verhalten der Hautvenen kann man indessen in bezug auf den Blutstrom im Schenkel ziemlich sichere Resultate ziehen (vgl. unten).

Da die passiven Bewegungen innerhalb der Mechanotherapie ihre größte Bedeutung gewonnen haben, will ich zum Schluß die Ansichten der Mechanotherapeuten in dieser Hinsicht besprechen.

Die große Bedeutung, welche man innerhalb der Mechanotherapie der Einwirkung der passiven Bewegungen auf den Kreislauf zuschreibt, setzt voraus, daß die arterielle Blutzufuhr durch sie vermehrt wird. denn sonst hat man ja nur die in der betreffenden Extremität befindliche Blutmenge, sowie das in den Arterien in gleicher Menge wie vorher strömende Blut zu seiner Verfügung.

Die Ansicht, daß die Längeveränderungen einer an einem Gelenk vorbeilaufenden Arterie bei Bewegungen in diesem Gelenk eine günstige Einwirkung auf den Blutstrom in der Arterie ausüben würden, indem dieser dadurch zunehme, ist von mehreren Mechanotherapeuten vertreten worden. Darauf deutet auch die früher herrschende Auffassung, daß gewisse Rollbewegungen ableitend wirken, d. h. die Blutmenge in den inneren Körperorganen herabsetzen.

Bei den rein passiven Bewegungen ist die Einwirkung auf die arterielle Blutzufuhr indessen zu unbedeutend, um irgend welche Bedeutung haben zu können.

Wenn das Individuum dabei nicht völlig passiv ist, sondern in den Bewegungen aktiv teilnimmt, wird die Blutzufuhr natürlich etwas größer, aber lange nicht in dem Maße wie bei kräftigen aktiven Bewegungen.

Nunmehr spricht man ja nur von der günstigen Wirkung der passiven Bewegungen auf die Venenzirkulation. So schreibt Professor

A. Wide[1]), einer der ersten Mechanotherapeuten in Schweden: „Innerhalb der Heilgymnastik heißen die Rollungen auf guten Grund Zirkulationsbewegungen“, und ferner: „jedesmal eine Vene also verlängert wird, wird Blut aus ihren peripheren Ästen angesaugt, was seinerseits zirkulationsbefördernd auf das Kapillargebiet dieser Äste einwirkt; bei der bald darauf folgenden Verkürzung der Venen entleeren sie ihren Inhalt in zentripetaler Richtung“ — — — „eine besonders große Bedeutung haben die Rollungen im Schulter- und Hüftgelenk, wo die sogenannten Venenpumpen die Zirkulation noch mehr befördern.“

In der gleichen Richtung äußern sich auch die Schweden Arvedson[2] und Kleen[3] und nach ihnen eine ganze Reihe ausländischer Autoren.

Um die Einwirkung der passiven Bewegungen auf den Blutstrom in den Venen richtig beurteilen zu können, muß man auch beachten, in welchem Umfange andere Faktoren, vor allem die Schwere in dieser Hinsicht einwirken.

Aus einem der oben erwähnten Versuche (Siehe S. 156) geht hervor, daß die Schwere den Blutstrom in den Hautvenen des Unterarmes viel kräftiger als die Venenpumpen an den Ellbogen- und Schultergelenken, selbst bei den möglichst größten Längeveränderungen der Venen, beeinflußt.

Daß die betreffenden Rollungen, bei welchen die Längenveränderungen und die Variationen in der Spannung der Faszien weit geringer als in diesem Falle sind, keine stärkere Einwirkung auf den Blutstrom ausüben können, geht aus den oben beschriebenen Versuchen hervor. Um das Verhalten näher aufzuklären, seien noch folgende Versuche hier mitgeteilt.

Befindet sich der Arm in verschiedener Höhenlage, so ist der Füllungsgrad der Venen vollkommen unabhängig davon, ob eine Armrollung stattfindet oder nicht, und wird nur von der Beziehung zum Niveau des Schultergelenks bestimmt.

So finde ich bei herabhängendem Arme an einem Punkte etwa 75 cm oberhalb des Fußbodens, daß die Venen am Handrücken sich um $1^1/_2$ bis 2 mm oberhalb der Umgebung erheben. Wird der gestreckte Arm so abduziert, daß der betreffende Punkt am Handrücken sich etwa 100 cm oberhalb des Fußbodens befindet, so nimmt die Erhebung

---

[1] A. Wide, *Handbok i medicinsk gymnastik.* Stockholm 1902.

[2] Arvedson, in Kleens *Handbok i massage och sjukymnastik.* Stockholm 1906.

[3] Kleen, *Ebenda.*

um etwa $^1/_2$ mm ab; bei 120 cm Höhe hat sie noch um $^1/_2$ mm und bei 130 cm um wieder $^1/_2$ mm abgenommen. Am Niveau des Schlüsselbeins erhebt sich die Vene gar nicht über der Umgebung, und wenn der Arm noch höher gehoben wird, sinkt die Vene zusammen und stellt sich jetzt als eine seichte Furche in der Hand dar.

Wenn ich den Arm in der Höhe von 140 cm festhalte, und mich auf die Zehen hebe, schwellen die Venen des Handrückens innerhalb 3 Sekunden an; bei Annahme der früheren Stellung mit den Fersen auf dem Boden, entleerten sich die Venen ebenso schnell. Dasselbe findet natürlich auch dann statt, wenn ich still stehe und die Hand wechselweise auf 142 und 138 cm Höhe halte. Durch diese kleinen Verschiebungen wird also der Blutstrom in den Venen wesentlich beeinflußt — was wieder einen Beweis dafür abgibt, wie empfindlich der Füllungsgrad der Venen auf den Einfluß der Schwere reagiert.

Versuche, dieselbe Wirkung durch kräftige Inspirationen zu erzielen, scheiterten vollständig. Wenn die Schulter während der Inspiration gehoben wurde, machte sich der Einfluß der Schwere geltend: anstatt wegen der Ansaugung bei der Inspiration zusammenzufallen, schwollen die Venen jetzt an.

Daß diese leicht und schnell hervorzurufenden Variationen im Füllungsgrade der Venen keinen größeren Einfluß auf die Blutströmung im Arme ausüben können, ist deutlich: bleibt ja die arterielle Blutzufuhr davon ganz unberührt, und für die venöse Abfuhr bedeuten diese kurzdauernden Schwankungen von einigen Kubizentimetern auch nicht viel.

Hieraus folgt auch, daß die mechano-therapeutischen Bewegungen, welche den gleichen Effekt bewirken, für die Blutströmung von sehr geringer Bedeutung sind.

Als Beweis dafür, wie schnell die Füllung der Venen bei Lageveränderungen abnimmt, kann noch erwähnt werden, daß eine Vene am Handrücken, die sich bei herabhängendem Arm mehr als 2 mm über der Umgebung erhebt, innerhalb 2 Sekunden, nachdem der Arm in vertikaler Lage gehoben wird, nur eine seichte Furche in der Haut bildet, und mehrere Unterarmvenen vollständig unsichtbar d. h. wahrscheinlich fast blutleer werden. Wird der Arm nun in die herabhängende Stellung wieder gebracht, füllen sich die Venen des Handrückens innerhalb 7 bis 8 Sekunden auf ihre frühere Stärke.

Die gleichen Erscheinungen treten hervor, wenn der Arm in vertikal gehobener Stellung gerollt wird: die Vene füllt sich ebenso schnell nach einer Rollung wie nach vertikaler Lage ohne Rollung, und es ist überhaupt nicht möglich, eine weitere Abnahme ihres Füllungsgrades bei der Rollung nachzuweisen.

Hieraus folgt, daß die Armrollung, wenn sie bei anderer Lage als der nach oben gestreckten ausgeführt wird, nicht in sichtbarem Grade die Füllung der Venen vermindert, was dagegen durch das einfache Heben des Armes oberhalb der Schulter erzielt wird, und zwar in einem solchen Umfange, daß eine Rollung gar keinen weiteren Einfluß ausübt.

Meiner Ansicht nach haben daher die Armrollungen keine Bedeutung für den Blutstrom in den Hautvenen des Armes, und wahrscheinlich verhalten sich die tieferen Armvenen ganz ähnlich.

Bei den unteren Extremitäten begegnen wir denselben Erscheinungen. Die Rollung des Fußes wird wegen der zahlreichen Venen, welche am Fußgelenk passieren und bei der betreffenden Bewegung verlängert und verkürzt werden, als sehr stark wirksam aufgefaßt. Daß indessen die Schwere viel stärker den Füllungsgrad dieser Venen beeinflußt, geht aus dem folgenden hervor.

Wenn das Bein bei der Fußrollung etwas nach unten gerichtet ist, so daß sich der Fuß etwa 20 ^{cm} unterhalb des Gesäßes befindet, bleibt die Füllung der Fußvenen ganz unverändert, wie intensiv und anhaltend die Rollungen auch ausgeführt werden mögen. Die am Fußrücken befindlichen Venen fallen bei starker Plantarflexion so stark zusammen, daß sie sich fast gar nicht über der Umgebung heben; bei der Dorsalflexion erheben sie sich dagegen beträchtlich und bilden eine Reihe von Krümmungen, da sie sich nicht in der Längenrichtung in genügendem Maße zusammenziehen können. Diese Erscheinung tritt indessen nur bei einem stärkeren hydrostatischen Druck auf. Ist daher die Füllung der Venen gering, verkürzen sie sich in dem Grade, daß sie selbst bei maximaler Dorsalflexion einen ebenso geradlinigen Verlauf darbieten, wie bei der Plantarflexion. Die Venen sind zu schwach, um durch Verkürzung aus eigener Kraft das Blut zentralwärts zu treiben, wenn sie dabei einen etwas größeren hydrostatischen Druck zu überwinden haben.

Wenn die Beine bei der Fußrollung in horizontaler Lage gehalten werden, ist die Füllung der Hautvenen der Füße geringer als im soeben besprochenen Falle, aber dennoch etwas variabel, und zwar sind sie um so stärker gefüllt, je mehr aufrecht die Stellung des Rumpfes ist. Auch in diesem Falle läßt sich kein Einfluß der Fußrollung auf die Füllung der Venen nachweisen.

Hebt man das Bein noch höher, so daß die Ferse des einen Fußes im Niveau der Zehen des anderen Fußes kommt, so entleeren sich die

Venen des Fußrückens vollständig und bilden deutliche Furchen in der Haut bzw. werden ganz unsichtbar. Durch Heben des Fußes über das Niveau des Gesäßes bewirkt man daher eine wesentlich größere Abnahme seiner Blutmenge, als durch die anhaltendste Fußrollung bei horizontaler oder nach unten gerichteter Stellung des Beines. Gleichzeitig ist die in den Venen noch vorhandene Blutmenge im ersten Falle so stark vermindert, daß sie durch Fußrollung nicht mehr vermindert werden kann.

Bei passiver Beugung und Streckung im Kniegelenk tritt keine merkbare Einwirkung auf die Füllung der Hautvenen des Unterschenkels zum Vorschein. Wenn die Bewegung von vertikal herabhängender bis horizontaler Stellung ausgeführt wird, bleibt die Füllung der Venen unverändert. Macht man die Bewegung so, daß der Unterschenkel während der ganzen Bewegung auf demselben Niveau, d. h. in horizontaler Seitenlage gehalten wird, so übt die Bewegung abermals keine Einwirkung auf die Füllung der Venen aus; sie ist am stärksten, solange der Unterschenkel nach unten gerichtet ist, etwas schwächer, wenn er in der Horizontalebene hin und zurück bewegt wird, und sehr gering, sobald der Schenkel nach oben gerichtet wird — alles also in nächster Übereinstimmung mit den Variationen des hydrostatischen Druckes.

Wenn endlich der Unterschenkel bei Bauchlage von horizontaler in vertikale Stellung passiv bewegt wird, sind die Venen immerhin nur schwach gefüllt, und die Bewegungen üben keine sichtbare Einwirkung auf den Füllungsgrad der Venen aus: dieser ist vielmehr ausschließlich von der Einwirkung der Schwere abhängig.

Betreffend das Hüftgelenk heißt es in den mechano-therapeutischen Handbüchern, daß man an einer Leiche beobachten kann, wie sich die Vena cruralis entleert, wenn das Bein gestreckt, nach außen rotiert und abduziert wird, und bei Flexion und Adduktion des Beines wieder füllt.

Ich habe allerdings nicht die Gelegenheit gehabt, diesbezügliche Beobachtungen an Leichen zu machen, sondern stütze mich wieder auf Beobachtungen an den Hautvenen.

Bei der Streckstellung Braunes mit nach hinten gestrecktem, nach außen rotiertem und abduziertem Bein entleert sich die Vena saphena bis zur Unsichtbarkeit. Ist dies von einer durch die Saugpumpe am Ligamentum Pouparti bewirkten Ansaugung bedingt, so sollte sich die Vene bald von der Peripherie her wieder füllen und wieder anschwellen, denn die Ansaugung kann sich doch nicht länger geltend machen, als bis das Saugherz eine der Größe der Ansaugung entsprechende vermehrte Blutmenge empfangen hat, d. h. ein paar Kubikzentimeter, was ja innerhalb einer sehr kurzen Zeit stattfinden muß. Indessen bleibt die Vena saphena unsichtbar, wie lange man auch diese Stellung einnehmen mag.

Die Ansaugung am Ligamentum Pouparti kann also nicht die Ursache der Entleerung dieser Vene darstellen, und selber ruft diese Vene keine Ansaugung hervor, obgleich sie bei der betreffenden Körperstellung in der Längsrichtung so stark gedehnt ist, wie dies im Leben überhaupt vorkommt.

Gleichzeitig ist aber auch die Haut stark gespannt, es ist unmöglich, sie in Falten zu erheben, was dagegen beim flektierten Bein unschwer geschieht. Der Druck, welchen die Haut auf das untenliegende Gewebe ausübt, muß dabei im ersten Falle wesentlich größer als im letzteren sein. Und die starke Längsspannung der Venen, welche von der Hautspannung kräftig unterstützt wird, ruft einen stärkeren Druck als denjenigen des nachströmenden Blutes hervor; die Vene kann sich daher nicht erweitern, sondern bleibt verengt.

Unmöglich ist es auch nicht, daß die Passage durch die Vena femoralis, welche in der betreffenden Körperstellung ganz offen bleibt, so viel leichter ist, daß eine größere, vielleicht die ganze Blutmenge durch sie fließt, wenn geeignete Anastomosen dies gestatten.

Bei der Adduktion und Flexion wird die Vena saphena sichtbar, ihre Längsspannung und der Druck der Haut nehmen ab und die Faszien über der V. femoralis erschlaffen.

Wird die Rollung auf gewöhnliche Weise, mit dem Knie etwa in rechtem Winkel und dem Hüftgelenk stark gebeugt, ausgeführt, so bleibt die Vene die ganze Zeit hindurch sichtbar, wenn auch ihr Füllungsgrad jedesmal etwas abnimmt, als das Knie denjenigen Teil der Bahn passiert, bei welchem es am meisten von dem Bauch entfernt und die Flexion im Hüftgelenk am geringsten ist. Bei stärkerer Flexion im Hüftgelenk schwillt die Vene an, weil jetzt die Passage an der Leiste etwas erschwert ist.

Die zur Entleerung der Vena saphena günstigste, in der Mechanotherapie angewendete Stellung ist die, wo das Bein zu einem Winkel von etwa 45° gegen die Horizontalebene gehoben ist. Bei den in dieser Lage ausgeführten gymnastischen Rollungen mit gestrecktem Knie ist die Vene die ganze Zeit unsichtbar. Diese Bewegung ist also günstiger als die Beinrollungen für die Entleerung der Vena saphena, d. h. für die Zurückströmung des Blutes aus dem Fuß und dem Unterschenkel.

Daß die tiefen Venen sich ganz wie die Hautvenen verhalten

sollen, darf man ja nicht ohne weiteres behaupten. Nach allem zu urteilen dürfte dies dennoch der Fall sein, und also würde auch hier die Schwere eine sehr wesentliche Einwirkung auf den Blutstrom ausüben, so daß sich die Vena femoralis beim bis zu einer gewissen Höhe gehobenen Bein in dem Maße entleert, wie die umgebenden Gewebe ihr Zusammenfallen gestatten.

Weil der Beinrollung allgemein eine besonders große Bedeutung bei der Blutströmung in den unteren Extremitäten zuerkannt worden ist, und diese Auffassung sich auf Braunes Beobachtung über den negativen Druck in der Kruralvene stützt, mag noch bemerkt werden, daß die Längenveränderungen der Venen bei den betreffenden Bewegungen nur einen Bruchteil derjenigen sind, die bei den von Braune benutzten, extremen Beuge- und Streckstellungen vorkamen, sowie daß der Schenkel bei jenen nie in die Stellung gelangt, bei welcher Braune den negativen Druck nachwies.

Bei diesen Rollungen muß also die Ansaugung nur einen Bruchteil der von Braune beobachteten betragen, und letzterer war doch nicht größer als etwa 1^{cm} Wasser.

Daß diese Ansaugung jedesmal nur einen Augenblick, während der Verlängerung selber, stattfindet, bis eine entsprechende Blutmenge dem Saugherzen zugeströmt ist, und daß diese Blutmenge im Vergleich mit der sonst durch das Saugherz passierenden verschwindend klein ist, habe ich schon oben bemerkt.

Es muß auch bemerkt werden, daß Braune unzweifelhaft die Bedeutung der Venenpumpe am Ligamentum Pouparti beim Gehen wesentlich überschätzt hat, denn irgend welche größere Variationen in der Spannung dieses Ligaments kommen dabei nicht vor, und auch die Längeveränderungen der Venen sind nur ganz minimal. Daß indessen der Blutstrom in den Hautvenen der unteren Extremität vom Gehen günstig beeinflußt wird, geht, wie Ledderhose[1] betont, daraus hervor, daß sich Varices am Unterschenkel dabei mehr oder weniger vollständig entleeren, auch wenn die Vena saphena oben komprimiert ist. Nach Ledderhose würde hier eine Wirkung der starken Ansaugung bei der Bewegung im Hüftgelenk vorliegen; als Stütze dieser Auffassung führt er noch an, daß sich Varices bei komprimierter Vena saphena nicht entleeren, wenn der Schenkel bei horizontaler Körperlage gehoben wird, wohl aber, wenn dabei passive Beugung und Streckung im Hüftgelenk stattfinden.

Es ist demnach, meines Erachtens, sehr wahrscheinlich, daß dies

[1] Ledderhose, a. a. O. S. 403.

nicht von der betreffenden Ansaugung herrührt, sondern daß diese Bewegungen die vom Blute bei dessen Übergang nach den tieferen Venen zu überwindenden Schwierigkeiten vermindern. Der günstige Einfluß des Gehens würde also auf die Muskelkontraktionen zurückzuführen sein: bei ihrer Zusammenziehung drücken die Muskeln gewisse Venen zusammen und entleeren sie in hohem Grade; wenn nun die Muskeln erschlaffen, strömt das Blut von den Hautvenen in diese tiefen Venen leichter als sonst hinein. Die hierbei wirkenden Umstände lassen sich indessen nur an der Hand direkter Versuche näher präzisieren.

Übrigens kann sich die Ansaugung nie weiter nach der Peripherie erstrecken, als bis sie eine Abteilung des Venensystems erreicht, die nicht von der Umgebung am Zusammenfallen gehindert wird. Daselbst legen sich die Venenwände bei der Ansaugung aneinander und verhindern die Fortpflanzung weiter peripherwärts.

Dies gilt auch von dem negativen Druck bei der Einatmung, wie aus folgender Erfahrung hervorgeht.

Ich lege eine Stasebinde um den unteren Teil des Oberarms an und hemme also den Zufluß in der Vena cephalica. Trotz der kräftigsten Inspiration bleibt die Vene dennoch mit Blut gefüllt und zwar nicht allein bei herabhängendem Arm, sondern auch bei horizontaler Lage des Armes. Innerhalb des Brustkastens haben wir einige Zentimeter von dem oberen Ende der Vene einen negativen Druck von bis zu 30^{mm} Hg, welcher ohne jedes Hindernis die Armvenen beeinflussen kann. Und dennoch wird Blut aus dieser nicht nach dem Brustkasten angesaugt oder getrieben.

Hebe ich dagegen den Arm nach oben, so strömt das Blut sogleich nach dem Herzen, die Vene entleert sich — alles natürlich nur unter der Voraussetzung, daß in der Brusthöhle kein positiver Druck stattfindet.

Diese Auffassung, betreffend die Fortpflanzung der Ansaugung, wird keineswegs von den respiratorischen Druckschwankungen widerlegt, die unter günstigen Umständen in den Hautvenen der Extremitäten beobachtet werden.

Diese werden nämlich, wie Ledderhose[1] hervorhebt, von Stauungswellen bewirkt, welche in distaler Richtung ohne Hindernis passieren und dadurch entstehen, daß der Abfluß des Blutes aus der oberen Extremität bei der Exspiration und aus der unteren Extremität (wegen des vermehrten intraabdominellen Druckes) bei der Inspiration erschwert ist.

[1] Ledderhose, a. a. O. S. 356.

In stehender oder sitzender Stellung ist es mir nicht gelungen, diese Wellen zu beobachten, wohl aber in liegender Stellung. Am deutlichsten treten sie auf, wenn ich in Rückenlage den Arm gut abduziert und etwas nach oben gerichtet halte, so daß die Vorderseite der Ellbogenfalte sich etwa 12^{cm} höher als das Bett und 6^{cm} höher als derjenige Punkt befindet, wo die Pulsationen der Arterie in der Achselhöhle gefühlt werden. Bei kräftiger Inspiration sinkt die schwach gefüllte Vena mediana cubiti zusammen, um bei der Exspiration wieder anzuschwellen. Wird der Arm gesenkt, so nimmt die Pulsation an Umfang ab und hört auf, wenn die Ellbogenfalte niedriger liegt als die Vene in der Axilla. Würde die Entleerung der Vene darauf beruhen, daß sich die vom negativen intrathorakalen Druck bewirkte Ansaugung durch die tiefen Venen hindurch bis zur Ellbogenfalte fortpflanzte, müßte die Erscheinung auch bei nach unten gerichtetem Arm hervortreten, denn zur Fortpflanzung der Ansaugung ist nichts anderes nötig, als daß die betreffenden Venenabschnitte nicht zusammenfallen. Dies ist indessen nicht der Fall. Die Erscheinung läßt sich nur bei nach oben gerichtetem Arme nachweisen, wo die Schwere das Blut in der Richtung der Blutströmung beeinflußt. Sie muß daher auf Variationen des Widerstandes bei der Strömung des Blutes in der Richtung nach dem Herzen bezogen werden. Darauf deutet auch der Umstand hin, daß man der entgegengesetzten Erscheinung — Anschwellen der Vene bei der Inspiration und Zusammenfallen der Vene bei der Exspiration — begegnet, wenn man den Arm in solcher (Adduktions-)Stellung hält, daß die Brustwand bei der Inspiration gegen den Oberarm gedrückt und bei der Exspiration davon entfernt wird, oder, unabhängig von der Respiration, wenn man in geeigneter Weise den Arm dem Brustkasten annähert, bzw. von diesem entfernt, und also den Druck, welchem die Venae brachiales ausgesetzt sind, vermehrt und vermindert.

Die günstige Wirkung der Respiration auf den Kreislauf, welcher von seiten der Mechanotherapeuten und Gymnasten eine sehr große Bedeutung zuerkannt worden ist, beschränkt sich daher auf eine Abnahme des Widerstandes, die in bezug auf die unteren Extremitäten während der Exspiration und in bezug auf die obere während der Inspiration stattfindet.

In bezug auf die Extremitäten kann man daher nicht von einer eigentlichen Ansaugung sprechen, die auch dann tätig wäre, wenn das Blut unter keinem Druck von der Peripherie her stehen würde; es handelt sich also lediglich um eine Variation des von dem Blutstrom zu überwindenden Widerstandes.

Auf Grund dieser Untersuchungen stelle ich mir also vor, daß die durch zentripetale Streichungen entleerten Venen keine Ansaugung auf ihr Wurzelgebiet, sondern im Gegenteil einen gewissen Widerstand gegen das von der Peripherie her strömende Blut ausüben; daß sich die innerhalb der Mechanotherapie allgemein geltende „Ansaugungstheorie", welche in einer soeben erschienenen, mit einem Vorwort von Brieger eingeleiteten Arbeit von Scholtz[1] wiederum vertreten wird — „der Strich — — saugt weiterhin neues Blut von rückwärts her (aus den Kapillaren und Arterien) nach" — auf eine unrichtige Voraussetzung stützt; daß die Vene viel zu nachgiebig und schwach ist, um bei ihrer Längendehnung nach Braunes Ansicht irgend welche in Betracht kommende Saugwirkung ausüben zu können; daß die Venenkapazität bei unveränderter Venenmuskeltonus in einem sehr hohen Grade nicht allein von der Blutzufuhr von der Peripherie her, sondern auch von dem hydrostatischen Druck wie von dem außerhalb der Venenwand wirkenden Druck bedingt wird. Die Einwirkung der innerhalb der Mechanotherapie benutzten passiven Bewegungen auf die Venenzirkulation ist daher nur sehr gering und vollständig verschwindend im Vergleich mit dem mächtigen Einfluß der Schwere.

Ohne die Bedeutung einer in der einen oder anderen Weise bewirkten Entlastung des venösen Systems verringern zu wollen, möchte ich indessen besonders betonen, daß eine solche Entlastung, soviel sie die Extremitäten betrifft, am leichtesten und besten durch zweckmäßige Höhenlage der Extremitäten erzielt wird. Da die Variationen in dem Füllungsgrad der Venen, die also hervorgerufen werden, für die stetige Zu- und Abfuhr von Blut im großen und ganzen bedeutungslos sind, und da die passiven Bewegungen keine stärkere Wirkung ausüben als eine einfache Elevation, ist es, meiner Meinung nach, nicht angezeigt, diese Bewegungen als speziell zirkulationsfördernde zu bezeichnen.

Damit verkenne ich gar nicht, daß die passiven Bewegungen, von ihrer großen Bedeutung bei beschränkter Beweglichkeit im Gelenk ganz abgesehen, auch sonst einen wesentlichen therapeutischen Einfluß ausüben können. Dieser ist indessen von der Art und Weise, wie sie ausgeführt werden, in hohem Grade abhängig. Eine Erörterung dieser Frage gehört aber nicht zu der Aufgabe der vorliegenden Mitteilung.

---

[1] Scholtz, *Grundriß der Mechanotherapie.* Jena 1910. S. 13.

Über die Bedeutung der Übung für die Erhöhung der Leistungsfähigkeit der Muskeln.

Von

Einar Palmén.

(Aus dem physiologischen Institut der Universität Helsingfors.)

Bei den im hiesigen physiologischen Institut von Hellsten[1] ausgeführten Untersuchungen über den Einfluß der Übung auf die körperliche Leistungsfähigkeit des Menschen fanden die Versuche ausschließlich an Individuen statt, die wegen mehr oder minder lange fortgesetzter Körperübungen schon eine starke und kräftige Muskulatur besaßen und bei welchen also durch die Arbeit nur eine verhältnismäßig geringe Zunahme der Leistungsfähigkeit hervorgerufen werden konnte. Es schien mir daher von einem gewissen Interesse zu untersuchen, wie die Leistungsfähigkeit durch die Übung erhöht wird, wenn diese an einer allerdings nicht schwachen, aber vor den Versuchen nur verhältnismäßig wenig stark entwickelten Muskulatur stattfindet.

Ich unternahm es daher unter Anwendung von Johanssons Ergograph,[2] der auch von Hellsten benutzt worden war, Versuche in dieser Richtung auszuführen. Zur Zeit der Versuche war ich 21 Jahre alt; Körpergewicht 68 ^{kg}; Körperlänge 176 ^{cm}; gesund.

Die hierher gehörigen Versuche wurden nach folgendem Schema gemacht. Bei jedem Versuche, der etwa eine halbe Stunde nach dem Aufsteigen stattfand und vor welchem ich immer ein Glas Milch und 2—3 Brötchen, aber keinen Kaffee genossen hatte, wurde in einem bestimmten, von einem Metronom angegebenen Takt die konstante Belastung unter alleiniger Anwendung der Muskulatur der vorderen Extremitäten einschließlich der Schultermuskeln möglichst hoch gehoben und damit fortgesetzt, bis die Hubhöhe wegen eintretender

---

[1] Hellsten, *Skand. Arch. f. Physiol.* 1904. Bd. XVI. S. 139. 1907. Bd. XIX. S. 218.

[2] Johansson, *Skand. Arch. f. Physiol.* 1900. Bd. XI. S. 273.

Ermüdung nur ganz minimal geworden war. Dann wurde eine Ruhepause von bestimmter Dauer eingeschaltet und nach derselben die Arbeit in der erwähnten Weise wieder aufgenommen. Solcherart wurden 20 Perioden, die zusammen einen Versuch bilden, durchgeführt.

An jedem Tag fand nur ein solcher Versuch statt. Ich bemerke noch, daß ich mit der Straßenbahn nach dem Institut fuhr, um das Gehen zu vermeiden.

Tab. I stellt die Versuche, vom 11. Oktober 1907 anfangend, dar. Die Belastung war hier 30 ^{kg}, die Muskelkontraktionen fanden in 2-Sekunden Takt statt und die Ruhepausen zwischen den einzelnen Perioden betrugen je 3 Minuten. In der Tabelle bezeichnet I, II, III usw. die einzelnen Perioden in jedem Versuch; unter den jedem Versuch entsprechenden drei Zahlenreihen gibt die oberste (*a*) die in der betreffenden Periode geleistete Arbeit in kg-m, die mittlere (*b*) die Zahl der Kontraktionen in der Periode und die unterste (*c*) die mittlere Höhe dieser Kontraktionen in cm an. Im 2. Stab der Tabelle sind für jeden Versuch die Gesamtarbeit und die Gesamtzahl der Kontraktionen in allen 20 Perioden aufgenommen.

Nur für die ersten Wochen bringt die Tab. I Angaben für jeden Tag; im späteren Verlauf finden sich Angaben nur für jeden 2., 3., bzw. 7. Tag. Dies bedeutet indessen nicht, daß die Arbeit in den zwischenliegenden Tagen unterbrochen wurde, sondern hat seinen Grund darin, daß während dieser Tage die Arbeit in anderem Rhythmus, bei anderer Belastung usw. geleistet wurde und also nicht mit der in den „Normalversuchen" bei 30 ^{kg} Belastung ausgeführten verglichen werden kann (vgl. darüber die folgende Abhandlung).

Bei diesem Apparat sind vor allem M. biceps, brachialis, coracobrachialis, pectoralis — also eine Reihe der kräftigsten Muskeln des Körpers — an der Arbeit beteiligt. Die Arbeitsleistung während der einzelnen Versuchsperioden beläuft sich hier auf etwa 200 bis 300 $^{kg\text{-}m}$, während sie bei der Arbeit mit dem Fingerergographen nur wenige kg-m beträgt.

Zur besseren Übersicht ist die Gesamtleistung bei den Versuchen vom 11. Oktober bis 10. November im Diagramm Fig. 1 graphisch dargestellt worden.

Während der ersten vier Tage sinkt die Gesamtleistung nicht unwesentlich, von 1596 auf 834 $^{kg\text{-}m}$, d. h. auf fast die Hälfte herab. Diese Abnahme darf indessen nicht als Ausdruck einer wirklichen Abnahme des Arbeitsvermögens aufgefaßt werden, sondern beruht wesentlich darauf, daß eine mehrtägige Übung erforderlich ist, ehe man sich daran gewöhnt, die Arbeit ohne Anwendung irgendwelcher, bei ein-

Tabelle I. 30kg Belastung.

Datum		Sa.	I	II	III	IV	V	VI	VII	VIII	IX	X	XI	XII	XIII	XIV	XV	XVI	XVII	XVIII	XIX	XX
11./X.07	*a*	1596	264	177	165	165	69	87	81	69	66	78	42	54	39	51	51	27	36	27	21	27
	b	254	31	23	22	20	13	16	13	13	11	13	9	9	8	9	10	7	7	7	6	7
	c	—	28	26	25	28	18	18	21	18	20	20	16	20	16	19	17	13	17	13	12	13
12./X.	*a*	1176	228	133	105	120	60	39	45	30	33	30	39	33	33	39	33	33	33	36	45	27
	b	198	24	18	16	17	11	8	8	8	7	6	8	7	8	8	7	9	7	7	7	7
	c	—	31	25	22	24	18	16	19	13	16	17	16	16	14	16	16	12	16	17	21	13
13./X.	*a*	918	156	114	81	75	54	42	39	33	30	30	37	30	27	24	24	27	24	24	24	21
	b	165	19	14	11	11	9	9	7	7	6	6	7	6	6	6	5	6	5	5	5	5
	c	—	27	27	25	23	20	16	19	16	17	17	19	17	15	13	16	15	16	16	16	14
14./X.	*a*	834	153	111	78	45	36	27	51	24	30	27	24	24	27	24	30	27	24	21	27	24
	b	149	19	15	10	7	7	6	8	6	6	6	6	6	6	5	7	5	6	6	6	6
	c	—	27	25	26	21	17	15	21	13	17	15	13	13	15	16	14	18	13	12	15	13
15./X.	*a*	903	156	81	75	63	54	48	39	36	33	30	30	27	27	30	33	30	24	30	27	30
	b	157	19	12	13	10	9	8	8	7	7	6	6	6	5	6	7	6	5	6	6	5
	c	—	27	23	20	21	20	20	16	17	16	17	17	15	18	17	16	17	16	17	15	20
16./X.	*a*	999	171	102	90	69	57	51	42	39	33	36	36	33	36	27	30	33	30	30	27	27
	b	160	20	14	12	10	9	9	7	7	6	6	7	6	6	6	6	6	6	6	5	6
	c	—	29	24	25	23	21	19	20	19	18	20	17	18	20	15	17	18	17	17	18	15
17./X.	*a*	1233	210	144	78	57	69	66	57	57	45	48	45	39	48	45	36	42	39	36	33	39
	b	188	23	17	12	9	10	10	9	9	8	9	8	7	8	8	7	8	7	6	6	7
	c	—	30	28	22	21	23	22	21	21	19	18	19	19	20	19	17	18	19	20	18	19
18./X.	*a*	1794	246	135	117	102	102	96	105	75	87	81	84	81	81	57	60	54	72	51	54	54
	b	230	26	16	15	13	15	13	13	11	12	13	12	12	12	9	9	9	11	10	9	10
	c	—	31	28	26	26	23	25	27	23	24	21	23	23	23	21	22	20	22	17	20	18

19./X. 07	*a*	2439	257	213	153	141	129	117	126	120	120	117	102	96	102	93	114	99	90	93	90	87
	b	305	25	22	17	16	15	15	16	16	16	15	15	13	14	12	15	13	13	13	12	12
	c	—	31	32	30	29	29	26	26	25	25	26	23	25	24	26	25	27	23	24	25	24
20./X.	*a*	3072	255	210	186	189	177	162	150	120	129	150	144	141	144	129	120	129	141	132	123	135
	b	358	26	24	21	22	20	19	18	15	17	17	16	16	16	17	15	17	16	15	15	16
	c	—	33	29	30	29	30	28	28	27	25	29	30	30	30	25	27	25	30	29	28	28
21./X.	*a*	3375	276	213	183	183	174	189	192	192	162	162	168	153	162	153	129	135	132	129	141	129
	b	380	29	23	20	21	20	21	22	21	18	19	19	18	18	18	15	16	15	15	16	16
	c	—	32	31	31	29	29	30	29	30	30	28	29	28	30	28	29	28	29	29	29	27
22./X.	*a*	3663	306	222	210	189	180	186	186	183	192	195	174	162	162	174	174	153	156	153	153	153
	b	399	30	23	22	21	20	20	20	20	21	21	19	18	18	19	20	18	17	17	18	17
	c	—	34	32	32	30	30	31	31	31	30	31	31	30	30	31	29	28	31	30	28	30
23./X.	*a*	4245	321	279	249	243	222	219	201	228	213	213	204	213	201	195	189	174	177	159	177	168
	b	435	32	26	25	26	23	22	21	22	22	22	21	22	21	20	19	18	18	17	19	19
	c	—	33	36	33	31	32	33	32	35	32	32	32	32	32	33	33	32	33	31	31	29
24./X.	*a*	4527	339	258	240	228	222	231	219	210	222	222	213	225	213	225	201	225	216	204	201	213
	b	466	33	26	25	24	23	24	22	22	24	23	22	23	23	23	21	23	22	22	20	21
	c	—	34	33	32	32	32	32	33	32	31	32	32	32	31	32	32	32	32	31	34	34
25./X.	*a*	4689	339	246	255	243	237	228	234	237	231	240	216	237	225	225	225	222	210	213	207	219
	b	481	33	27	26	25	25	24	24	23	23	24	22	24	23	23	23	22	22	22	22	24
	c	—	34	30	33	32	32	32	33	34	33	33	33	33	32	32	32	34	32	32	31	30
26./X.	*a*	4899	330	273	264	243	246	234	255	246	237	237	252	234	246	231	231	246	234	228	231	216
	b	502	33	28	27	25	25	24	25	25	24	25	25	24	24	25	24	25	24	24	24	22
	c	—	33	33	33	32	32	33	34	33	33	32	34	33	34	31	32	33	33	32	32	33
27./X.	*a*	5457	357	276	276	282	249	303	288	288	282	267	294	276	276	258	264	261	234	249	231	246
	b	539	34	29	26	28	25	29	28	28	27	27	29	27	27	25	26	26	24	25	24	25
	c	—	35	33	35	34	33	35	34	34	35	33	34	34	34	34	34	33	32	33	32	33

Fortsetzung.

Datum		Sa.	I	II	III	IV	V	VI	VII	VIII	IX	X	XI	XII	XIII	XIV	XV	XVI	XVII	XVIII	XIX	XX
28./X.07	*a*	5913	387	351	303	291	303	294	282	303	297	282	306	288	297	270	303	282	279	264	267	264
	b	574	37	33	29	28	29	28	28	29	28	27	29	28	28	28	29	28	28	27	27	26
	c	—	35	35	35	35	35	35	34	35	35	35	35	35	35	32	35	34	34	33	33	34
29./X.	*a*	5934	399	333	312	312	303	297	303	312	312	303	303	297	267	288	267	276	264	249	267	276
	b	570	38	33	29	31	30	28	29	29	30	28	29	28	25	27	26	28	26	25	25	26
	c	—	35	34	36	34	34	35	35	36	35	36	35	35	36	36	34	33	33	33	34	35
30./X.	*a*	5931	420	342	345	336	324	321	306	294	321	312	306	261	282	273	264	255	249	246	290	234
	b	563	39	33	34	31	30	30	28	29	30	29	29	24	26	25	25	24	24	25	24	24
	c	—	36	35	34	36	36	36	36	34	36	36	36	36	36	36	35	35	35	33	33	32
31./X.	*a*	6218	393	345	345	330	315	330	333	315	327	312	336	291	300	279	276	291	285	279	255	261
	b	586	37	33	32	31	30	31	31	30	30	29	32	28	28	26	26	28	27	27	24	26
	c	—	35	35	36	35	35	35	36	35	36	36	35	35	36	36	35	35	35	34	36	33
1./XI.	*a*	6399	441	342	342	348	315	327	306	303	330	297	315	309	309	339	309	306	294	276	306	285
	b	601	41	32	32	33	30	31	29	29	31	28	30	29	29	31	29	28	27	26	29	27
	c	—	36	36	36	36	35	35	35	35	36	35	35	35	35	35	35	36	36	35	35	35
2./XI.	*a*	6774	426	408	360	333	351	351	330	345	318	330	333	318	336	321	330	291	324	312	324	333
	b	627	40	39	33	30	33	32	31	32	30	31	30	29	30	30	30	28	29	30	30	30
	c	—	36	35	36	37	35	37	36	36	35	36	37	36	37	36	37	35	37	35	36	37
4./XI.	*a*	6915	420	333	375	333	339	345	321	354	360	342	372	339	318	345	333	336	318	360	330	342
	b	631	38	31	34	31	31	31	30	32	32	32	33	31	29	31	31	30	29	33	30	32
	c	—	37	36	37	36	37	37	36	37	38	36	38	37	37	37	36	37	37	37	37	36
6./XI.	*a*	6966	429	351	360	342	327	360	357	327	318	348	351	369	327	345	309	357	339	360	312	354
	b	633	39	32	32	31	30	32	32	29	32	32	32	33	30	31	28	32	32	33	28	33
	c	—	37	37	38	37	36	36	37	33	36	36	37	37	36	37	37	37	35	36	37	36

8./XI.07	a	7131	417	372	375	306	345	363	351	390	360	381	361	378	315	327	333	333	330	405	327	360
	b	648	37	34	34	29	32	33	32	35	33	35	32	34	29	30	31	30	30	36	30	32
	c	—	38	36	37	35	36	37	37	37	37	36	38	37	36	36	36	37	37	38	36	38
10 /XI.	a	7050	438	375	336	357	375	342	345	342	375	360	312	369	333	363	327	369	327	345	324	327
	b	631	38	34	30	32	33	31	31	31	34	32	28	33	30	32	30	33	29	31	29	30
	c	—	38	37	37	37	38	37	37	37	37	37	37	37	37	38	36	37	36	36	37	36
17./XI.	a	7212	411	378	384	372	345	333	360	375	360	381	363	357	393	330	348	345	345	303	375	354
	b	650	37	34	34	34	31	30	33	34	32	34	32	32	35	30	32	31	31	28	34	32
	c	—	37	37	38	36	37	37	36	37	38	37	38	37	37	37	36	37	37	36	37	37
22./XI.	a	7647	489	429	375	366	354	387	387	387	363	420	345	372	396	381	411	354	320	321	324	366
	b	693	44	38	35	33	32	35	35	35	33	38	34	33	38	31	37	32	35	29	30	33
	c	—	37	38	36	37	37	37	37	37	37	37	37	38	35	37	37	37	37	37	36	37
29./XI.	a	7893	570	405	390	372	378	408	372	387	384	417	360	372	423	396	360	396	396	375	393	339
	b	699	50	36	35	33	34	36	33	34	34	37	32	33	37	35	32	35	35	33	35	30
	c	—	38	38	37	38	37	38	38	38	38	38	38	38	38	38	38	38	38	38	37	38
5./XII.	a	8397	549	474	435	435	414	417	405	405	411	390	411	396	429	417	399	414	405	396	393	402
	b	739	48	41	38	38	36	37	36	36	36	34	37	35	38	37	35	37	36	35	34	35
	c	—	38	39	38	38	38	38	38	38	38	38	37	38	38	38	38	38	38	38	38	38
11./XII.	a	9006	528	462	471	423	453	465	453	438	441	423	462	447	408	441	459	477	432	429	432	456
	b	793	47	41	41	38	40	41	40	38	40	37	40	40	37	40	41	42	38	37	38	37
	c	—	38	38	38	38	38	38	38	38	37	38	39	37	37	37	37	38	38	39	38	41
17./XII.	a	9399	663	495	453	456	480	477	429	474	456	429	468	468	483	468	480	429	458	459	450	456
	b	808	57	42	39	39	41	41	37	41	39	37	40	40	42	38	41	37	39	39	39	40
	c	—	39	39	39	39	39	39	39	39	39	39	39	39	39	40	39	39	39	39	39	38
24./XII.	a	9534	627	519	450	471	468	432	501	426	495	477	495	465	504	420	486	480	498	414	489	447
	b	820	53	44	39	40	40	37	43	37	42	41	43	40	43	36	42	41	42	36	42	39
	c	—	39	39	39	39	39	39	39	38	39	39	38	39	39	39	39	39	39	38	39	38
2./I.08		∞ 1000kg ohne objektive Zeichen von Ermüdung.																				

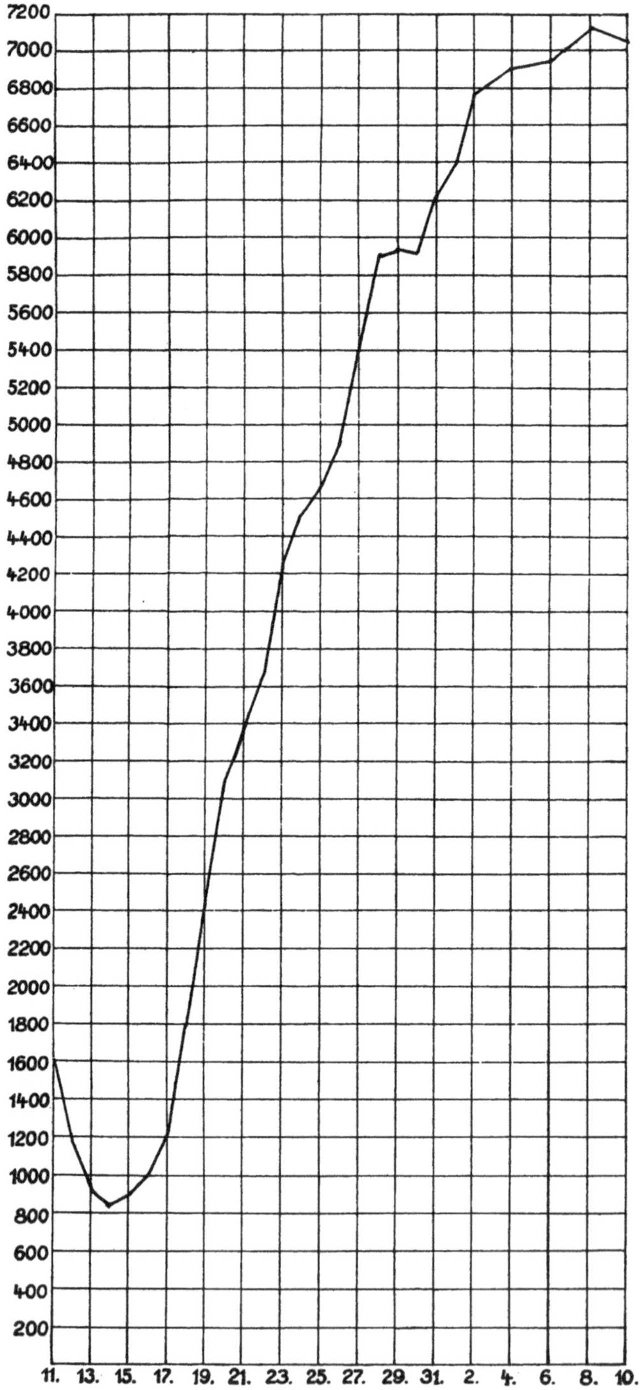
7200
7000
6800
6600
6400
6200
6000
5800
5600
5400
5200
5000
4800
4600
4400
4200
4000
3800
3600
3400
3200
3000
2800
2600
2400
2200
2000
1800
1600
1400
1200
1000
800
600
400
200
11. 13. 15. 17. 19. 21. 23. 25. 27. 29. 31. 2. 4. 6. 8. 10.

Fig. 1.

tretender Ermüdung nachhelfend eingreifenden akzessorischen Muskeln auszuführen. Bei dem allmählich gewonnenen Vermögen, diese akzessorischen Muskelwirkungen auszuschließen, wird die Gesamtleistung anfangs geringer, bis die bei der betreffenden Arbeit wirklich tätigen Muskeln ihre Leistungsfähigkeit so weit vermehrt haben, daß dadurch der Ausfall der akzessorischen Muskeln gedeckt werden kann. Es kommt noch hinzu, daß die Schmerzempfindung, die sich in den ungeübten Muskeln schon nach ziemlich geringer Arbeit einstellt und unzweifelhaft zu einer gewissen Herabsetzung der Leistung beitragen muß, bei weiter fortschreitender Übung allmählich beseitigt wird.

Nach dem am 14. Oktober erreichten Minimum steigt die Gesamtleistung anfangs bis zum 30. Oktober von Tag zu Tag schnell in die Höhe, beginnt dann aber langsamer zuzunehmen, um endlich, am 2. Januar 1908, ihr Maximum zu erreichen.

Die solcher Art gewonnene Steigerung der Leistungfähigkeit der Muskeln ist keine geringe: vom 14. Oktober bis zum 24. Dezember hat die Leistung von 834 auf 9534 $^{kg\text{-}m}$, also um etwa 1143 Proz. zugenommen! Und hiermit ist dennoch nicht das Maximum erreicht, denn die weitere Übung bis zum 2. Januar 1908 hat es dazu gebracht, daß die betreffende Arbeit mit 30 ^{kg} Belastung in 2-Sekundentakt ohne objektive Zeichen von Ermüdung beliebig lange — ich begnügte mich mit der Leistung von 1000 $^{kg\text{-}m}$ — ausgeführt werden konnte.

Nähere Aufschlüsse über die Zunahme der Leistungsfähigkeit durch die Übung liefert folgende Zusammenstellung, wo ich die Veränderungen der Gesamtleistung absolut und in Proz. der Leistung am vorhergehenden Tage zusammengestellt habe (vgl. die Tabelle S. 80).

Die Durchmusterung der Arbeitsleistung während der einzelnen Perioden bei den verschiedenen Versuchen deckt in bezug auf die Einwirkung der Übung mehrere beachtenswerte Einzelheiten auf. Zur besseren Übersicht habe ich im Diagramm Fig. 2 die Arbeitsleistung, die natürlich proportional der gesamten Hubhöhe ist, bei den einzelnen Perioden in den Versuchen am 14., 16., 18., 20., 22., 24., 26. und 28. Oktober, 10. und 29. November, sowie am 11. und 24. Dezember graphisch zusammengestellt.

In allen Versuchen sinkt die Arbeitsmenge von der ersten Periode ziemlich steil herab, bei den frühesten Versuchen (14./X.) setzt sich dies rapide Sinken etwa bis zur 6. Periode fort und von da ab tritt eine ziemlich gleichmäßige Leistung ein, die (mit Ausnahme von den Perioden VII und XVIII) nur zwischen 24 und 30 $^{kg\text{-}m}$ variiert. Bei den Versuchen vom 16., 18. und 20. Oktober sind die Verhältnisse im großen und ganzen unverändert, nur ist die Arbeitsleistung viel größer

Datum	Gesamtarbeit kg-m	Zunahme der Arbeit vom vorhergehenden Tage kg-m	Zunahme der Arbeit vom vorhergehenden Tage Proz.
11./X. 07	1596	—	—
12./X.	1176	− 420	− 26·3
13./X.	918	− 258	− 21·9
14./X.	834	− 84	− 9·2
15./X.	903	+ 69	+ 8·3
16./X.	999	+ 96	+ 10·6
17./X.	1233	+ 234	+ 23·5
18./X.	1794	+ 561	+ 45·5
19./X.	2439	+ 645	+ 35·9
20./X.	3072	+ 633	+ 26·0
21./X.	3375	+ 303	+ 9·9
22./X.	3663	+ 288	+ 8·6
23./X.	4245	+ 382	+ 15·9
24./X.	4527	+ 282	+ 6·6
25./X.	4689	+ 162	+ 3·6
26./X.	4899	+ 210	+ 4·5
27./X.	5457	+ 558	+ 11·4
28./X.	5913	+ 456	+ 8·4
29./X.	5934	+ 21	+ 0·4
30./X.	5931	− 3	− 0·1
31./X.	6218	+ 287	+ 4·8
1./XI.	6399	+ 181	+ 2·9
2./XI.	6774	+ 375	+ 5·9
4./XI.	6915	+ 76	+ 1·1
6./XI.	6966	+ 26	+ 0·4
8./XI.	7131	+ 83	+ 1·2
10./XI.	7050	− 41	− 0·6
17./XI.	7212	+ 23	+ 0·3
22./XI.	7647	+ 87	+ 1·2
29./XI.	7893	+ 35	+ 0·5
5./XII.	8397	+ 101	+ 1·2
11./XII.	9006	+ 102	+ 1·2
17./XII.	9399	+ 36	+ 0·4
24./XII.	9534	+ 19	+ 0·2
2./I. 08	∞	—	—

Bei den Versuchen vom 2. November an, wo „Normalversuche“ nur von Zeit zu Zeit stattfanden, ist die pro Tag berechnete mittlere Zunahme in bezug auf den nächstvorhergehenden Normalversuch in der Tabelle aufgenommen worden.

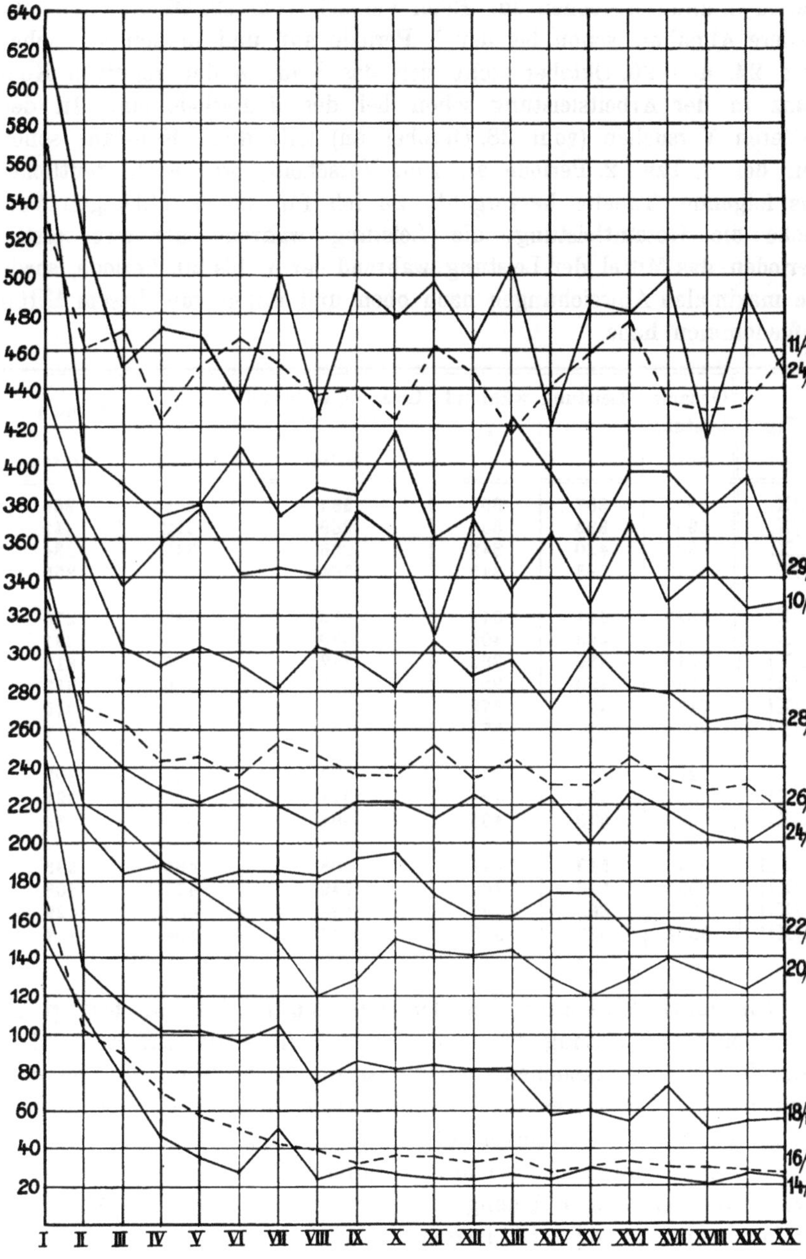
640
620
600
580
560
540
520
500
480
460
440
420
400
380
360
340
320
300
280
260
240
220
200
180
160
140
120
100
80
60
40
20
11/12
24/12
29/11
10/11
28/10
26/10
24/10
22/10
20/10
18/10
16/10
14/10
I II III IV V VI VII VIII IX X XI XII XIII XIV XV XVI XVII XVIII XIX XX

Fig. 2.

und nimmt von dem einen Versuch zum anderen in den entsprechenden Perioden ununterbrochen zu. Beim Versuch vom 22. Oktober hört die steilere Abnahme schon bei der 5. Periode auf, und in den Versuchen vom 24. und 26. Oktober stellt sich das Stadium der relativen Konstanz in der Arbeitsleistung schon bei der 4. Periode ein. In den späteren Versuchen (vom 28. Oktober an) tritt diese Konstanz schon von der 3. bzw. 2. Periode an zum Vorschein, wie noch deutlicher aus folgender Tabelle hervorgeht, wo ich für die einschlägigen Versuche die Gesamtleistung, die Leistung während der zwei ersten Perioden, das Mittel der Leistung während der 3. bis 20. Periode, sowie die maximalen Abweichungen nach oben und unten von diesem Mittel aufgenommen habe.

Tag	Gesamtleistung kgm	Leistung während I	Leistung während II	Leistung während III—XX Mittel	Grenzwert nach oben	Grenzwert nach unten
28./X.	5913	387	351	287	306	264
29./X.	5934	399	333	289	312	249
30./X.	5931	420	342	286	345	234
31./X.	6218	393	345	304	345	255
1./XI.	6399	441	342	312	348	276
2./XI.	6774	426	408	330	351	291
4./XI.	6915	420	333	342	375	318
6./XI.	6966	429	351	343	360	312
8./XI.	7131	417	372	352	405	315
10./XI.	7050	438	375	347	375	312
17./XI.	7212	411	378	357	384	303
22./XI.	7647	489	429	374	420	321
29./XI.	7893	570	405	384	423	339
5./XII.	8373	549	474	408	435	393
11./XII.	9066	528	462	449	477	408
17./XII.	9399	663	495	458	483	429
29./XII.	9534	627	519	466	504	414

Die mittlere Leistung bei den Perioden III bis XX beträgt in Proz. von der Leistung während der 2. Periode im entsprechenden Versuch bei den Versuchen im Oktober durchschnittlich 85, bei den Versuchen in der ersten Hälfte vom November 93, bei den in der zweiten Hälfte von November 92, sowie bei den Versuchen im Dezember 91. Es findet also schon vom Anfang November an, d. h. nach etwa 3 Wochen langer Übung, nur eine ziemlich geringe Abnahme der Leistungen in den 18 letzten Perioden in jedem Versuch statt, wenn sie mit der Leistung während der 2. Periode verglichen wird.

Wir können also sagen, daß durch die Übung nicht allein die absolute Leistung zunimmt, was aus der bei der ersten Periode stattfindenden allmählichen Steigerung der Arbeitsgröße hervorgeht, sondern daß auch das Vermögen einer Dauerleistung dabei immer mehr hervortritt, indem sich die Leistungen in den späteren Perioden des Versuches immer mehr der Leistung während der 1. Periode nähern. Diese ist dennoch immer die größte, bis endlich die Übung mit einer gewissen Belastung so weit fortgeschritten ist, daß dabei überhaupt keine Ermüdung eintritt und die erste Periode sich somit gewissermaßen ins Unendliche erstreckt.

Betreffend die Zahl der Kontraktionen in jeder Periode zeigt die Tab. I, daß sie infolge der Übung stetig zunimmt, so daß sie in den

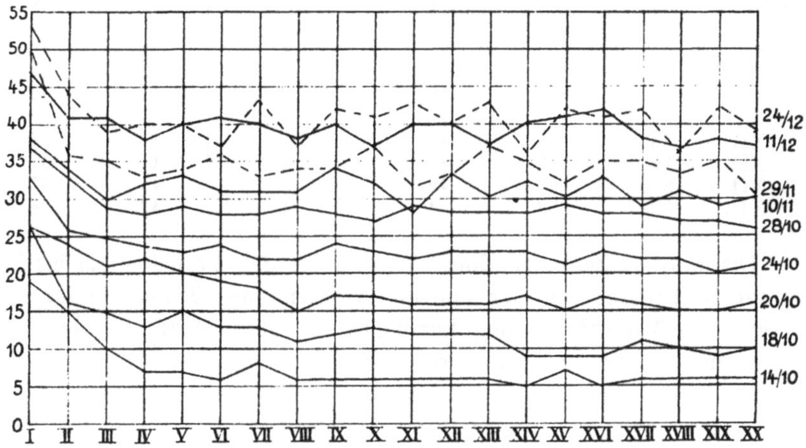

Fig. 3.

einander entsprechenden Perioden in den verschiedenen Versuchen um so größer wird, je länger die Übung fortschreitet. Auch nähert sich die Zahl der Kontraktionen bei den verschiedenen Perioden in einem und demselben Versuch immer mehr der Zahl der Kontraktionen in der ersten Periode. Vgl. die graphische Darstellung in Fig. 3, wo die Versuche vom 14., 18., 20., 24. und 28. Oktober, 10. und 29. November, sowie vom 11. und 24. Dezember dargestellt sind.

Zur näheren Aufklärung dieser Tatsache habe ich in derselben Weise wie in der Tabelle S. 82 die Gesamtzahl der Kontraktionen in jedem Versuch, ihre Zahl während der 1. und 2. Periode, sowie die Mittelzahl der Kontraktionen in der 3. bis 20. Periode nebst Angaben über die maximalen Abweichungen vom Mittel in folgender Tabelle zusammengestellt.

Tag	Gesamt-zahl der Kontrak-tionen	Kontraktionen in Periode I	Kontraktionen in Periode II	Kontraktionen in Periode III—XX Mittel	Grenzwert nach oben	Grenzwert nach unten
28./X.	574	37	33	28	29	26
29./X.	570	38	33	28	31	25
30./X.	563	39	33	27	34	24
31./X.	586	37	33	29	32	24
1./XI.	601	41	32	29	33	26
2./XI.	627	40	39	30	33	28
4./XI.	631	38	31	31	34	29
6./XI.	633	39	32	31	33	28
8./XI.	648	37	34	32	36	29
10./XI.	631	38	34	31	34	28
17./XI.	650	37	34	32	35	28
22./XI.	693	44	38	34	38	29
29./XI.	699	50	36	34	37	32
5./XII.	739	48	41	36	38	34
11./XII.	793	47	41	39	42	37
17./XII.	808	57	42	39	42	37
24./XII.	820	53	44	40	43	36

Die mittlere Zahl der Kontraktionen bei den Perioden III bis XX beträgt in Prozent von der Leistung während der 2. Periode im entsprechenden Versuch bei den Versuchen im Oktober 85, bei den Versuchen in der ersten Hälfte vom November 91, bei denen in der zweiten Hälfte vom November 93, sowie bei den Versuchen im Dezember 92. Wie in bezug auf die Gesamtleistung erreicht auch die mittlere Zahl der Kontraktionen in den 18 letzten Perioden jedes Versuches schon Anfang November, d. h. nach etwa 3 Wochen langer Übung, mehr als $^9/_{10}$ der Kontraktionszahl in der 2. Periode.

Während der ganzen Zeit vom 14. Oktober bis zum 24. Dezember steigt die gesamte Arbeitsleistung von 834 auf 9534$^{\text{kg-m}}$, d. h. um 1143 Proz. Die Arbeitsleistung während der 1. Periode steigt von 153 auf 627$^{\text{kg-m}}$, also um 410 Proz., die während der 2. Periode von 111 auf 519$^{\text{kg-m}}$, gleich 468 Proz., und die Leistung während der 3. bis 20. Periode von 570 auf 8388$^{\text{kg-m}}$, d. h. um 1472 Proz. Für die beiden letzten Perioden zusammen bekommen wir eine Zunahme von 51 auf 936$^{\text{kg-m}}$, d. h. um 1835 Proz.

Bei der fortschreitenden Übung nimmt also die Leistung während der ersten Perioden erheblich zu, noch erheblicher aber ist die Zunahme während der letzten Perioden, und diese Steigerung der Fähigkeit von Dauerleistung ist das für den Einfluß der fortschreitenden

Tabelle II. 50 kg Belastung.

Datum		Sa. kg-m	I	II	III	IV	V	VI	VII	VIII	IX	X	XI	XII	XIII	XIV	XV	XVI	XVII	XVIII	XIX	XX
13./XII. 07	a	2820	220	170	155	145	135	155	135	125	125	130	135	135	130	145	130	115	125	140	145	125
	b	182	13	11	10	9	10	10	9	8	8	9	9	9	9	9	8	8	8	8	9	8
	c	—	34	31	31	32	27	31	30	31	31	29	30	29	29	32	33	29	31	35	32	31
27./XII. 07	a	3465	280	250	210	170	195	170	150	150	150	140	170	150	175	155	170	155	160	160	160	145
	b	203	16	14	12	11	11	10	9	9	9	8	10	9	10	9	10	9	10	9	9	9
	c	—	35	36	35	31	35	34	33	33	33	35	34	33	35	34	34	34	32	36	36	32
3./I. 08	a	4465	310	235	230	205	220	220	235	200	220	215	200	205	240	220	205	235	210	215	235	210
	b	247	17	13	13	12	12	12	13	11	12	12	11	12	13	12	11	13	12	12	13	11
	c	—	36	36	35	34	37	37	36	36	37	36	36	34	37	37	37	16	35	36	36	35
7./I. 08	a	4800	350	255	240	220	215	245	245	240	240	215	230	240	240	225	235	240	240	220	230	235
	b	263	19	14	13	12	12	13	14	13	13	12	13	13	13	12	13	13	13	12	13	13
	c	—	37	36	37	37	36	38	35	37	37	37	35	37	37	38	36	37	37	37	35	36
25./I. 08	a	6570	405	345	325	340	325	300	340	325	325	340	325	320	305	330	320	345	305	330	300	320
	b	345	21	18	17	18	17	16	18	17	17	18	17	17	16	17	17	18	16	17	16	17
	c	—	39	38	38	38	38	38	38	38	38	38	38	38	38	39	38	38	38	39	38	38
12./II 08	a	7590	460	380	360	375	370	380	380	380	400	370	375	375	365	365	365	380	370	375	380	385
	b	397	24	20	19	20	19	20	20	20	21	19	19	20	19	19	19	20	19	20	20	20
	c	—	28	38	38	38	39	38	38	38	38	39	39	38	38	38	38	38	39	38	38	39

Übung am meisten charakteristische, bis endlich die Übung so weit gekommen ist, daß die betreffende Arbeit ohne Erholungspausen, sozusagen, unbegrenzt lange fortgesetzt werden kann.

Nachdem die Versuche eine Zeitlang gedauert hatten, wurde der Anstieg der Leistungsfähigkeit von Tag zu Tag allmählich geringer, bis endlich das Maximum bei der betreffenden Arbeitsordnung, wie schon bemerkt, erreicht worden war. Um die Leistungsfähigkeit der Muskeln noch mehr in die Höhe zu treiben, war es also notwendig, Versuche mit größerer Belastung zu machen. Auf Grund dessen und auch um den Einfluß verschiedener Belastung auf den Verlauf der Ermüdung zu untersuchen, stellte ich folgende neue Versuche an, indessen erst, nachdem ich durch die vorhergehende Übung eine genügende Konstanz der Leistung mit 30 ^{kg} Belastung erworben hatte.

In der Tabelle II sind entsprechende Versuche mit 50 ^{kg} Belastung zusammengestellt; die Versuche waren sonst in ganz derselben Weise wie die in der Tabelle I aufgenommenen Versuche ausgeführt.

Wir begegnen hier ganz denselben Erscheinungen wie bei den Versuchen mit 30 ^{kg} Belastung. Innerhalb 2 Monate steigt die Gesamtleistung während eines ganzen Versuches von 2820 auf 7590 $^{kg\text{-}m}$, d. h. um 269 Proz.; die Leistung während der 1. und 2. Periode steigt von 220, bzw. 170 $^{kg\text{-}m}$ auf 460 bzw. 380 $^{kg\text{-}m}$, also um 209 bzw. 224 Prozent. Für die 18 letzten Perioden ist die Gesamtleistung im Versuch vom 13. Dezember 2430, im Versuch vom 12. Februar 6750 $^{kg\text{-}m}$, d. h. eine Zunahme von 278 Proz. Für die zwei letzten Perioden in diesen Versuchen beträgt die Arbeit insgesamt 270 bzw. 765 $^{kg\text{-}m}$; diese ist 283 Proz. größer als jene.

Auch hier ist also die Zunahme während der letzteren Perioden verhältnismäßig größer als in den ersten, wenn auch die Steigerung der Leistung nicht so groß ist wie bei den Versuchen bei 30 ^{kg} Belastung, was sich übrigens leicht daraus erklärt, daß die Versuche mit 50 ^{kg} Belastung an dem schon während 2 Monate geübten Körper stattfanden.

Tag	Gesamtleistung kg-m	Leistung während		Leistung während III—XX; Mittel	Grenzwert nach	
		I	II		oben	unten
13./XII.	2820	220	170	135	155	115
27./XII.	3465	280	250	163	210	140
3./I.	4465	310	235	218	235	200
7./I.	4800	350	255	233	245	215
25./I.	6570	405	345	323	345	300
12./II.	7590	460	380	375	400	365

Wie gering die Variationen der Arbeitsmenge und der Zahl der Kontraktionen in den späteren (3. bis 20.) Perioden auch hier sind, geht aus vorstehender Zusammenstellung (vgl. S. 86 unten) hervor.

Die mittlere Leistung beträgt in Proz. von der Leistung während der 2. Periode im entsprechenden Versuch bei den Versuchen im Dezember durchschnittlich 71, bei den Versuchen am 3. und 7. Januar 92, beim Versuch vom 25. Januar 94 und beim Versuch vom 12. Februar 99.

Über die Zahl der Kontraktionen während jeder Periode gibt folgende Zusammenstellug Aufschluß.

Tag	Gesamtzahl der Kontraktion	Kontraktionen in Periode		Kontraktionen in Per. III—XX; Mittel	Grenzwert nach	
		I	II		oben	unten
13./XII.	182	13	11	9	10	8
27./XII.	203	16	14	11	12	8
3./I.	247	17	13	12	13	11
7./I.	263	19	14	13	14	12
25./I.	345	21	18	17	18	16
12./II.	397	24	20	20	21	19

Die mittlere Zahl der Kontraktionen bei den Perioden III bis XX ist vom Versuch am 3. Januar an nur um eine Kontraktion kleiner als die Zahl der Kontraktionen in der 2. Periode.

Bei der Belastung mit 50 kg finden wir also genau dieselben Erscheinungen wie bei der Belastung mit 30 kg wieder und der aus diesen hergeleitete allgemeine Satz, daß die Steigerung der Fähigkeit der Dauerleistung das für den Einfluß der fortschreitenden Übung am meisten charakteristische ist, findet auch aus diesen Versuchen volle Bestätigung.

Mit der Belastung von 50 kg wurden die Versuche nicht so lange fortgesetzt, daß ich sie wie die Belastung von 30 kg im gegebenen Rhythmus ohne Ermüdung hätte heben können.

Ein Vergleich der Gesamtleistung bei der Belastung mit 30 und 50 kg ergibt, daß diese bei 50 kg selbst im günstigsten Falle (am 19. Februar) wesentlich niedriger ist als das Maximum bei 30 kg. Wie aus der folgenden Abhandlung hervorgeht, ist indessen der direkte Vergleich der Leistung bei verschiedener Belastung nicht ohne weiteres durchführbar.

Wir haben noch zu untersuchen, wie sich der Einfluß der Übung in bezug auf die Fähigkeit, immer größere Gewichte zu behandeln, äußert. Einige Versuche in dieser Richtung sind in der Tabelle III zusammengestellt.

Tabelle III.

Datum 1907	kg	Sa.		I	II	III	IV	V	VI	VII	VIII	IX	X	XI	XII	XIII	XIV	XV	XVI	XVII	XVIII	XIX	XX
14./X.	30	306	*d*	51	37	26	15	12	9	17	8	10	9	8	8	9	8	10	9	8	7	9	8
		834	*a*	153	111	78	45	36	27	51	24	30	27	24	24	27	24	30	27	24	21	27	24
		149	*b*	19	15	10	7	7	6	8	6	6	6	6	6	6	5	7	5	6	6	6	6
		—	*c*	26·8	24·7	26	21·4	17·1	15	21·3	13·3	16·7	15	13·3	13·3	15	16	14·3	18	13·3	11·4	15	13·3
8./XII.	60	227	*d*	21	20	17	16	13	14	11	10	10	10	11	10	8	9	8	7	8	8	8	8
		1362	*a*	126	120	102	96	78	84	66	60	60	60	66	60	48	54	48	42	48	48	48	48
		92	*b*	8	7	6	6	5	5	4	4	4	4	4	4	4	4	4	3	4	4	4	4
		—	*c*	26·2	28·6	28·3	26·6	26	28	27·5	25	25	25	27·5	25	20	22·5	20	23·3	20	20	20	20
22./XII.	70	197	*d*	16	15	13	11	11	9	9	9	8	9	9	8	10	7	8	10	9	9	8	9
		1379	*a*	112	105	91	77	77	63	63	63	54	63	63	54	70	49	56	70	63	63	56	63
		87	*b*	6	6	5	5	5	4	4	4	4	4	4	4	4	4	4	4	4	4	4	4
		—	*c*	26·7	25	26	22	22	22·5	22·5	22·5	20	22·5	22·5	20	25	17·5	20	25	22·5	22·5	20	22·5
1./IV.	80	189	*d*	17	13	9	10	8	9	10	9	9	9	9	8	9	8	8	8	9	10	8	9
		1512	*a*	136	104	72	80	64	72	80	72	72	72	72	64	72	64	64	64	72	80	64	72
		81	*b*	6	5	4	4	4	4	4	4	4	4	4	3	4	4	3	4	4	4	4	4
		—	*c*	28·3	26	22·5	25	20	22·5	25	22·5	22·5	22·5	22·5	26·7	22·5	20	26·7	20	22·5	25	20	22.5

Leider ist die Zahl dieser Versuche zu gering, um die Frage vollständig aufzuklären.

In der Tabelle gibt die erste horizontale Reihe *d* die gesamte Hubhöhe in Dezimeter, die zweite *a* die Arbeit in kg-m, die dritte *b* die Zahl der Kontraktionen und die vierte *c* die mittlere Hubhöhe bei jeder Periode in cm an.

Obgleich der zum Vergleich mit den übrigen Versuchen benutzte Versuch mit 30^{kg} Belastung gerade derjenige ist, wo das Minimum von Arbeit geleistet wurde, ist jedoch die während der ersten Periode geleistete Arbeit, $153^{kg\text{-}m}$, größer als die Arbeit bei allen höheren Belastungen (126, 112, $136^{kg\text{-}m}$). Dagegen ist die Arbeit während der späteren Perioden um so größer, je größer die Belastung, und bei diesen vermochte ich nach 2 Monate langer Übung in jeder Periode 60^{kg} auf die gleiche Gesamthöhe zu heben, wie vorher 30^{kg}; 2 Wochen später wird für 70^{kg} dieselbe Leistungsfähigkeit erzielt und schließlich konnte ich nach weiterer dreimonatlicher Übung 80^{kg} ebensogut heben.

Werfen wir zum Schluß einen Blick auf die einzelnen Faktoren, die bei der Übung in Betracht kommen.

Zunächst denkt man wohl an eine Vermehrung der Muskelsubstanz, bedingt durch den lebhafteren Stoffwechsel und die Erregung der motorischen Nerven. Daß dieser Faktor tatsächlich hierbei beteiligt ist, ergibt sich aus folgender Tabelle.

	Vor der Übung		Geübt	
	rechte Hand	linke Hand	rechte Hand	linke Hand
Dickste Partie des Oberarms im Umfang (kontrahiert)	31^{cm}	30^{cm}	34^{cm}	$32 \cdot 5^{cm}$
Oberarm 9^{cm} oberhalb des Epicondylus med. (in schlaffem Zustand)	27^{cm}	$26 \cdot 5^{cm}$	29^{cm}	$27 \cdot 5^{cm}$
Dickste Partie des Unterarms, 5^{cm} unterhalb des Epicondylus med. .	27^{cm}	$26 \cdot 5^{cm}$	$28 \cdot 5^{cm}$	28^{cm}
Umfang des Handgelenks	$17 \cdot 5^{cm}$	17^{cm}	18^{cm}	18^{cm}

Die Verdickung des Armes ist also, wenn auch nicht übermäßig groß, auf alle Fälle so bedeutend, daß sie einer Erwähnung verdient. Und zieht man besonders in Betracht, daß die Arme in der ersten Zeit infolge des durch die lebhaftere Verbrennung hervorgerufenen Fettschwundes etwas abgemagert waren, so findet man, daß die Vermehrung der Muskelmasse doch nicht ganz gering zu veranschlagen ist.

Die Tabelle zeigt ferner, daß auch das Handgelenk seinem Umfang nach zugenommen hat. Hierfür darf man wohl kaum die Zunahme der Muskelmasse an sich verantwortlich machen, sondern dieser Zuwachs muß aller Wahrscheinlichkeit nach auf eine Ausbildung der entsprechenden Sehnen bezogen werden. Auch waren die Arme nach Ablauf der Übung sehr hart und muskulös geworden.

Zweitens ist die Kräftigung der Innervation ein außerordentlich wirksamer Faktor, was schon früher von anderen Autoren (vgl. Hellsten[1]) hervorgehoben worden ist.

Drittens sei die Steigerung der Willenskraft erwähnt. Auch auf den Einfluß dieses Faktors ist von früheren Autoren, wie Treves, hingewiesen worden. Unter anderem bemerkt Treves, daß Athleten oft an schwerer Neurasthenie leiden, was gerade auf die übermäßige Anstrengung der nervösen Zentralorgane hindeutet.

Viertens sind die im Muskel selbst stattfindenden Vorgänge zu berücksichtigen. Hierher gehört nicht allein die schon berührte Zunahme der Muskelmasse, sondern auch die Regulation der Blutströmung durch den Muskel, das Wegführen der Stoffwechselprodukte, eine möglicherweise stattfindende Verbesserung des Wirkungsgrades usw. Über die Bedeutung dieser und anderer Vorgänge lassen sich indessen aus meinen Versuchen keine bestimmten Aufklärungen gewinnen, weshalb ich auf eine nähere Erörterung dieses Gegenstandes hier verzichte.

Ich bemerke nur noch, daß die in den ersten Versuchen auftretenden Beschwerden von seiten der Atmung durch die Übung allmählich aufhörten. Ebenso wurde im Laufe meiner Versuche die Größe der Transspiration, die anfangs sehr reichlich war, immer mehr beschränkt. Durch plethysmographische Bestimmung des Armvolumens vor der Arbeit, sofort nach der Arbeit ($2000^{\text{kg-m}}$) und 5 Minuten später fand ich folgendes: Während einer Arbeit von 6 Minuten Dauer nahm das Volumen des Armes um 145^{ccm} zu. Nach 5 Minuten waren davon 50^{ccm} und nach weiteren 5 Minuten nur noch 30^{ccm} zurückgeblieben.[2]

---

[1] Hellsten, *Skand. Arch. f. Physiol.* 1906. Bd. XIX. S. 229.

[2] Vgl. Palmén und Rancken, *Ebenda.* 1909. Bd. XXI. S. 388.

Über die Einwirkung des Tabakrauchens auf die körperliche Leistungsfähigkeit.

Von

Einar Palmén.

(Aus dem physiologischen Institut der Universität Helsingfors.)

Unter Anwendung des Mossoschen Ergographen machte Warren P. Lombard[1] Versuche über den Einfluß des Tabakrauchens auf die Leistungsfähigkeit der Muskeln und beobachtete dabei eine sehr starke Abnahme der Arbeitsleistung, und zwar konnte nach dem Genuß einer mittelkräftigen Zigarre die Arbeitsmenge von 10·40 auf 2·10$^{\text{kg-m}}$, also um etwa $^4/_5$ herabsinken.

Die Abnahme begann sofort in der auf den Tabaksgenuß folgenden Versuchsreihe, und erst 72 Minuten nach Ende des Rauchens hatte das Arbeitsvermögen seine frühere Höhe wieder erreicht.

Andererseits blieb die elektrische Erregbarkeit der Muskeln während des Rauchens im großen und ganzen unverändert.

Lombard deutet diese Erscheinungen als Folge der Einwirkung des Tabaks auf das zentrale Nervensystem.

Zu wesentlich anderen Resultaten kam Hough,[2] der auch mit dem Fingerergographen arbeitete. Bei seinen Versuchen arbeitete er zuerst, bis eine durch kleine Kontraktionen gebildete Gleichgewichtslage (fatigue level) erreicht wurde. Dann fing das Rauchen an; indem er nun seine Arbeit wie vorher wieder aufnahm, fand er, daß es eine längere Zeit dauerte, bis die Leistungsfähigkeit auf die soeben definierte Gleichgewichtslage herabsank. Nachdem diese einmal erreicht worden war, konnte er keinen Einfluß des Tabaks auf die Leistungsfähigkeit mehr beobachten.

Nach Hough bewirkt also das Tabakrauchen eine kleine Verlängerung der Ermüdungskurve, bevor die Gleichgewichtslage eintritt. Dies steht auch, wie Hough bemerkt, mit der im täglichen Leben gemachten Beobachtung, daß die Ausdauer vieler Menschen durch Tabak erhöht wird, in guter Übereinstimmung.

[1] Warren P. Lombard, *Journal of physiol.* Bd. XIII. S. 44. 1892.
[2] Hough, *American Journ. of physiol.* Bd. V. S. 240. 1901.

Zwischen den beiden amerikanischen Autoren herrscht also der offenbarste Widerspruch.

Bei den Versuchen, über welche ich jetzt berichten werde, war meine Übung durch mehrwöchentliche Arbeit an dem Apparat so weit fortgeschritten, daß die von dem einen Tag zum andern auftretenden Variationen nur ganz unbedeutend waren, weshalb selbst geringe Schwankungen der körperlichen Leistungsfähigkeit sehr deutlich hervortraten. Auch brauchte ich bei diesen Versuchen nur ganz kleine Tabakmengen anzuwenden, um merkbare Veränderungen in der Arbeitsleistung zu erzielen. Dies ist als ein wesentlicher Vorteil zu erachten, da es sich dadurch ermitteln läßt, ob Tabakmengen, wie sie im täglichen Leben als Genußmittel benutzt werden, einen Einfluß auf die körperliche Leistungsfähigkeit ausüben oder nicht. Daß abnorm große Tabakmengen große Veränderungen beim Körper hervorrufen, ist ja ohne weiteres klar und darüber sind keine Versuche nötig.

Allerdings muß eine „große" oder „kleine" Gabe eines Genußmittels als ein sehr unbestimmter Begriff bezeichnet werden, denn was für den einen eine geringfügige Dosis ist, kann bei einem andern schon große Störungen verursachen, und hier kommt die Gewöhnung des betreffenden Individuums an den Genuß des betreffenden Mittels wesentlich in Betracht. Meinerseits bin ich allerdings nicht eigentlich Raucher, ich gewöhnte mich aber für diese Versuche im voraus an das Rauchen, obwohl nicht in dem Umfange, daß ich davon abhängig gewesen wäre, andererseits aber doch so viel, daß ich selbst nach Genuß von etwa 10 gewöhnlichen Zigaretten kein Übelkeitsgefühl verspürte.

Versuch I.[1] Die Arbeit wurde mit einer Belastung von 50^{kg} in 2 Sekundentakt ausgeführt. Länge der Ruhepausen nach jeder Periode 2 Minuten. Vor dem Rauchen wurde eine Arbeit von etwa $2000^{kg\text{-}m}$ geleistet, um bei den folgenden Perioden eine möglichst große Gleichmäßigkeit bei der Arbeitsleistung zu bekommen.

Hiernach vollzog sich die Arbeit, wie aus der folgenden Tabelle hevorgeht; während der Pausen zwischen der 3. und 8. Periode rauchte ich insgesamt zwei Zigaretten. Die betreffenden Perioden, die also unter dem unmittelbaren Einfluß des Rauchens standen, sind mit fetter Schrift angegeben.

Periode	I	II	III	IV	V	VI	VII	VIII	IX	X	XI	XII	XIII	XIV	XV
Arbeit; kg-m	310	320	315	**320**	**320**	**350**	**345**	**285**	285	300	305	305	305	320	325

[1] Über die allgemeine Anordnung der Versuche vgl. die vorhergehende Abhandlung.

In den Perioden VI und VII erscheint eine Zunahme der Arbeitsmenge um im ganzen etwa 65 kg-m; in den folgenden sechs Perioden (VIII bis XIII) findet dagegen eine Abnahme um im ganzen etwa

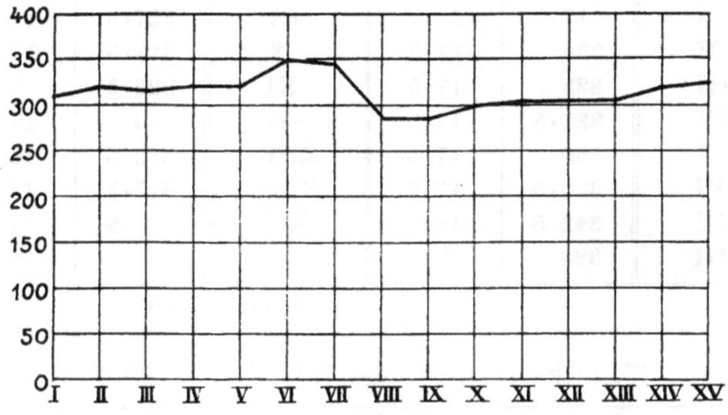

Fig. 1.

105 kg-m statt. Die Gesamtabnahme beträgt also etwa 40 kg-m (vgl. das Diagramm Fig. 1).

Versuch II. Arbeit wie im Versuch I. Vor Beginn der Arbeit werden nacheinander 5 Zigaretten geraucht. Am vorhergehenden und am nachfolgenden Tage wurde die gleiche Arbeit, aber ohne Tabak, ausgeführt. Das Mittel dieser Versuche stellt also den Normalversuch dar, mit welchem der Tabakversuch zu vergleichen ist. Die erste Zahlenreihe *a* gibt die während jeder Periode geleistete Arbei in kg-m, die zweite *b* die Zahl der dabei ausgeführten Kontraktionen an (vgl. auch das Diagramm Fig. 2, wo die Arbeitsmengen dargestellt sind).

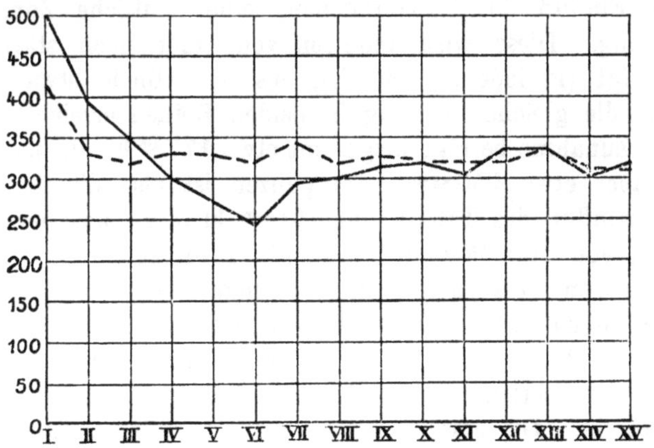

Fig. 2.

——— Tabak. - - - - Normal.

Mittel der Normalversuche, am 29. und 31. Januar 1908.

	a	*b*		*a*	*b*
I	417·5	21·5	IX	327·5	17·5
II	335	17·5	X	322·5	17·5
III	325	17·5	XI	322·5	17
IV	332·5	17·5	XII	320	17
V	330	17·5	XIII	332·5	18·5
VI	322·5	17·5	XIV	317·5	17
VII	342·5	18·5	XV	312·5	17
VIII	320	17·5			
				Summe: 4980	

Tabakversuch, am 30. Januar 1908.

	a	*b*		*a*	*b*
I	505	27	IX	315	17
II	395	21	X	320	17
III	355	19	XI	305	16
IV	300	16	XII	335	18
V	275	15	XIII	335	18
VI	245	14	XIV	305	16
VII	295	15	XV	320	17
VIII	300	16			
				Summe: 4905	

Es zeigt sich bei diesen Versuchen in den ersten drei Perioden unter dem Einfluß des Tabakrauchens eine deutliche Zunahme der Arbeitsleistung. Diese wird indessen von einer noch stärkeren Abnahme gefolgt (Periode IV bis X), bis schließlich etwa nach der 11. Periode die gleiche Leistung in beiden Reihen erreicht wird. Die anfängliche Zunahme beträgt insgesamt etwa $177^{\text{kg-m}}$; die nachfolgende Abnahme aber etwa $250^{\text{kg-m}}$. Im ganzen ist also die Arbeitsmenge unter dem Finfluß des Tabaks um $75^{\text{kg-m}}$ kleiner, was bei einer Gesamtleistung von $5000^{\text{kg-m}}$ doch nur $1^1/_2$ Proz. beträgt.

Die bei den Versuchen I und II angewendete Arbeitsweise war auf meiner damaligen Übungsstufe nur wenig anstrengend; es läßt sich daher aus ihnen schließen, daß das Tabakrauchen auf verhältnismäßig leichte körperliche Arbeit zuerst erleichternd, bald aber herabsetzend einwirkt. Die erste Wirkung wird von der zweiten zu einem gewissen Grad überkompensiert. An und für sich ist indessen diese Abnahme bei den von mir benutzten Tabakmengen nicht groß.

Um die Einwirkung des Tabaks auf anstrengende Arbeit zu untersuchen, führte ich einige Versuche mit kurzen Ruhepausen zwischen den einzelnen Perioden aus.

Versuch III. Belastung 50^{kg}. Takt 2 Sekunden, Ruhepausen zwischen den einzelnen Perioden 10 Sekunden. Nachdem so 10 Perioden gearbeitet war, schaltete ich eine Ruhepause von 3 Minuten ein und machte danach noch zweimal den ganzen Versuch durch. Auf diese Weise umfaßte der Versuch je drei Abteilungen (*A*, *B*, *C*) von denen jede wieder aus 10 Perioden bestand. Die Reihe führte ich im Laufe von fünf Tagen aus und zwar so, daß die Versuche am 1., 3. und 5. Tage Normalversuche bilden, deren Mittel dann mit dem Mittel aus den Tabakversuchen am 2. und 4. Tage verglichen wurde. Während der Tabakversuche rauchte ich vor Beginn der Arbeit je 3 Zigaretten.

Mittel der Normalversuche am 26., 28. und 30. März 1908.

	I	II	III	IV	V	VI	VII	VIII	IX	X	Summe
A, *a*	425	105	87	88	88	87	85	87	90	85	1232
b	22	6	5	5	5	5	5	5	5	5	68
B, *a*	375	90	87	90	85	88	87	90	88	88	1172
b	19·3	5·7	5	5	5	5	5	5	5	5	65
C, *a*	365	95	90	87	90	90	87	88	88	87	1167
b	19·3	5·3	5	5	5	5	5	5	5	5	65

Mittel der Tabakversuche am 27. und 29. März 1908.

	I	II	III	IV	V	VI	VII	VIII	IX	X	Summe
A, *a*	535	117·5	107·5	87·5	90	87·5	87·5	87·5	80	80	1360
b	27·5	6·5	6	5	5	5	5	5	5	5	75
B, *a*	345	87·5	85	77·5	75	72·5	67·5	65	62·5	65	1003
b	18	5	5	5	4·5	4·5	4	4	4	4	59
C, *a*	372·5	105	85	87·5	85	85	85	90	82·5	87·5	1165
b	19·5	6	5	5·5	5	5	5	5	5	5	66

Die Gesamtsumme der Arbeitsleistung während der ersten Abteilung *A* der Versuche ist bei den Tabakversuchen etwas größer als bei den Normalversuchen, 1360 bzw. $1232^{kg\text{-}m}$. Diese Differenz wird aber im Verlauf der folgenden Abteilung *B*, wo die ermüdende Wirkung des Tabaks in bemerkenswerter Weise zum Ausdruck kommt, mehr als ausgeglichen: Arbeit in den Normalversuchen 1172, in den Tabakversuchen $1003^{kg\text{-}m}$. In der dritten Abteilung *C* sind die Arbeitsmengen in den beiden Reihen genau gleichgroß, 1167 bzw. 1165 $^{\text{kg-m}}$. Auch hier ist der schließliche Unterschied nur klein, $-44^{\text{kg-m}}$ $= 1\cdot 2$ Proz.

Versuch IV. Die Anordnung des Versuches war hier sonst dieselbe wie im Versuch III, nur wurden 15 Minuten vor Beginn des eigentlichen Versuches genau 2000 $^{\text{kg-m}}$ bei 5 Sekunden Ruhepausen gearbeitet, und zwar dauerte diese Arbeit von 2000 $^{\text{kg-m}}$ nur 6 Minuten lang.

Mittel der Normalversuche am 9., 11. und 13. März 1908.

	I	II	III	IV	V	VI	VII	VIII	IX	X	Summe
A	2000 $^{\text{kg-m}}$										
B, *a*	378	97	93	87	85	87	87	88	87	85	1170
b	19·3	5·7	5·7	5	5	5	5	5	5	5	66
C, *a*	345	100	90	87	88	88	85	83	87	85	1138
b	18	5·7	5	5	5	5	5	5	5	5	64
D, *a*	340	103	90	88	90	88	88	85	87	85	1147
b	17·7	5·7	5	5	5	5	5	5	5	5	63

In den folgenden Versuchen wurde die 15 Minuten lange Pause nach der Arbeit von 2000 $^{\text{kg-m}}$ zum Rauchen von 3 Zigaretten benutzt.

Mittel der Tabakversuche am 10. und 12. März 1908.

	I	II	III	IV	V	VI	VII	VIII	IX	X	Summe
A	2000 $^{\text{kg-m}}$										
B, *a*	460	82·5	80	75	75	70	70	72·5	72·5	70	1127
b	24	5	5	4·5	4·5	4·5	4·5	4·5	4·5	4·5	66
C, *a*	330	77·5	70	67·5	65	67·5	62·5	60	57·5	60	918
b	18	5	4·5	4·5	4	4·5	4	4	4	4	57
D, *a*	320	72·5	67·5	62·5	62·5	65	62·5	62·5	60	60	890
b	17	4·5	4	4	4	4	4	4	4	4	54

Wenn die Muskeln durch eine vorher geleistete Menge Arbeit (2000 $^{\text{kg-m}}$ in 6 Minuten!) ermüdet sind, tritt demnach unter dem Einfluß des Tabaks, selbst wenn die Ermüdung nur sehr schwach oder gar nicht zum Vorschein kommt, eine bemerkenswerte Abnahme der Gesamtleistung ein. Schon von der ersten Abteilung der Versuches an sind jetzt die Arbeitsmengen an den Tabaktagen kleiner als an den

Normaltagen, und der Unterschied wird um so größer, je weiter die Arbeit fortschreitet. Die Gesamtarbeit bei den Normalversuchen ist 3455 kg-m, die bei den Tabakversuchen 2935 kg-m. Die durch drei Zigaretten bewirkte Herabsetzung der Arbeitsmenge beträgt also 520 kg-m, d. h. etwa 15 Proz.

Wenn man noch in Betracht zieht, daß im Versuch III die Arbeit während der Abteilung *C* gar keinen Einfluß vom Tabak wahrnehmen ließ, während die Abnahme im Versuch IV hier immer weiter fortschreitet, so darf man wohl schließen, daß ein wesentlicher Unterschied in bezug auf die Einwirkung des Tabakrauchens auf die Leistung der unermüdeten und der ermüdeten Muskeln besteht.

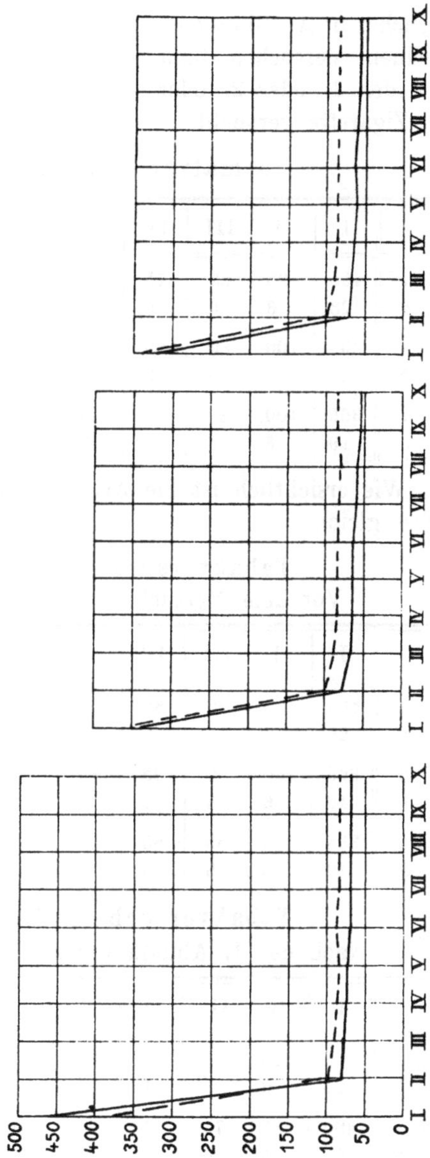

Fig. 3.

Aus dem nebenstehenden Diagramm (Fig. 3) sehen wir, daß die Arbeitsmenge in jeder Periode bei den Tabakversuchen merkbar niedriger ist als bei den Normalversuchen. Die Regelmäßigkeit, mit welcher diese Erscheinung hervortritt, beweist, meines Erachtens, daß hier kein Zufall vorliegt. Ebenso kann man die Möglichkeit ausschließen, als habe die Suggestion zu einem solchen Resultat führen können, denn dagegen sprechen entschieden sowohl die von mir beobachteten subjektiven Empfindungen, als auch die Transspirationserscheinungen.

Versuch V. Um den Einfluß des Tabaks auf den ermüdeten Muskel näher zu verfolgen, machte ich eine Reihe, wo die Arbeit wesentlich wie vorher angeordnet war; nur wurden hier in einem Versuche 5 Abteilungen von je 10 Perioden ausgeführt. In den einzelnen Versuchen fand das Rauchen teils vor der Arbeit, teils nach der 1. oder 2. oder 3. usw. Abteilung statt. Jedesmal wurde eine Zigarette geraucht.

Normalversuch am 22. Februar 1908.

	I	II	III	IV	V	VI	VII	VIII	IX	X	Summe
A, *a*	450	95	85	75	80	80	80	80	80	75	1180
b	23	6	5	5	5	5	5	5	5	5	69
B, *a*	365	100	80	80	85	80	80	85	80	85	1120
b	19	6	5	5	5	5	5	5	5	5	65
C, *a*	365	100	80	80	80	85	85	80	80	80	1115
b	19	6	5	5	5	5	5	5	5	5	65

Wie ersichtlich ist die Arbeitsleistung in den Abteilungen *B* und *C* fast gleich.

Tabakversuch am 25. Februar 1908.
Vor dem Versuch wurde eine Zigarette geraucht.

	I	II	III	IV	V	VI	VII	VIII	IX	X	Summe
A, *a*	505	100	90	85	80	75	75	75	75	70	1230
b	26	6	5	5	5	5	5	5	5	5	72
B, *a*	365	100	90	85	85	90	80	85	85	80	1145
b	19	6	5	5	5	5	5	5	5	5	65
C, *a*	365	100	85	85	85	85	80	85	85	85	1140
b	19	6	5	5	5	5	5	5	5	5	65

Tabakversuch am 24. Februar 1908.
Nach der 1. Abteilung wurde eine Zigarette geraucht.

	I	II	III	IV	V	VI	VII	VIII	IX	X	Summe
A, *a*	465	100	85	85	80	80	80	85	85	85	1230
b	24	6	5	5	5	5	5	5	5	5	70
B, *a*	460	85	75	75	75	70	65	75	70	60	1110
b	24	5	5	5	5	5	4	5	5	4	67
C, *a*	360	100	85	90	90	85	80	90	80	80	1140
b	19	6	5	5	5	5	5	5	5	5	65

Tabakversuch am 23. Februar 1908.
Nach der 2. Abteilung wurde eine Zigarette geraucht.

	I	II	III	IV	V	VI	VII	VIII	IX	X	Summe
A, *a*	465	105	85	80	85	85	80	80	80	80	1225
b	24	6	5	5	5	5	5	5	5	5	70
B, *a*	375	100	85	85	85	90	85	85	80	85	1155
b	19	6	5	5	5	5	5	5	5	5	65
C, *a*	345	90	85	85	80	80	70	80	80	70	1065
b	18	5	5	5	5	5	5	5	5	5	63

Tabakversuch am 26. Februar 1908.
Nach der 3. Abteilung wurde eine Zigarette geraucht.

	I	II	III	IV	V	VI	VII	VIII	IX	X	Summe
A, *a*	450	100	90	85	85	80	85	85	80	80	1220
b	23	6	5	5	5	5	5	5	5	5	69
B, *a*	380	85	85	85	85	80	85	85	80	80	1130
b	20	5	5	5	5	5	5	5	5	5	65
C, *a*	375	90	85	90	85	85	85	85	80	85	1145
b	20	5	5	5	5	5	5	5	5	5	65
D, *a*	335	90	80	75	75	65	75	75	70	70	1010
b	18	5	5	4	5	4	5	5	4	4	59

Wenn wir als Normalversuche alle diejenigen Abteilungen in den einzelnen Versuchen betrachten, welche vom Tabak unbeeinflußt waren, erhalten wir als Normalmittel für die betreffende Stufe der Ermüdung

	I	II	III	IV	V	VI	VII	VIII	IX	X	Summe
A[1], *a*	458	100	86	81	82	81	81	82	81	80	1212
b	24	6	5	5	5	5	5	5	5	5	70
B[2], *a*	373	95	83	83	85	83	83	85	80	83	1133
b	19	6	5	5	5	5	5	5	5	5	65
C[3], *a*	370	95	83	85	83	85	85	83	80	83	1130
b	19	6	5	5	5	5	5	5	5	5	65

Wie ersichtlich, ist die Arbeitsmenge bei den Abteilungen *B* und *C*, wie auch bei den einzelnen Perioden dieser Abteilungen, ganz gleich.

Ein Vergleich dieser Mittelwerte mit dem Versuch vom 25. Februar, wo eine Zigarette vor dem Versuch geraucht wurde, zeigt gar keine

[1] Mittel aus 4 Versuchen.
[2] Mittel aus 3 Versuchen.
[3] Mittel aus 2 Versuchen.

n Betracht kommende Differenz. Die Gesamtleistung bei der ersten Abteilung ist in den Normalversuchen durchschnittlich 1212, im Tabakversuch 1230 kg-m, bei der 2. Abteilung 1133 bzw. 1145, und bei der 3. Abteilung 1130 bzw. 1140 kg-m. Die Gesamtleistung beträgt in den Normalversuchen 3475 kg-m, im Tabakversuch 3515 — also eine Differenz von 40 kg-m (= 1·2 Proz.) zugunsten der letzteren.

Der Versuch vom 24. Februar, wo eine Zigarette vor der 2. Abteilung geraucht wurde, ergibt für die 2. Abteilung eine Abnahme um 23 kg-m und für die dritte eine Zunahme von 10 kg-m. Hier beträgt also die Gesamtabnahme nur 13 kg-m, was vollständig innerhalb der Fehlergrenzen fällt.

Im Versuch vom 23. Februar wurde die Zigarette vor der 3. Abteilung geraucht. Im Normalversuch ist die Arbeitsmenge 1130 kg-m, hier aber nur 1065 kg-m — also etwa eine Abnahme um 65 kg-m = etwa 6 Proz.

Hinsichtlich der absoluten Übereinstimmung der Abteilungen *B* und *C* in den Normalversuchen, läßt sich mit großer Wahrscheinlichkeit annehmen, daß im Normalversuch eine vierte Abteilung *D* die gleiche Arbeitsmenge, also 1130 kg-m ergeben hätte. Nach Rauchen einer Zigarette vor der 4. Abteilung im Versuch vom 26. Februar beträgt aber die Arbeitsleistung nur 1010 kg-m — also eine Abnahme um 11 Proz.

Aus diesen Versuchen scheint also hervorzugehen, daß der Tabak einen desto ungünstigeren Einfluß ausübt, je mehr die Muskeln durch vorhergehende Arbeit schon ermüdet sind. Diese Folgerung wird durch den Versuch vom 30. März noch weiter bestätigt.

Zuerst wurde in 3 Abteilungen eine Arbeitsmenge von bzw. 1245, 1180 und 1155 kg-m prestiert, dann folgte noch eine vierte Abteilung *D* — alles ohne Tabak. Nach dieser Abteilung rauchte ich eine Zigarette und machte dann die letzte Abteilung *E* des Versuches. Die Resultate sind folgende:

	I	II	III	IV	V	VI	VII	VIII	IX	X	Summe
D, *a*	355	100	90	90	85	90	90	90	90	85	1185
b	18	5	5	5	5	5	5	5	5	5	63
E, *a*	300	85	65	70	60	55	60	50	55	50	850
b	16	5	4	4	4	4	4	3	4	3	51

Die Arbeitsleistung in *E* ist also 323 kg-m (= 28 Proz.) kleiner als die mittlere Arbeitsleistung in *B*, *C* und *D*.

Dieses Ergebnis ist dem von Hough gerade entgegengesetzt. Wie ich schon früher bemerkt habe, ist es nicht unmöglich, daß dies auf der verschieden großen Gewöhnung an den Tabak, bzw. auf individueller Verschiedenheit zurückzuführen ist.

Über die Einwirkung verschiedener Variabeln auf die Ermüdung.

Von

Einar Palmén.

(Aus dem physiologischen Institut der Universität Helsingfors.)

Die Erscheinungen der körperlichen Ermüdung und, im Zusammenhang damit, die Frage, unter welchen Verhältnissen und bei welcher Arbeitsweise der menschliche Muskel seine höchste Leistung entfalten kann, sind, insbesondere nach Mossos Erfindung des Fingerergographen, vielfach untersucht worden.

Mit dem genannten Apparate wird, wie bekannt, bei fixiertem Unterarm durch den Mittelfinger ein an einem Seil befestigtes Gewicht gehoben und gesenkt, und also eine Arbeit von bestimmter Größe geleistet. Um die unter verschiedenen Bedingungen gewonnenen Arbeitsmengen untereinander vergleichen zu können, wird die Arbeit bei jedem Versuch in konstantem Takt ausgeführt. Wenn die Muskeln infolge der stetig zunehmenden Ermüdung schließlich erschöpft sind, wird die Arbeit unterbrochen, um nach einer Ruhepause von gewisser Dauer wieder aufgenommen zu werden.

Hierbei können vielfache Variationen in der Anordnung der Versuche stattfinden. Man kann die Länge der Ruhepausen zwischen den einzelnen Versuchsperioden verändern; der Takt, in welchem die Hebungen erfolgen, kann schneller oder langsamer sein; die Hubhöhe bei der einzelnen Kontraktion kann entweder bis zu Null herabsinken, oder auch konstant erhalten und die Arbeit nur so lange fortgesetzt werden, als es der Versuchsperson möglich ist, die gegebene Belastung auf die bestimmte Höhe zu heben; das belastende Gewicht kann innerhalb weiter Grenzen abgestuft werden usw.

Außerdem ist es ja natürlich, daß verschiedene außerhalb des eigentlichen Arbeitsvorganges fallende Umstände, wie die Temperatur der Umgebung, die Tageszeit und vor allem der jeweilige Körperzustand sowie manche andere Faktoren einen Einfluß auf die Größe der Arbeitsleistung ausüben müssen.

Über den Einfluß derjenigen Faktoren, von welchen, abgesehen von dem körperlichen Zustande, die Leistung und die Ermüdung vor allem abhängig sind — Belastung, Takt, Ruhepause und Hubhöhe —, liegen schon sehr zahlreiche Versuche vor, welche die hierher gehörigen Umstände in vielfacher Hinsicht aufklären.

Die betreffenden Versuche sind indessen in der Regel an dem Fingerergographen ausgeführt und leiden daher an dem Übelstande, daß die tätige Muskelmasse nur sehr klein und also auch die Ermüdung, insofern sie sich auf die Muskulatur bezieht, stark lokal beschränkt gewesen ist.

Wenn es gilt, Ergebnisse zu gewinnen, die bei wirklicher körperlicher Arbeit von Belang sind, scheint es daher notwendig zu sein, entsprechende Versuche unter Anwendung viel größerer Muskelmassen auszuführen, was auch deshalb wichtig ist, da, wie selbstverständlich, die übrigen Vorgänge im Körper, vor allem die Atmung und der Kreislauf, in einer ganz anderen Weise beeinflußt werden müssen, wenn große Muskelmassen in Tätigkeit gesetzt sind, als wenn nur ein Teil der Fingerbeuger die Arbeit leistet.

Da nun außerdem die Versuchspersonen bei den betreffenden Versuchen nicht immer die für die Untersuchung über den Einfluß verschiedener Variabeln nötige vorhergehende Übung besaßen, schien mir eine Versuchsreihe, wo die Arbeitsmenge genügend groß wäre und die Versuchsperson sich in gut trainiertem Zustand befände, ein gewisses Interesse darzubieten.

Die Versuche fanden an dem Ergographen Johanssons[1] statt und wurden erst dann begonnen, als ich durch mehrwöchentliche Übung so weit trainiert war, daß nunmehr die Arbeitsmenge bei unveränderter Arbeitsart nur verhältnismäßig wenig von dem einen Tag zum anderen zunahm. Infolgedessen mußten sich die durch Variation der Versuchsbedingungen hervorgerufenen Veränderungen in der Arbeitsmenge deutlich zu erkennen geben.[2]

Bei diesen Versuchen wurde, je nach dem besonderen Versuchszweck, in jeder Versuchsperiode so lange gearbeitet, bis nur minimale Kontraktionen erschienen, bzw. die festgestellte Hubhöhe nicht mehr erreicht werden konnte; dann wurde eine Ruhepause von in jedem Versuch konstanter Dauer eingehalten und nachher mit der Arbeit wie früher fortgesetzt.

---

[1] Johansson, *Skand. Arch. f. Physiol.* 1900. Bd. XI. S. 273.

[2] Näheres über die Versuchsanordnung bei Palmén, *Skand. Arch. f. Physiol.* 1910. Bd. XXIV. S. 168.

Hierdurch wurde es mir möglich, nicht allein die unter verschiedenen Bedingungen geleistete einmalige Arbeit, sondern auch die Fähigkeit der Dauerleistung, die bisher nur wenig untersucht wurde, im praktischen Leben aber die größte Bedeutung hat, näher zu verfolgen. — Einschließlich der Ruhepausen dauerte jeder Versuch über eine Stunde.

I. Takt und Ruhepausen bleiben unverändert, die Belastung variiert.

a. Die Hubhöhe bleibt bis zum Eintritt der Ermüdung unverändert.

Bei den hierher gehörigen Versuchen fanden die Kontraktionen jede zweite Sekunde statt, und nach jeder Periode wurde eine Ruhepause von 3 Minuten eingeschaltet. In jeder Periode wurde die Arbeit so lange fortgesetzt, bis es mir nicht mehr möglich war, die Belastung auf die einmal festgestellte Höhe zu heben.

Die beim Variieren der Belastung gewonnenen Resultate sind in folgender Tabelle zusammengestellt (vgl. die Tabelle S. 108).

Zeit	Belastung kg	Gesamtarbeit während 20 Perioden kg-m	Stundenarbeit kg-m
	10	∞	7700
	20	∞	14400
11./XII. 07	30	9000	6321
3./XII. 07	40	6225	5220
9./XI. 07	50	2848	2771
8./XII. 07	60	1409	1399
22./XII. 07	70	1305	1333

Mit einer Belastung von 10 oder 20^{kg} konnte ich in dem erwähnten Takte beliebig lange arbeiten; theoretisch ist also eine Periode dabei unendlich lang. Da die Arbeit bei jeder Kontraktion $10 \times 0 \cdot 428$ bzw. $20 \times 0 \cdot 428^{kg\text{-}m}$ und die Zahl der Kontraktionen in einer Stunde 30×60 betrug, berechnet sich die Stundenarbeit bei den betreffenden Belastungen zu 7700 bzw. $14400^{kg\text{-}m}$.

Aus der Tabelle geht nun hervor, daß die Arbeitsmenge sowohl für 20 Perioden wie für eine Stunde um so kleiner wird, je größer die Belastung ist. Eine scheinbare Ausnahme von dieser Regel bildet die Arbeit bei 10^{kg} Belastung, bei welcher die pro Stunde berechnete Arbeit wesentlich niedriger ist als bei 20^{kg} Belastung. Dies beruht indessen einfach darauf, daß bei 10^{kg} Belastung die gesamte Kraft der arbeitenden Muskeln nicht zur Verwendung kommen kann.

Im Gegensatz zu diesen Erfahrungen stehen die von Maggiora[1] (Fingerergograph), laut welchen es eine bestimmte mittlere Belastung gäbe (in Maggioras Versuchen 2^{kg} bei 2 Sekunden Takt), mit dem das günstigste Resultat erzielt werden würde. Diese Versuche genügen indessen nicht, um die Variationen bei der Dauerleistungsfähigkeit darzutun; auch war die Versuchsperson, wie es scheint, dabei fast ganz untrainiert.

b. Die Sekundenarbeit bleibt unverändert und die Hubhöhe wird dementsprechend abgestuft, in jedem einzelnen Versuch aber konstant.

Zu der Erscheinung, daß die gesamte Arbeitsmenge bei zunehmender Belastung und konstanter Hubhöhe abnimmt, muß der Umstand höchst wesentlich beitragen, daß die bei jeder Kontraktion und also auch die in der Sekunde geleistete Arbeit um so größer war, je größer die Belastung. Bei den oben zusammengestellten Versuchen betrug nämlich die Arbeit

bei	10^{kg}	Belastung	$4^{kg\text{-}m}$	für	eine	Kontraktion	und	$2^{kg\text{-}m}$	pro	Sekunde
„	20 „	„	8 „	„	„	„	„	4 „	„	„
„	30 „	„	12 „	„	„	„	„	6 „	„	„
„	40 „	„	16 „	„	„	„	„	8 „	„	„
„	50 „	„	20 „	„	„	„	„	10 „	„	„
„	60 „	„	24 „	„	„	„	„	12 „	„	„
„	70 „	„	28 „	„	„	„	„	14 „	„	„

Es scheint natürlich, daß die Ermüdung schneller eintreten muß, je größer die in der Zeiteinheit geleistete Arbeit ist.

Indessen hat Stupin,[1] der ebenfalls am Apparate von Johansson arbeitete, Versuche mitgeteilt, aus welchen hervorgeht, daß bei gleicher Sekundenarbeit die größte Arbeitsmenge bei einer verhältnismäßig kleinen Belastung erhalten wurde.

Gegen seine Versuche läßt sich aber der Einwand machen, daß sie an Individuen ausgeführt wurden, die für die betreffende Arbeit gar nicht oder zu wenig trainiert waren, weshalb ich es angezeigt fand, dieselben zu wiederholen.

Die allgemeine Anordnung dieser Versuche ergibt sich ohne weiteres aus der folgenden Tabelle. Zu derselben will ich nur bemerken, daß die Arbeit in 2 Sekunden Takt ausgeführt wurde, daß die Sekundenarbeit immer $8^{kg\text{-}m}$ betrug, sowie daß meine Übung zur Zeit

---

[1] Maggiora, *Arch. f. Anat. u. Physiol., physiol. Abt.* 1890. S. 195.

[2] Stupin, *Skand. Arch. f. Physiol.* 1902. Bd. XII. S. 158.

dieser Versuche noch nicht so weit fortgeschritten war, daß nicht von dem einen Tag zum andern eine kleine Zunahme der Arbeitsleistung bei konstanten Versuchsbedingungen zu verzeichnen gewesen wäre. Daher machte ich, wie aus der Tabelle ersichtlich, die Reihe zweimal durch, und zwar zum zweitenmal in umgekehrter Reihenfolge hinsichtlich der Belastung. In den aus diesen Beobachtungen hergeleiteten Mittelwerten muß der Einfluß der noch fortschreitenden Übung zum allergrößten Grade ausgeglichen sein.

Zeit	Belastung kg	Arbeit kg-m	Hubhöhe cm
(10./XI. 07	30	7050	—)
11./XI.	20	∞	40
12./XI.	30	9009	27
13./XI.	50	4280	16
14./XI.	40	5472	20
15./XI.	25	8445	32
(16./XI.	30	7212	—)
17./XI.	25	9148	32
18./XI.	40	5476	20
19./XI.	50	3910	16
20 /XI.	30	9495	27
(21./XI.	30	7647	—)

Die Versuche am 10., 16. und 21. November sind in der oben, S. 73, dargestellten Weise ausgeführte Normalversuche, welche dazu dienen sollen, die Fortschritte der Übung bei einer ganz bestimmten Arbeitsweise zahlenmäßig festzustellen.

Als Mittelwerte für die verschiedenen Belastungen ergibt diese Reihe:

Belastung kg	Arbeit kg-m	Gewicht × Arbeit
20	∞	∞
25	8795	219875
30	9252	277560
40	5474	218960
50	4095	204750

Diese Zahlen bestätigen durchaus die Resultate von Stupin. Eine Ausnahme macht indessen die Arbeit mit 30^{kg}, die in den beiden Versuchen größer ist als die mit 25^{kg}. Es ist, wie mir scheint, nicht unmöglich, daß eine Veränderung der Belastung um nur 5^{kg} zu gering ist, um einen deutlichen Ausschlag zu geben. Da aber diese Erscheinung in den beiden Versuchen mit etwa gleicher Intensität auftritt, ist es nicht ausgeschlossen, daß es, bei gleichbleibender Sekundenarbeit und Variation der Belastung und Hubhöhe, eine gewisse Belastung gebe, bei der die günstigsten Resultate erzielt würden. Man kann sich endlich auch denken, daß ich in dieser Versuchsreihe die Belastung von 30^{kg} besser als die von 25^{kg} darum beherrscht habe, weil ich bei meiner mehrwöchentlichen Übung gerade mit jener arbeitete.

Mit dieser alleinigen Ausnahme, die übrigens nicht besonders bedeutend ist, da die Arbeitsmenge bei 30^{kg} nur um 5 Proz. größer ist, als die bei 25^{kg}, zeigen diese Versuche, daß bei gleicher Sekundenarbeit die Gesamtarbeitsleistung um so geringer ausfällt, je größer die Belastung ist.

Wenn die Arbeitsmenge mit der entsprechenden Belastung multipliziert wird, so bekommen wir für das Intervall 25 bis 50^{kg} eine ziemlich konstante Zahl, die nur bei 30^{kg} Belastung eine größere Abweichung zeigt. Daraus folgt, daß mit Ausnahme der kleinsten Belastung (20^{kg}), wo die Arbeit unbegrenzt lange fortgesetzt werden kann, die Arbeitsmenge, bei der hier angewendeten Arbeitsweise, umgekehrt proportional der Belastung variiert.

II. Belastung, Ruhepause und sekundliche Arbeitsmenge bleiben unverändert, der Takt variiert.

Durch Versuche mit dem Fingerergographen hat Maggiora[1] gefunden, daß die Größe der Arbeitsleistung bei einmaliger Arbeit bei langsamerem Takt zunimmt, und daß bei 10 Sekunden Takt die Arbeit ohne weitere Ruhepausen unbegrenzt lange fortgesetzt werden kann.[2]

Betreffend die Beziehungen der Belastung und des Rhythmus zur Arbeitsmenge fand er, daß der Rhythmus bei doppelter Belastung dreimal langsamer sein muß, damit die Arbeitsmenge unverändert bliebe.

Andererseits geben Oseretzkowsky und Kräpelin[3] an, daß innerhalb der von ihnen eingehaltenen Grenzen, 30 bis 120 Kontraktionen in der Minute, ein schneller Rhythmus günstiger sei, und zwar gilt dies nicht nur von der Gesamtleistung der ersten zehn Ermüdungskurven, sondern auch von der Ausdauer.

---

[1] Maggiora, *Arch. f. Anat. u. Physiol., physiol. Abt.* 1890. S. 201.

[2] Die Versuche von Hough (*Amer. journ. of physiol.*, 1901. Bd. V lasse ich hier bei Seite, da diese nach dem isometrischen Regime ausgeführt sind und daher keinen direkten Vergleich mit dem meinigen gestatten.

[3] Oseretzkowsky und Kräpelin, in Kräpelins *Psychologische Arbeiten.* 1901. Bd. III. S. 599.

In derselben Richtung gehen auch die etwas älteren Beobachtungen von Broca und Richet.[1]

Bei meinen hierher gehörigen Versuchen habe ich den Einfluß der Variationen des Rhythmus bei verschiedener Belastung, von der niedrigsten, bei welcher eine Ermüdung in Betracht kommen kann, bis zu der größten, die ich überhaupt noch heben konnte, untersucht.

In bezug auf diese Versuche ist folgendes zu bemerken.

Damit die Einwirkung der Veränderungen im Rhythmus rein hervortreten sollte, war es notwendig, daß bei den zu vergleichenden Versuchen die pro Sekunde geleistete Arbeit gleich sein sollte. Ich erzielte dies, indem ich für jede Größe der Sekundenarbeit die Belastung in dem Maße erhöhte, als der Takt langsamer wurde. Bei einer Sekundenarbeit von $8^{\text{kg-m}}$ war also der Takt bei 30^{kg} Belastung 1·5 Sekunde, bei 40^{kg} 2 Sekunden, bei 50^{kg} 2·5 Sekunde und bei 60^{kg} 3 Sekunden, während die Hubhöhe konstant war und $0{\cdot}4^{\text{m}}$ betrug.

Da an jedem Tag nur ein einziger Versuch ausgeführt werden konnte, beanspruchte die Reihe zu ihrer vollständigen Erledigung einen ganzen Monat.

Dabei stellte sich indessen der Übelstand ein, daß, trotz der langen vorhergegangenen Übung, von Tag zu Tag eine deutliche Zunahme der Leistungsfähigkeit zu beobachten war — was natürlich den direkten Vergleich der Versuche hätte vereiteln müssen.

Da es mir nicht möglich war, diese Versuchsreihe noch einmal in umgekehrter Folge auszuführen, stellte ich, um untereinander vergleichbare Resultate gewinnen zu können, jeden 5. Tag einen Normalversuch (30^{kg} Belastung, 2 Sekunden Takt, 3 Minuten Ruhepause) an. Durch Vergleich dieser Normalversuche untereinander konnte ich dann berechnen, um wieviel die Übung von Tag zu Tag durchschnittlich zugenommen hatte, und auf Grund dessen sämtliche Werte auf einen bestimmten Normaltag reduzieren.

In der folgenden Tabelle sind die auf diese Weise erhaltenen Zahlen zusammengestellt, und zwar bezeichnet *a* die direkten Beobachtungen, *b* die auf den Normaltag (11. Dezember 1907) reduzierten Zahlen.

Für jeden Versuch habe ich noch die Größe der in einer Stunde geleisteten Arbeit berechnet und in derselben Tabelle aufgenommen; *c* bezeichnet die aus den Versuchen direkt berechnete Zahl, *d* die auf den Normaltag reduzierte.

---

[1] Broca und Richet, *Archives de physiologie*; 1898. S. 232.

Belastung kg		Sekundenarbeit; kg-m							
		15	12	10	8	6	4	3	2
20	Takt	—	—	—	—	1·33″	2″	—	—
	a	—	—	—	—	10896	∞	—	—
	b	—	—	—	—	12492	∞	—	—
	c	—	—	—	—	7260	14400	—	—
	d	—	—	—	—	8073	14400	—	—
	Zeit	—	—	—	—	27./X.	—	—	—
30	Takt	—	—	1·25″	1·5″	2″	3″	—	—
	a	—	—	7659	7392	9000	∞	—	—
	b	—	—	7309	8004	9000	∞	—	—
	c	—	—	6606	6363	6321	14400	—	—
	d	—	—	6310	6793	6321	14400	—	—
	Zeit	—	—	18./XII.	4./XII.	11./XII.	—	—	—
40	Takt	—	1·33″	1·67″	2″	2·67″	4″	5·33″	—
	a	—	4124	4496	5692	5356	6748	∞	—
	b	—	3919	4369	6225	6837	7841	∞	—
	c	—	3728	3768	4840	4336	4520	10800	—
	d	—	3506	3626	5220	5122	5175	10800	—
	Zeit	—	20./XII.	15./XII.	3./XII.	11./XI.	24./XI.	—	—
50	Takt	1·33″	1·67″	2″	2·5″	3·33″	5″	6·67″	—
	a	2330	2820	2785	2365	4370	4110	∞	—
	b	2208	2778	2848	2924	4627	4742	∞	—
	c	2220	2695	2660	2245	3665	3058	10800	—
	d	2126	2645	2771	2488	3835	3451	10800	—
	Zeit	16./XII.	13./XII.	9./XI.	30./XI.	6./XII.	26./X.	—	—
60	Takt	1·67″	2″	2·5″	3″	4″	6″	8″	12″
	a	1404	1362	1470	1368	1704	2898	3030	∞
	b	1374	1409	1374	1714	1889	2759	2874	∞
	c	1404	1362	1404	1566	1608	2352	2346	7200
	d	1305	1399	1392	1622	1751	2218	2203	7200
	Zeit	14./XII.	8./XII.	12./XII.	7./XI.	2./XII.	19./XII.	21./XII.	—
70	Takt	2″	—	—	—	—	—	—	—
	a	1379	—	—	—	—	—	—	—
	b	1305	—	—	—	—	—	—	—
	c	1379	—	—	—	—	—	—	—
	d	1333	—	—	—	—	—	—	—
	Zeit	22./XII.	—	—	—	—	—	—	—

Um die in vorstehender Tabelle enthaltenen Resultate zu erläutern, habe ich sie in den Figg. 1 bis 3 graphisch dargestellt.

Fig. 1 bezieht sich auf diejenigen Arbeitsmengen, welche bei verschiedener Belastung und verschiedenem Takt erzielt werden. Für jede Belastung finden wir, daß die Arbeitsmenge um so größer wird, je langsamer der Takt ist, sowie daß die Arbeit bei einem gewissen, für verschiedene Belastungen verschiedenen Takt ins Unendliche fortgesetzt werden kann.

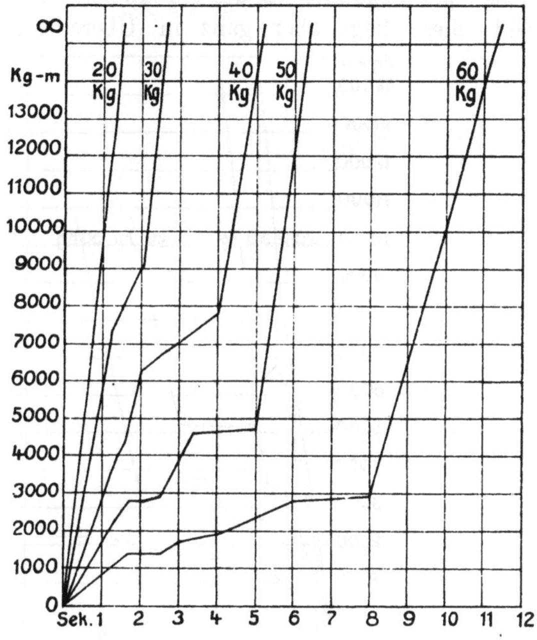

Fig. 1.

Da bei der Verlangsamung des Taktes bei diesen Versuchen auch eine entsprechende Abnahme der Sekundenarbeit stattgefunden hat, läßt sich dies auch so ausdrücken, daß bei jeder Belastung (bis 60^{kg} einschließlich) die Arbeitsmenge um so größer wird, je kleiner die Sekundenarbeit ist, sowie daß die Arbeit beliebig lange ausgeführt werden kann, wenn die Arbeitsmenge pro Sekunde genügend klein ist.

Ferner geht hervor, daß der Takt, bei welchem die „unendliche“ Arbeitsleistung erfolgt, um so kürzer sein kann, je kleiner die Belastung. Bei 20^{kg} Belastung beträgt er 2 Sekunden, bei 30^{kg} 3 Sekunden, bei 40^{kg} 5·33 Sekunden, bei 50^{kg} 6·67 Sekunden und bei 60^{kg} 12 Sekunden. Dabei ist die Sekundenarbeit bei 20 und 30^{kg} 4$^{kg\text{-}m}$, bei 40 und 50^{kg} 3$^{kg\text{-}m}$, bei 60^{kg} 2$^{kg\text{-}m}$ gewesen.

Bei den kleinen Belastungen von 20 bis 30^{kg} scheint also die gesamte Arbeitsmenge, die „unendlich lange“ geleistet werden kann, entschieden größer als bei den größeren Belastungen von 40 bis 60^{kg} zu sein.

Wie ersichtlich, habe ich bei meiner Anordnung der Versuche die früher erwähnte Beobachtung von Oseretzkowsky und Kräpelin, daß nämlich der schnelle Takt, innerhalb gewisser Grenzen wenigstens, der günstigste sei, nicht bestätigen können.

Die Größe der pro Stunde berechneten Arbeit ist in Figur 2 graphisch dargestellt. Bei jeder Belastung finden wir eine Arbeitsmenge pro Sekunde, wo die stündliche Leistung sehr jäh in die Höhe geht; diese liegt aber ganz in Übereinstimmung mit den direkten

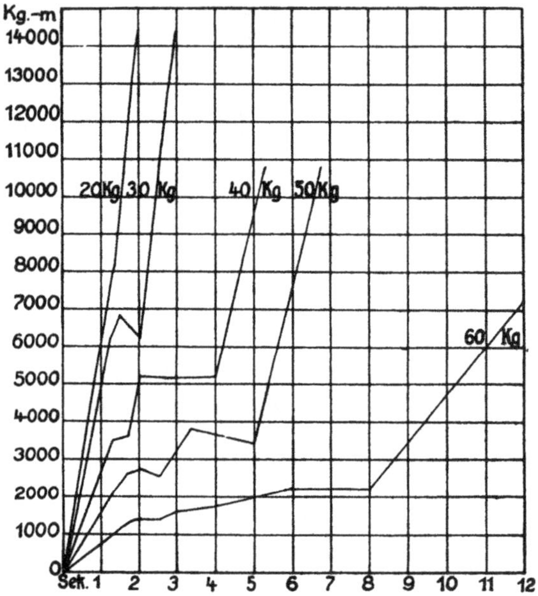

Fig. 2.

Versuchsresultaten um so niedriger, je größer die Belastung ist. Übrigens zeigen sich, wie nicht anders zu erwarten war, bei der Berechnung der Stundenarbeit, ganz dieselben Erscheinungen wie bei den Versuchen an und für sich.

Einer näheren Erklärung bedarf die Beobachtung, daß die Dauerleistungsfähigkeit bei der Verlangsamung des Taktes wächst, nicht, denn es ist ja natürlich, daß sich die Muskeln (und das Nervensystem) bei Arbeit in langsamem Takt besser ausruhen können als bei Arbeit in schnellerem, und daß daher auch im ersteren Falle das beste Resultat erzielt wird.

Es ist von Interesse, zu untersuchen, in welchem Verhältnis sich die Belastung und der Takt verschieben müssen, damit die Arbeitsmenge die gleiche bleibt. In dieser Hinsicht läßt sich für die stündliche Arbeitsmenge aus der graphischen Darstellung in Figur 2 folgendes entnehmen:

Arbeitsmenge kg·m	Belastung kg	Takt Sek.	Arbeitsmenge kg·m	Belastung kg	Takt Sek.
6000	20	1·0	7000	20	1·1
	30	1·2		30	2·1
	40	4·2		40	4·4
	50	5·6		50	5·8
	60	11·0		60	11·8

Um die gleiche stündliche Leistung auszuführen, muß also bei einer Arbeitsmenge von 6000 bis 7000 kgm der Takt bei 60 kg Belastung etwa 10 mal langsamer als bei 20 kg Belastung sein; d. h. zur Leistung gleicher stündlicher Arbeit muß bei verschiedener Belastung der Takt in einer viel höheren Proportion verlangsamt werden als die Belastung zunimmt.

Es erübrigt, zu untersuchen, wie bei gleicher Sekundenarbeit und damit zusammenhängenden Veränderungen des Taktes die Arbeitsmenge sich bei Variationen der Belastung verändert.

Aus der Tabelle S. 108 geht sehr deutlich hervor, daß die Arbeit bei kleiner Belastung wesentlich bessere Resultate als die bei größerer

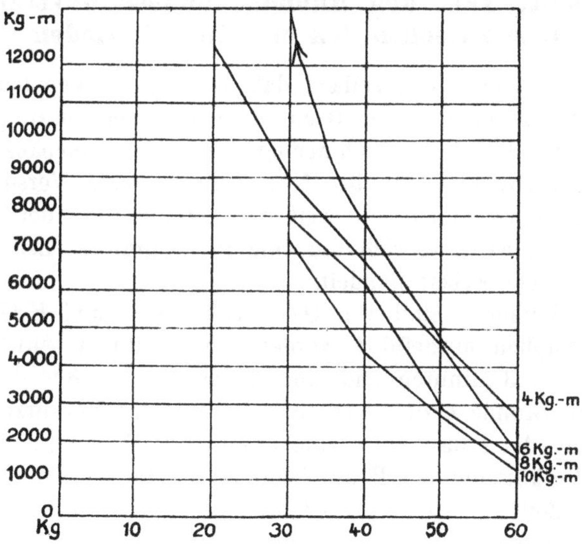

Fig. 3.

Belastung liefert. Und dies gilt ohne jede Ausnahme für alle hier benutzten Arbeitsgrößen und für jede Belastung.

Ein günstigstes mittleres Gewicht gibt es nicht, denn wenn man zu noch leichteren Gewichten als die hier benutzten fortschreitet, so wird, wie mehrmals hervorgehoben, die Arbeit unendlich, und bei weiter verminderter Belastung kann die disponible Kraft nicht mehr in vollem Umfange angewendet werden.

Innerhalb gewisser Grenzen ist die Abnahme der Arbeitsleistung bei gleicher Sekundenarbeit der Belastung etwa umgekehrt proportional, wie dies aus dem Diagramm in Fig. 3 deutlich hervorgeht.

Betreffend die Gleichgewichtslage, in der infolge eines genügend langsamen Taktes eine sichtbare Ermüdung nicht in Betracht kommt, ist zu bemerken, daß das Ausbleiben der Ermüdung im Grunde nur scheinbar ist. Dies ist ja von vornherein sehr wahrscheinlich und wird, wie mir scheint, durch meine Tabakversuche (siehe die vorhergehende Abhandlung) bewiesen, indem diese zeigen, daß die Muskeln (bzw. das Nervensystem) der schwächenden Einwirkung des Tabaks viel mehr ausgesetzt sind, wenn vorher eine Arbeit geleistet worden ist, und zwar auch dann, wenn sich dabei keine Ermüdung äußerlich offenbart.

III. Gewicht, Takt und Hubhöhe bleiben unverändert, die Ruhepause zwischen den einzelnen Perioden variiert.

Es versteht sich von selber, daß bei meiner Versuchsanordnung die Arbeitsmenge bei den aus 20 einzelnen Perioden zusammengesetzten einzelnen Versuchen mit zunehmender Länge der Ruhepausen zwischen den Perioden zunehmen muß. Nur durch direkte Versuche läßt es sich indessen entscheiden, wie weit die Verlängerung der Ruhepausen von Vorteil ist, wenn es sich um eine in bestimmter Zeit, z. B. einer Stunde, geleistete Arbeit handelt.

Solche Versuche sind von Oseretzkowsky und Kräpelin[1] am Fingerergographen ausgeführt worden. Nach ihnen würde bei einer Ruhepause von 3 Minuten und einer Belastung von 6 ^{kg} das günstigste Resultat pro Stunde erzielt werden. Sowohl eine Verkürzung als eine Verlängerung der Pause hatte eine ungünstige Wirkung, jedenfalls bewirkte die Verkürzung der Pause keine so große Abnahme der in einer bestimmten Zeit geleisteten Arbeit wie die Verlängerung.

Hier können indessen, wie die Autoren bemerken, persönliche Variationen mitsprechen; auch kann man, namentlich durch längere Übung, zu verschiedenen Resultaten gelangen.

[1] Oseretzkowsky und Kräpelin, a. a. O. S. 588.

Die folgende Tabelle enthält eine Zusammenstellung meiner hierher gehörigen Versuche, welche bei einer Belastung von 50 kg in 2 Sekunden Takt stattfanden.

Pause	Summe der ersten 20 Perioden kg-m	Arbeit der ersten Stunde kg-m	Arbeit der folgenden Stunden kg-m	Zahl der Versuchsperioden in 1 Std.	Arbeit einer Versuchsperiode in der Gleichgewichtslage kg-m	Zahl der Kontraktionen in der einzelnen Periode	Summe der 20 Versuchsperioden auf den 1./I. 1908 reduziert kg-m	Stundenarbeit in der Gleichgewichtslage, ebenso reduziert kg-m	Versuchstage
3′	3755	3390	3150	18	175	10	3755	3150	1./I. 08
2′	3275	4075	3780	27	140	8·5	3503	3956	28./XII. 07
1′	2865	6105	5390	49	110	7	3013	5585	29./XII.
30″	2215	7445	6750	90	75	5	2291	6903	30./XII.
15″	1490	8970	8800	160	55	4	1516	8928	31./XII.
10″	ca. 1350	ca. 10400	10000	200	50	4	1374	10145	31./XII.
5″	„ 1200	„ 13325	13000	325	40	3	ca. 1221	13190	31 /XII.
4″	„ 900	„ 12140	11860	362	30	3	„ 900	11860	1./I. 08
3″	„ 425	„ 4650	4320	720	6	1	„ 425	4320	1./I.
2″	„ 375	„ 3450	3150	900	3·5	1	„ 375	3150	1./I.
1″	„ 345	„ 2940	2640	1200	2·2	1	„ 345	2640	1./I.
0″	„ 300	„ 300	0	1	0	0	„ 300	300	1./I.

Das Resultat dieser Versuche (vgl. auch Fig. 4) ist leicht zu übersehen. Bei Zunahme der Ruhepausen von 0 an steigt die pro Stunde berechnete Arbeitsmenge zunächst sehr schroff von etwa 300 kg-m, wo keine Ruhepause stattfand, auf 13190 kg-m bei einer maximalen Pause von nur 5 Sek. Mit Verlängerung der Ruhepausen nimmt die Stundenarbeit anfangs schnell, dann immer langsamer ab und erreicht schließlich das Minimum, wenn die Ruhepause unendlich wird.

Das Diagramm ergibt, woran es liegt, warum gerade bei 5 Sek. Ruhepause das Maximum anzutreffen ist. Hier steigt nämlich bei 2 Sek. Takt die Zahl der Kontraktionen in jeder Periode schroff an, und andererseits hat die Zahl der in der Stunde ausgeführten Perioden hier noch nicht annähernd ihr Minimum erreicht.

Was die Arbeitsmenge während der ersten 20 Perioden betrifft, so erhellt aus dem Diagramm, daß sie mit Verlängerung der Ruhepause gleichmäßig zunimmt, anfangs, bis zu etwa 5 Sekunden Pause, schnell, dann langsamer und zwar etwa proportional der Länge der Pause.

Das Maximum der Arbeitsleistung während der ersten 20 Perioden

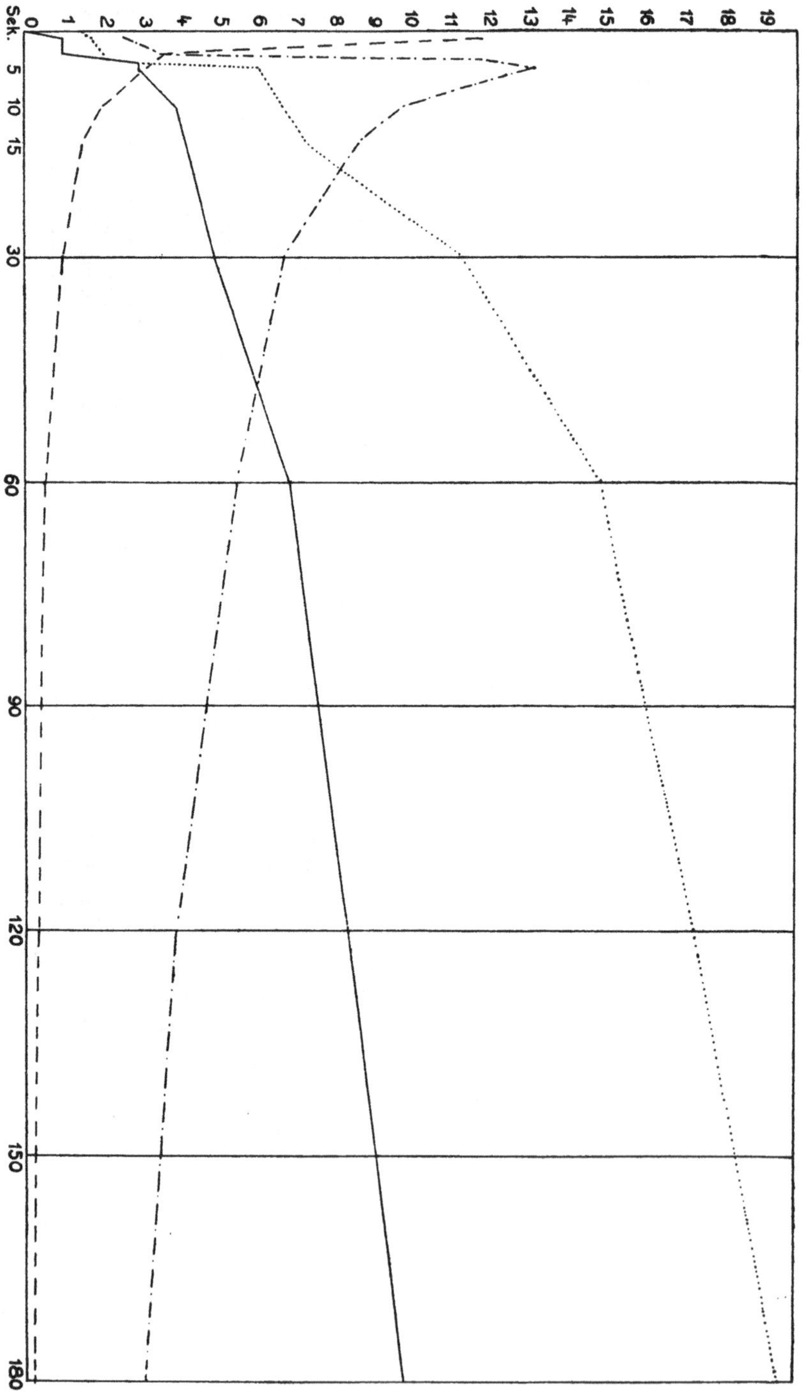

Fig. 4.

—— Kontr. in 1 Periode; - - - Periode pro Stunde; ..... Arbeit pro 20 Perioden; -.-.-. Stundenarbeit.

wird bei einer so langen Ruhepause erreicht, daß die Ermüdung von der einen Periode zur anderen nicht mehr zum Vorschein kommt. In diesem Falle beträgt die Arbeitsmenge 6000$^{kg \cdot m}$, d. h. 20 mal so viel wie bei der ersten Periode.

Bei 5 Sekunden langer Ruhepause zwischen den einzelnen Perioden wird also die größte Arbeitsmenge erhalten.

Oben habe ich nachgewiesen, daß bei Arbeit mit 50^{kg} Belastung ein Takt von 6·67 Sekunde erforderlich ist, damit keine sichtbare Ermüdung hervortritt.

Diese beiden Zahlenangaben stimmen, wie ersichtlich, ziemlich gut untereinander überein, und der kleine Unterschied erklärt sich ungezwungen daraus, daß die Übung bei der früheren Versuchsreihe noch nicht so weit fortgeschritten war, wie bei der letzteren.

Diese Übereinstimmung zeigt, daß jene zwei Faktoren, der Takt und die Ruhepause, auf welche sich diese Resultate beziehen, wesentlich gleicher Art sein müssen.

Um so befremdender ist daher die frühere Angabe von Oseretzkowsky und Kräpelin, daß etwa 3 Minuten die günstigste Ruhepause darstellten, denn man kann sich doch nicht denken, daß bei der von diesen Autoren benutzten Belastung zur Erzielung unendlicher Arbeit ein so langsamer Takt notwendig gewesen wäre. Ich will mich indessen nicht näher auf diese Frage einlassen.

Das Resultat, daß eine Ruhepause von 5 Sekunden zwischen den einzelnen Perioden die größte stündliche Arbeitsmenge gestattet, darf übrigens nicht verallgemeinert werden, sondern bezieht sich einzig und allein auf die gerade vorhandene Übungsstufe, und auf die Anwendung einer Belastung von 50^{kg} in 2 Sekunden Takt. Eine andere Belastung und andere Versuchsbedingungen würden selbstverständlich andere Zahlen für die günstigste Ruhepause ergeben haben. Bemerkenswert ist nur die Kürze dieser Ruhepause, sowie die eben erwähnte nahe Übereinstimmung mit dem Takt bei der Ausführung von „unendlicher“ Arbeit. Will man also bei solcher Arbeit ermitteln, welche Ruhepause das beste Resultat liefert, so geschieht dies am leichtesten, indem man untersucht, welches der schnellste Takt ist, bei dem man mit der betreffenden Belastung eine Arbeit ausführen kann, die eine sichtbare Ermüdung nicht auftreten läßt.

IV. Allgemeine Betrachtungen.

Nachdem ich den Einfluß der einzelnen Faktoren, der Belastung, des Taktes und der Ruhepause, auf die Größe der Arbeitsleistung besprochen habe, möchte ich im Anschluß an die dabei gewonnenen Erfahrungen etwas näher erörtern, welche allgemeinen Schlüsse in bezug auf die Art der Ermüdungserscheinungen daraus gezogen werden können.

Diejenigen Autoren, die auf diesem Gebiete gearbeitet haben, sind im allgemeinen zu dem Ergebnis gelangt, daß die Ermüdung zweierlei Art ist, nämlich teils die eigentliche Muskelermüdung, teils eine Ermüdung des zentralen Nervensystems. Was erstere betrifft, dürfte wohl die Anschauung vorherrschen, daß sie wesentlich durch die bei der Muskeltätigkeit gebildeten Stoffwechselprodukte verursacht wird.

Welcher dieser beiden Ermüdungsarten die größere Bedeutung zuzuschreiben ist, darüber gehen die Meinungen noch auseinander. So betrachtet Lombard[1] die Ermüdung des Nervensystems, Treves[2] dagegen den Zustand des Muskels selbst als das Wichtigere.

Hierbei hat man als wesentliches Kriterium der reinen Muskelermüdung die Höhenabnahme der einzelnen Kontraktionen angesehen, während sich die Ermüdung des zentralen Nervensystems durch Abnahme der Zahl der Kontraktionen offenbaren würde.

Bei der körperlichen Arbeit gibt das Gehirn motorische Impulse, die endlich die betreffenden Muskeln erreichen und ihre Kontraktion verursachen. Die also hervorgerufene Muskeltätigkeit kann so lange fortgesetzt werden, bis die allmählich eintretende Ermüdung beginnt, ihren Einfluß zu entfalten. Dieser Einfluß kann sich auf jedes bei der Muskeltätigkeit beteiligte Organ (Hirnrinde, Leitungsbahnen im zentralen Nervensystem, periphere Nerven, die Nervenendigungen im Muskel, die Muskeln selbst) geltend machen, und die Ermüdung wird also von der herabgesetzten Leistungsfähigkeit bei mehreren Organen abhängig sein können.

Was zunächst das Gehirn betrifft, hat Mosso[3] im Jahre 1890 mittels seines Ponometers Versuche darüber veröffentlicht. Aus diesen geht hervor, daß die bei der Arbeit am Fingerergographen vom Gehirn abgegebenen Impulse an Stärke zunehmen, als die Leistungsfähigkeit der Muskeln bei fortschreitender Ermüdung allmählich abnimmt — was doch nicht als Ausdruck einer eigentlichen Ermüdung des Gehirns gelten kann.

Es ist allerdings wahr, daß die Arbeit schließlich vollständig aufhört, wenn das Gehirn nicht mehr imstande ist, seine motorischen Impulse in genügendem Grade zu steigern. Es wäre aber verkehrt,

---

[1] Lombard, *Journ. of physiology.* 1892. Bd. XIII. S. 56.

[2] Treves, *Archives ital. de biol.* 1898. Bd. XXIX.

[3] Mosso, *Arch. f. Anat. u. Physol., physiol. Abt.* 1890. S. 118.

zu sagen, die Ermüdung sei hier vom zentralen Nervensystem ausgegangen, vielmehr dürfte es, selbst wenn das Gehirn an dem schließlichen Aufhören der Arbeit schuld ist, richtiger sein, die Sache so aufzufassen, daß die Ermüdung eigentlich irgend welche andere der bei der Muskelarbeit tätigen Organe betrifft und hemmend auf die vom Gehirn ausgehenden Impulse gewirkt hat.

Aus den Erfahrungen Mossos läßt sich aber jedenfalls schließen, daß die Ermüdung des Gehirns an und für sich bei der Deutung der am Ergographen gewonnenen Resultate nur eine verhältnismäßig geringe Rolle hat spielen können.

Damit will ich nicht etwa behaupten, daß eine Ermüdung des Gehirns überhaupt nicht vorhanden sei, sondern nur, daß sie in einer ganz eigenartigen Weise hervortritt. Wenn man nämlich die Kontraktionen in einem so langsamen Takt ausführt, daß die Arbeit „unendlich" lange fortgesetzt werden kann, indem die Zeit zwischen den einzelnen Kontraktionen zum Ausgleich der körperlichen Ermüdung völlig genügt, so fühlt man nichtsdestoweniger nach längerem Arbeiten eine Art „geistiger" Ermüdung, die sich durch Nervosität und ungeduldiges Verlangen nach Beendigung der Arbeit zu erkennen gibt. Diese Erscheinungen von seiten des zentralen Nervensystems traten um so eher und nachdrücklicher auf, je kleiner die angewendete Belastung war und je häufiger ich gezwungen war, Impulse zu geben.

Ferner beobachtete ich fast regelmäßig, wenn ich bei der Arbeit am Ergographen meine Aufmerksamkeit allmählich etwas anderem, z. B. draußen im Korridor vorgehenden zuwandte, daß die Arbeitsmenge in der betreffenden Periode kleiner als sonst wurde, d. h. die mangelhafte Aufmerksamkeit während der Arbeit hatte eine Herabsetzung der Arbeitsgröße zur Folge. Wenn aber meine Aufmerksamkeit plötzlich auf etwas unerwartetes gerichtet wurde, z. B. wenn die Tür des Arbeitszimmers mit stärkerem Geräusch geöffnet wurde, so zeigte sich regelmäßig eine Zunahme der Arbeitsmenge. In beiden Fällen war also die Variation der Arbeitsgröße durchaus von psychischen Impulsen abhängig.

Als zweites Glied in der Kette der bei der Muskeltätigkeit wirksamen Organe kommen die Leitungsbahnen und die von diesen untereinander verbundenen Ganglienzellen im zentralen Nervensystem sowie die peripheren motorischen Nerven in Betracht. Es scheint mir nämlich nicht ganz unmöglich zu sein, daß etwaige, bei der Muskelarbeit entstehende, giftig wirkende Substanzen („Ermüdungsstoffe") eine schädliche Wirkung auf die Leistungsfähigkeit der Leitungsbahnen usw. ausüben könnten. Dies will aber nicht besagen, daß hier eine **direkte** Ermüdung der Nervenbahnen infolge ihrer Tätigkeit vorliege.

Was die Muskeln selbst betrifft, kann man sich ja denken, daß die bei der Arbeit in ihnen gebildeten und in der Gewebeflüssigkeit allmählich sich anhäufenden Zerfallsprodukte hemmend auf ihre Leistungsfähigkeit einwirken können. Diese Substanzen, die wahrscheinlich verschiedener Art sind, können einfach als **Ermüdungsstoffe** bezeichnet werden. Die durch sie bewirkte Ermüdung wäre also toxischer Art. Ihre Wirkung würden sie, meines Erachtens, wesentlich unter Vermittlung der nervösen Zentralorgane entfalten, wie daraus hervorgeht, daß sich die Ermüdung bei körperlicher Arbeit von den arbeitenden Muskeln über den ganzen Organismus verbreitet und sowohl die körperliche als die geistige Leistungsfähigkeit herabsetzt. Für diese Tatsache scheint es keine andere Erklärung zu geben, als daß sich die Ermüdungsstoffe unter Vermittlung des Kreislaufes in dem ganzen Körper verbreiten und auch das zentrale Nervensystem beeinflussen, welches also hierdurch, aber nur mittelbar, bei der Entstehung der Ermüdung beteiligt sein würde.

Von diesem Gesichtspunkte aus lassen sich, wie mir scheint, die divergierenden Ansichten der Autoren betreffend die Frage, ob die Ermüdung des zentralen Nervensystems oder die der Muskeln bei körperlicher Arbeit die wichtigste Rolle spielt, zum Teil wenigstens vereinigen, denn nach dem einen wäre der hemmende Einfluß der Ermüdungsstoffe auf die Arbeit als Ermüdung des zentralen Nervensystems, nach dem anderen als Muskelermüdung zu bezeichnen. Um Mißverständnissen vorzubeugen, werde ich diese Art der Ermüdung im folgenden als **toxische Ermüdung** bezeichnen.

Es muß indessen noch die eigentliche, schwer zu definierende Muskelerschöpfung, die wahrscheinlich in gewissen physiologischen und chemischen Veränderungen beim Muskelelement selbst besteht, in Betracht gezogen werden.

Hierbei ist unter anderem zu bemerken, daß die Konsistenz und die Spannung des Muskels nach körperlicher Arbeit deutlich verändert sind: vor der Arbeit besitzen die Muskeln stets eine gewisse Spannung, nach der Arbeit fühlt sich der Muskel viel weicher, fast teigig an, ist aber zugleich etwas verkürzt. Auf die Erklärung dieser Veränderungen werde ich mich nicht hier einlassen, sondern begnüge mich damit, sie konstatiert zu haben.

Es scheint mir der Mühe wert, meine Versuche aus dem Gesichtspunkte zu durchmustern, ob darin irgend welche Eigentümlichkeiten nachgewiesen werden können, welche auf diese verschiedenen Ermüdungserscheinungen zurückgeführt werden können.

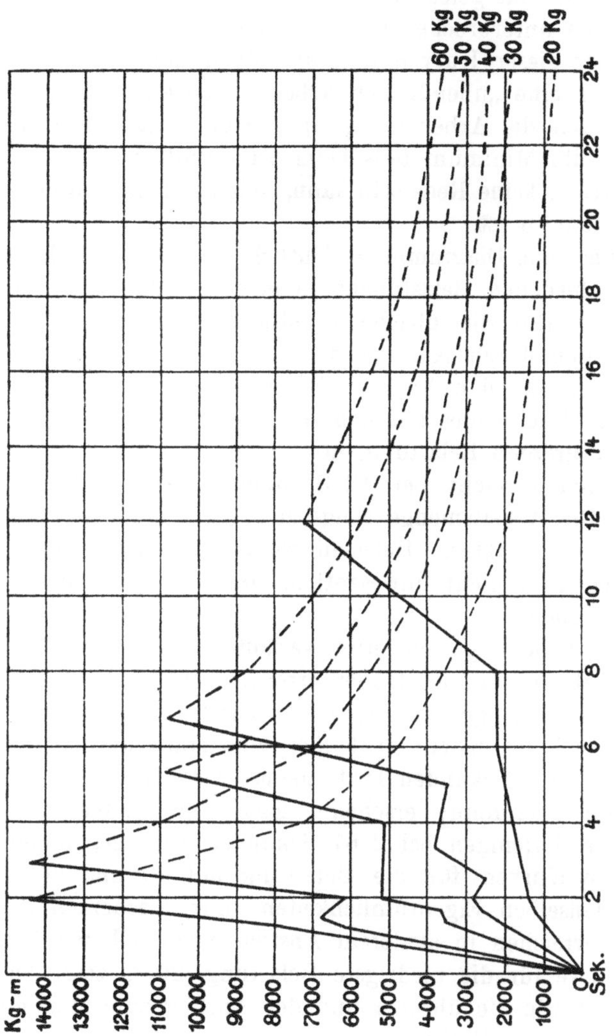

Fig. 5.

In dieser Hinsicht verweise ich auf das Diagramm in Fig. 5. In dasselbe sind die stündlichen Arbeitsmengen bei verschiedener Belastung und verschiedenem Takt eingetragen (vgl. die Tabelle S. 108) und durch die ausgezogenen Linien gekennzeichnet. Da, wie oben bemerkt, für jede Belastung und Arbeitsgröße pro Kontraktion ein Takt gefunden ist, bei welchem die Arbeit beliebig lange fortgesetzt werden kann, läßt sich unschwer berechnen, eine wie große stündliche Arbeit bei derselben Belastung und Arbeitsgröße pro Kontraktion aber in langsamerem Takt geleistet werden kann. Die so berechneten Werte sind durch die unterbrochenen Linien dargestellt.

Bei jeder dieser Kurven fällt das Maximum bei dem schnellsten Takt ein, der eine „unendliche" Arbeit gestattet. Von diesem Höhepunkt an sinkt die Arbeitsmenge pro Stunde nach beiden Seiten ab und erreicht ihr Minimum teils beim Takt Null, wo ja von einer fortlaufenden Arbeit keine Rede sein kann, teils bei $+\infty$, wo der Rhythmus unendlich langsam ist.

Wie aus dem Diagramm ersichtlich, schneiden sich die Kurven für die verschiedenen Belastungen in gewissen Punkten. Da, wo dies eintrifft, wird also die gleiche stündliche Arbeitsmenge bei verschiedener Belastung durch Kontraktionen in gleichem Rhythmus erreicht.

In bezug auf den Verlauf der Arbeitskurven bei verschiedener Belastung geht folgendes aus dem Diagramm hervor:

Bei der größten Belastung, 60^{kg}, steigt die Kurve ziemlich regelmäßig an und erreicht bei 12 Sekunden Takt das Maximum, etwa $7200^{kg\text{-}m}$. Die Arbeitsmenge steigt ziemlich regelmäßig mit der Verlangsamung des Taktes. Indessen ist der Anstieg zwischen 8 und 12 Sekunden Takt nicht unwesentlich steiler als der Anstieg zwischen 0 und 8 Sekunden.

Bei der Belastung von 50^{kg} verläuft die Steigerung viel steiler, so daß das Maximum viel früher erreicht wird und dabei auch einer größeren Arbeitsmenge als bei 60^{kg} Belastung entspricht. Im ansteigenden Teil der Kurve tritt hier eine stark ausgeprägte Diskontinuität auf: bei 5 Sekunden Takt, gerade vor dem schließlichen steilen Anstieg zum Maximum, erscheint sogar eine kleine Abnahme der Arbeitsmenge derjenigen bei 2·67 Sekunden Takt gegenüber.

Bei den Kurven für die Belastung mit 40 und 30^{kg} begegnen wir ganz denselben Eigentümlichkeiten: nur erscheinen die Maxima früher und erreichen in steilerem Anstieg einen höheren Wert.

Die Kurve für die niedrigste Belastung, 20^{kg}, zeigt keine solche Diskontinuität wie die übrigen und der Anstieg zum Maximum erfolgt hier fast genau geradlinig.

Wir finden also bei jeder Belastung, mit Ausnahme der allergeringsten, eine bemerkenswerte Unstetigkeit im Verlauf der Kurven; und da sich diese immer wiederholt, läßt es sich nicht gut annehmen, daß hier eine reine Zufälligkeit vorliegt, sondern die Erscheinung muß wohl als tatsächlich existierend aufgefaßt werden.

Um ihre Ursache kennen zu lernen, habe ich in folgender Tabelle

Datum 1907[1]	Belastung kg	I	II	III	IV	V	VI	VII	VIII	IX	X	XI	XII	XIII	XIV	XV	XVI	XVII	XVIII	XIX	XX
11./XII.	30 *a*	528	462	471	423	453	465	453	438	441	423	462	447	408	441	459	477	432	429	432	456
	b	47	41	41	38	40	41	40	38	40	37	40	40	37	40	41	42	38	37	38	37
	c	37·5	37·6	38·3	37·6	37·8	37·8	37·8	38·4	36·8	38·1	38·5	37·3	36·8	36·8	37·3	37·9	37·9	38·7	37·9	41·1
3./XII.	40 *a*	336	280	284	252	272	272	280	292	296	288	288	284	292	288	260	288	288	292	288	279
	b	23	20	20	18	19	19	20	21	21	20	20	20	20	20	19	20	20	20	20	19
	c	36·5	35·0	35·5	35·5	35·8	35·8	35·0	34·8	35·2	36·0	36·0	35·5	36·5	36	34·2	36·0	36·0	36·5	36·0	35·8
9./XII.	50 *a*	260	165	140	165	130	135	135	125	135	125	125	110	145	120	130	125	125	125	140	125
	b	15	10	9	10	8	9	9	8	9	8	8	7	9	8	8	8	8	8	10	8
	c	34·7	33·0	30·0	33·0	32·5	30·0	30·0	31·3	30·0	31·3	31·3	31·4	32·2	30·0	32·5	31·3	31·3	31·3	28·0	31·3
8./XII.	60 *a*	126	120	102	96	78	84	66	60	60	60	66	60	48	54	48	42	48	48	48	48
	b	8	7	6	6	5	5	4	4	4	4	4	4	4	4	4	3	4	4	4	4
	c	26·2	28·6	28·3	26·6	26·0	28·0	27·5	25·0	25·0	25·0	27·5	25·0	20·0	22·5	20·0	23·3	20·0	20·0	20·0	20·0

[1] Betreffend die in diesen Tabellen und in der Tabelle auf S. 108 aufgenommenen Versuche ist zu bemerken, daß die mittlere Hubhöhe in den einzelnen Perioden nicht ganz den beabsichtigten Umfang von $0 \cdot 4^{mm}$ erreichte. Wenn nämlich eine Kontraktion geringerer Größe erschien, wurden noch ein paar Kontraktionen ausgeführt, um zu prüfen, ob jene nicht ganz zufällig war. Dadurch wurde die mittlere Hubhöhe pro Periode, besonders bei der kleinen Zahl der Kontraktionen bei den größeren Belastungen, kleiner, als ursprünglich festgestellt worden war.

die in den einzelnen Perioden geleistete Arbeitsmenge (*a*), die dabei erreichte Zahl der Kontraktionen (*b*) und die durchschnittliche Höhe der Kontraktionen (*c*) bei einigen Versuchen mit verschiedener Belastung und in jedem Versuche etwa konstanter Hubhöhe, in 2 Sekunden Takt und mit 3 Minuten Ruhepause zusammengestellt.

Aus dieser Zusammenstellung geht folgendes hervor:

Bei 30^{kg} Belastung beträgt die Arbeitsmenge in der ersten Periode 528$^{kg\text{-}m}$ und erreicht sehr bald danach die Gleichgewichtslage, wobei die Leistung innerhalb enger Grenzen um etwa 440$^{kg\text{-}m}$ variiert. Die Abnahme im Verhältnis zu der Arbeitsmenge während der 1. Periode beträgt also etwa 17 Proz. Gleichzeitig hat die Zahl der Kontraktionen in einer Periode um etwa 20 Proz. abgenommen, während die mittlere Höhe der Kontraktionen ein wenig zugenommen hat.

Bei 40^{kg} Belastung sinkt die Arbeitsmenge von der 1. Periode von 336$^{kg\text{-}m}$ auf etwa 280$^{kg\text{-}m}$ bei der Gleichgewichtslage, also wieder um etwa 17 Proz.; die Zahl der Kontraktionen nimmt von 23 auf etwa 20 — gleich 13 Proz. — ab; die Hubhöhe ist fast unverändert.

Bei 50^{kg} Belastung wird die Gleichgewichtslage erst bei der 5. Periode erreicht. Die Abnahme der Arbeitsmenge von der ersten Periode, 260$^{kg\text{-}m}$, auf die Gleichgewichtslage, die etwa 130$^{kg\text{-}m}$ repräsentiert, beträgt hier 50 Proz. Die Zahl der Kontraktionen vermindert sich um etwa 45 Proz. und die Größe der Hubhöhen um etwa 10 Proz.

Bei 60^{kg} Belastung treten die gleichen Erscheinungen, aber noch stärker hervor. Die Gleichgewichtslage wird erst nach etwa 12 Perioden erreicht, und die Arbeitsmenge dabei (etwa 50$^{kg\text{-}m}$) ist 60 Proz. niedriger als die während der ersten Periode (126$^{kg\text{-}m}$); die Zahl der Kontraktionen nimmt um die Hälfte ab und der Umfang derselben sinkt um etwa 20 Proz.

Auf der gleichen Stufe der Übung gestaltet sich also der Verlauf der Ermüdung bei einer höheren Belastung wesentlich anders als bei einer niedrigeren. Hier müssen also verschiedene Momente tätig sein.

Nach der von mehreren Autoren vertretenen, oben schon erwähnten Ansicht würde sich eine Ermüdung des zentralen Nervensystems durch Abnahme der Kontraktionszahl, die der Muskeln selber durch Abnahme der Hubhöhe kennzeichnen. Wenn dem so ist, würde bei kleinerer Belastung, wo die Zahl der Kontraktionen ja abnimmt, ohne daß sich ihr Umfang vermindert, die Ermüdung des Nervensystems die wesentliche Rolle spielen, wogegen bei größerer Belastung die Bedeutung der durch die Abnahme der Hubhöhen charakterisierten eigentlichen Muskelermüdung sich immer mehr geltend macht.

Obwohl wir nicht feststellen können, ein wie großer Teil der Ermüdung auf Kosten des zentralen Nervensystems und ein wie großer Teil auf die Veränderungen im Muskel zu führen ist, so scheinen die vorliegenden Resultate doch darauf zu deuten, daß die Ermüdung bei der Arbeit mit einer kleinen Belastung vorwiegend toxischer Art ist, bei größerer Belastung aber wesentlich auf Veränderungen in der Muskulatur selbst beruht.

Dafür kann auch die absolute Größe der Leistung herbeigezogen werden. Bei einer großen Belastung ist die in kg-m gemessene Arbeitsmenge klein, die Steigerung des Stoffwechsels also auch nicht groß, während bei der kleineren Belastung und der ihr entsprechenden größeren Arbeitsmenge die Steigerung des Stoffwechsels bedeutend größer ist — was seinen Ausdruck auch darin findet, daß die Transspiration bei niedriger Belastung schon nach ein paar Perioden einsetzt, namentlich wenn der Takt schnell ist.

Unter solchen Umständen ist es wenigstens in höchstem Grade wahrscheinlich, daß sich die spezifischen, toxischen Ermüdungsprodukte in größerer Menge bei der kleineren Belastung bilden und also eine verhältnismäßig tiefere Einwirkung auf das zentrale Nervensystem ausüben müssen.

Dies bezeugen ihrerseits auch die subjektiven Empfindungen bei der Arbeit mit verschieden großer Belastung.

Bei Arbeit mit kleiner Belastung (20 und 30^{kg}) war die körperliche Ermüdung in den Ruhepausen nach den einzelnen Perioden so groß, daß sogar die unbedeutenden Bewegungen, die zur Aufzeichnung der nötigen Notizen ausgeführt werden sollten, fast anstrengend erschienen. Das Gefühl war etwa dasselbe, obwohl schwächer, wie es z. B. beim Einschlafen der Glieder zu beobachten ist. Beim Weiterarbeiten in derselben Weise ist eine immer größere Willensanstrengung erforderlich, damit die Arbeit, trotz dieses ständig zunehmenden unangenehmen Gefühls, fortgesetzt werden kann.

Die Arbeit mit kleinerer Belastung macht in jeder Hinsicht mehr nervös als die mit größerer (vgl. auch oben S. 117).

Ganz anders verhalten sich die Empfindungen bei Arbeit mit größerer Belastung. Bei 30^{kg} treten die Differenzen noch nicht deutlich hervor, bei 50 oder gar 60^{kg} zeigt sich der Unterschied überaus auffallend. Nach einzelnen Perioden oder gar nach einem vollständigen Versuch vermißt man gänzlich das oben erwähnte Gefühl von Erschlaffung. Im Gegenteil empfand ich bei Arbeit mit 60^{kg} nach Abschluß der einzelnen Versuchsperioden kaum ein Bedürfnis nach Ruhe, sondern erwartete fast mit Ungeduld das Ende der Ruhepause. Das

Fortschreiten der Ermüdung konnte daher während der Pausen überhaupt nicht verfolgt werden, es sei denn ausnahmsweise durch plötzlich auftretende Kopfschmerzen. Erst während der Arbeit stellte sich die Ermüdung so groß heraus, daß die schließliche Gleichgewichtslage auf ein wesentlich niedrigeres Niveau herabgegangen war als bei Arbeit mit kleinerer Belastung.

Die Verschiedenheit der subjektiven Empfindungen ist so deutlich und auffallend, daß sie keinesfalls auf einem bloßen Zufall beruhen kann: es muß sich vielmehr ein natürlicher Grund dafür ausfinden lassen. Ich möchte ihn darin erblicken, daß die Ermüdung, durch welche die subjektiven Empfindungen hervorgerufen werden, bei Arbeit mit kleiner und mit großer Belastung verschiedener Natur ist — also dieselbe Auffassung, zu der ich bei der Besprechung der Variationen in der Zahl und der Größe der Kontraktionen gelangt bin.

Noch ein Umstand, der meines Erachtens für die hier vertretene Auffassung spricht, bietet sich in Beobachtungen dar, welche ich bei meinen im Verein mit Rancken[1] ausgeführten Versuchen über den Einfluß der Massage auf die Leistungsfähigkeit der Muskeln gemacht habe. Nachdem ich nämlich mit einem kleinen Gewicht bis zur Ermüdung gearbeitet hatte, empfand ich die zirkulationsbefördernden Streichungen subjektiv sehr angenehm und belebend, während Knetungen u. dgl., die ihrem physiologischen Effekt nach gewissermaßen als Stimulans auf das kontraktile Muskelelement selbst wirken, nicht annähernd im gleichen Grade diese Empfindung auslösten, obwohl sie die Leistungsfähigkeit während der folgenden Arbeitsperioden in außerordentlich hohem Grade steigerten. Gerade umgekehrt verhielt es sich aber bei großen Belastungen: da schienen die Knetungen auch subjektiv neue Kraft zu verleihen, während die Streichungen in ihrer Wirkung auch auf die subjektiven Empfindungen ganz minimal waren.

Aus diesen Ausführungen schließe ich also, daß bei körperlicher Arbeit, wie ich sie am Ergographen angestellt habe, wenigstens zwei verschiedene Faktoren tätig sind, welche die als Ermüdung bezeichnete Abnahme der Leistungsfähigkeit verursachen, nämlich 1. die eigentliche Muskelermüdung, die vor allem bei der Anwendung großer Belastungen, also bei verhältnismäßig großer Sekundenarbeit in die Erscheinung tritt und 2. die toxische Ermüdung, die hauptsächlich bei der Anwendung kleinerer Belastung in schnellem Takt auftritt.

---

[1] Palmén und Rancken, *Skand. Arch. f. Physiol.* 1909. Bd. XXI. S. 383.

Und nun glaube ich zur Erklärung der im Diagramm, Fig. 5, enthaltenen Einzelheiten im Verlauf der Kurven schreiten zu können.

Wenn es nur einen einzigen, Ermüdung erzeugenden Faktor gäbe, müßten doch aller Wahrscheinlichkeit nach die Arbeitskurven von Null zum Maximum geradlinig oder auch in Form einer regelmäßig gekrümmten Linie ansteigen. Das tatsächliche Aussehen dieser Kurven, mit der scharf ausgeprägten Diskontinuität in ihrem Verlauf, scheint mir gerade davon abhängig zu sein, daß hierbei die beiden Arten der Ermüdung, die toxische Ermüdung des zentralen Nervensystems und die eigentliche Muskelermüdung, beteiligt sind.

Je nach der Größe der Belastung und zum Teil auch je nach der Schnelligkeit des Taktes nehmen diese Faktoren an der Abnahme der Arbeitsleistung teil. Bei steilem Verlauf der Kurve, wie bei 20^{kg} Belastung, wo kaum eine Diskontinuität zu beobachten ist, würde die Ermüdung fast ausschließlich von den toxischen Einwirkungen auf das zentrale Nervensystem bedingt sein. Je größer die Belastung wird, in einem um so höheren Grade würde sich schon frühzeitig die reine Muskelermüdung geltend machen und daher die lang ausgedehnte Form der Kurven hervorrufen. In einem extremen Falle, d. h. bei sehr großer Belastung, würde die Kurve wieder ziemlich geradlinig sein, aber mit der Abszisse nur einen sehr kleinen Winkel bilden.

Zur weiteren Aufklärung dieses Gegenstandes führe ich noch die in der folgenden Tabelle aufgenommenen Versuche an. Diese sind in folgender Weise ausgeführt.[1]

Zuerst arbeitete ich in 2 Sekunden Takt mit einer Belastung von 75^{kg} bis zur Ermüdung. Dann setzte ich die Arbeit mit 50^{kg} Belastung fort, ohne dazwischen eine größere Ruhepause einzuschalten, als zum Aufzeichnen der Resultate und zum Wechseln der Belastung — insgesamt 30 Sekunden — erforderlich war. Nachdem auch bei dieser Belastung die Ermüdung eingetreten war, setzte ich wieder nach etwa $^1/_2$ Minute die Arbeit mit 30^{kg} Belastung fort. Bis hierher stimmte meine Versuchsanordnung mit der von Treves bei seinen Untersuchungen über das Endmaximalgewicht ganz überein. Als nun meine Kräfte auch für 30^{kg} Belastung erschöpft waren, ruhte ich 3 Minuten aus, wonach ich die ganze Reihe aufs neue, und zwar insgesamt 10 mal, wiederholte. In der Tabelle gibt die erste horizontale Zahlenreihe (*a*) die Arbeitsmenge, die zweite (*b*) die Zahl der Kontraktionen an.

---

[1] Diese Versuche sind als Diagramme von Rancken und mir im *Skand. Arch. f. Physiol.* 1909. Bd. XXI. S. 392 ff. veröffentlicht worden.

Reihe		75 kg	50 kg	30 kg	Summe
I.	*a*	68 kg-m	205 kg-m	477 kg-m	750 kg-m
	b	4 Kontr.	12 Kontr.	41 Kontr.	57 Kontr.
		Dauer der Arbeit 114″,	Sekundenarbeit 6·58 kg-m.		
II.	*a*	60 kg-m	170 kg-m	510 kg-m	740 kg-m
	b	4 Kontr.	10 Kontr.	43 Kontr.	57 Kontr.
		Dauer der Arbeit 114″,	Sekundenarbeit 6·49 kg-m.		
III.	*a*	60 kg-m	165 kg-m	534 kg-m	759 kg-m
	b	4 Kontr.	10 Kontr.	45 Kontr.	59 Kontr.
		Dauer der Arbeit 118″,	Sekundenarbeit 6·43 kg-m.		
IV.	*a*	53 kg-m	175 kg-m	609 kg-m	837 kg-m
	b	3 Kontr.	10 Kontr.	51 Kontr.	64 Kontr.
		Dauer der Arbeit 128″,	Sekundenarbeit 6·54 kg-m.		
V.	*a*	45 kg-m	195 kg-m	594 kg-m	834 kg-m
	b	3 Kontr.	11 Kontr.	50 Kontr.	64 Kontr.
		Dauer der Arbeit 128″,	Sekundenarbeit 6·52 kg-m.		
VI.	*a*	38 kg-m	185 kg-m	654 kg-m	877 kg-m
	b	3 Kontr.	10 Kontr.	55 Kontr.	68 Kontr.
		Dauer der Arbeit 136″,	Sekundenarbeit 6·45 kg-m.		
VII.	*a*	38 kg-m	185 kg-m	705 kg-m	923 kg-m
	b	3 Kontr.	10 Kontr.	59 Kontr.	72 Kontr.
		Dauer der Arbeit 144″,	Sekundenarbeit 6·41 kg-m.		
VIII.	*a*	30 kg-m	180 kg-m	675 kg-m	885 kg-m
	b	3 Kontr.	10 Kontr.	57 Kontr.	70 Kontr.
		Dauer der Arbeit 140″,	Sekundenarbeit 6·32 kg-m.		
IX.	*a*	23 kg-m	175 kg-m	783 kg-m	981 kg-m
	b	2 Kontr.	10 Kontr.	66 Kontr.	78 Kontr.
		Dauer der Arbeit 156″,	Sekundenarbeit 6·28 kg-m.		
X.	*a*	30 kg-m	175 kg-m	735 kg-m	940 kg-m
	b	3 Kontr.	10 Kontr.	62 Kontr.	74 Kontr.
		Dauer der Arbeit 148″	Sekundenarbeit 6·35 kg-m.		

Beim ersten Anblick erscheinen diese Ergebnisse ganz unverständlich. Wir finden nämlich, daß die Summen der Gesamtreihen fast regelmäßig von 750 kg-m in der ersten 1. Periode auf 940 kg-m in der 10. Periode ansteigen, und nicht wie sonst Hand in Hand mit der zunehmenden Ermüdung stetig abnehmen.

In bezug auf die Arbeit bei verschieden großer Belastung finden wir, daß die bei 75^{kg} geleistete Arbeit regelmäßig immer kleiner wird, je länger der Versuch dauert. Die Arbeit mit 50^{kg} nimmt anfangs ab, um später ziemlich konstant zu bleiben, d. h. verhält sich ganz in derselben Weise, wie wenn die Arbeit ausschließlich mit dieser Belastung geleistet wird. Bei der kleinsten Belastung, 30^{kg}, nimmt die Arbeitsmenge dagegen ununterbrochen zu, und zwar übertrifft diese Zunahme die Abnahme bei 75^{kg} so viel, daß die Gesamtleistung von Periode zu Periode zunimmt.

Die Ursache dieser Steigerung beruht also darauf, daß nach der Ermüdung des Muskels für die schwere Belastung die Arbeit bei der kleinen Belastung besser ausfällt. Hierbei ist nun zu bemerken, daß die Zunahme der Arbeitsmenge zum Teil auf einer Verlängerung der Arbeitsdauer zurückzuführen ist, nicht darauf, daß die Sekundenarbeit zunehmen würde.

Ein weiterer Versuch in derselben Richtung ist folgender, bei welchem ich nur zwei Belastungen, 40 und 60^{kg}, benutzte und die Ruhepause nicht, wie im vorigen Versuch vor der Arbeit mit der großen Belastung, sondern vor der mit der kleinen Belastung einschaltete. Die Resultate dieser Versuchsreihe, die sonst ganz wie die zuletzt erwähnte ausgeführt wurde, sind in folgender Tabelle eingetragen.

Reihe		40^{kg}	60^{kg}	Summe
I.	*a*	608$^{kg\text{-}m}$	108$^{kg\text{-}m}$	716$^{kg\text{-}m}$
	b	39 Kontr.	6 Kontr.	45 Kontr.
		Dauer der Arbeit 90″,	Sekundenarbeit 7·94$^{kg\text{-}m}$.	
II.	*a*	464$^{kg\text{-}m}$	162$^{kg\text{-}m}$	626$^{kg\text{-}m}$
	b	30 Kontr.	8 Kontr.	38 Kontr.
		Dauer der Arbeit 76″,	Sekundenarbeit 8·42$^{kg\text{-}m}$.	
III.	*a*	452$^{kg\text{-}m}$	150$^{kg\text{-}m}$	602$^{kg\text{-}m}$
	b	29 Kontr.	7 Kontr.	36 Kontr.
		Dauer der Arbeit 72″,	Sekundenarbeit 8·36$^{kg\text{-}m}$.	
IV.	*a*	436$^{kg\text{-}m}$	144$^{kg\text{-}m}$	580$^{kg\text{-}m}$
	b	28 Kontr.	7 Kontr.	35 Kontr.
		Dauer der Arbeit 70″,	Sekundenarbeit 8·28$^{kg\text{-}m}$.	
V.	*a*	456$^{kg\text{-}m}$	114$^{kg\text{-}m}$	570$^{kg\text{-}m}$
	b	29 Kontr.	6 Kontr.	35 Kontr.
		Dauer der Arbeit 70″,	Sekundenarbeit 8·14$^{kg\text{-}m}$.	

Reihe	40 kg	60 kg	Summe
VI. *a*	486 kg-m	96 kg-m	584 kg-m
b	31 Kontr.	5 Kontr.	36 Kontr.
	Dauer der Arbeit 72″,	Sekundenarbeit 8·11 kg-m.	
VII. *a*	500 kg-m	78 kg-m	578 kg-m
b	32 Kontr.	4 Kontr.	36 Kontr.
	Dauer der Arbeit 72″,	Sekundenarbeit 8·03 kg-m.	
VIII. *a*	500 kg-m	64 kg-m	564 kg-m
b	32 Kontr.	3 Kontr.	35 Kontr
	Dauer der Arbeit 70″,	Sekundenarbeit 8·06 kg-m.	

Die Erscheinung, daß die Ermüdung bei Arbeit mit abwechselnd verschiedenen Belastungen sich anders äußert als bei fortwährend gleicher Arbeitsanordnung, tritt auch in dieser Versuchsreihe deutlich hervor. Infolge davon, daß die größere Belastung jetzt 15 kg leichter und die kleinere Belastung 10 kg schwerer war als in dem vorhergehenden Fall, zeigt sich dieses eigentümliche Verhältnis nicht so früh und nicht so stark ausgeprägt wie in der früheren Versuchsreihe.

Eine wirklich befriedigende Deutung dieser Erscheinungen habe ich nicht finden können; auch scheinen mir die Hypothesen, die in dieser Hinsicht aufgestellt werden können, vorläufig von keiner solchen Bedeutung zu sein, daß sie hier besprochen werden könnten.

V. Physiologisches und mechanisches Äquivalent.

Aus der vorliegenden Darstellung, wie aus mehreren früheren Arbeiten über den gleichen Gegenstand geht so deutlich wie möglich hervor, daß ein bestimmter Unterschied zwischen physiologischem und mechanischem Arbeitsäquivalent gemacht werden muß.

Mechanisch ist $20^{kg} \times 0{\cdot}4^{m}$ genau gleich $40^{kg} \times 0{\cdot}2^{m}$ oder $60^{kg} \times 0{\cdot}134^{m} = 8^{kg\text{-}m}$, wenn es aber gilt, eine Arbeit von $8^{kg\text{-}m}$ in einem bestimmten Takt und bestimmten Ruhepausen usw. auszuführen, so findet man, daß die Ermüdung viel früher bei der größeren Belastung eintritt als bei der kleineren, und daß also die Gesamtleistung in letzterem Falle viel größer ist.

Um das physiologische Äquivalent gleich großer physiologischer Arbeitsmengen bei verschieden großer Belastung festzustellen, hat man nur nötig entsprechende Reihen auszuführen, wo alles ganz dasselbe ist, mit der alleinigen Ausnahme, daß in den untereinander zu vergleichenden Versuchen Belastung und Hubhöhe in umgekehrtem Verhältnis variieren, so daß die Arbeit pro Kontraktion die gleiche ist.

Oder auch kann man durch Variation des Taktes, in welchem die Arbeit stattfindet, die Arbeitsmenge pro Sekunde gleich groß erhalten.

Wenn nun in solchen Reihen die Arbeit bei den verschiedenen Belastungen bis zu einer festgestellten Grenze (Erschöpfung des Muskels, bzw. Unmöglichkeit die Belastung auf eine bestimmte Höhe zu heben) ausgeführt worden ist, so sind die dabei erzielten Arbeitsmengen untereinander physiologisch äquivalent, insofern als sie zu dem gleichen Endresultat in bezug auf die Ermüdung geführt haben und also etwa die gleiche körperliche Anstrengung repräsentieren.

Aus meinen Versuchen lassen sich folgende Kombinationen zur Aufklärung des physiologischen Äquivalenten herleiten.

I. Die Sekundenarbeit wird durch entsprechende Veränderungen der Belastung und Hubhöhe bei unverändertem Takt konstant erhalten.

II. Die Sekundenarbeit wird bei variierender Belastung und konstanter Hubhöhe durch Variationen des Arbeitstaktes konstant erhalten; Sekundenarbeit $4^{\text{kg-m}}$.

III. Wie II; Sekundenarbeit $8^{\text{kg-m}}$.

IV. Wie II; Sekundenarbeit $12^{\text{kg-m}}$.

Folgende Tabelle enthält eine Zusammenstellung der bei diesen verschiedenen Arbeitsweisen erzielten Resultate.

Belastung	Arbeitsgrößen, wenn die bei 30^{kg} = 100:				
kg	I	II	III	IV	Durchschnitt
30	100	100	100	100	100
40	60	60	71	71	65
50	45	36	36	51	42
60	—	22	21	26	23

Im Durchschnitt ist also bei gleicher Sekundenarbeit die Gesamtleistung bis zum Eintritt der Ermüdung bei 40^{kg} Belastung 65, bei 50^{kg} Belastung 42 und bei 60^{kg} Belastung 23 Proz. der Arbeitsleistung bei 30^{kg} Belastung.

Das physiologische Äquivalent einer Arbeit von $100^{\text{kg-m}}$ bei einer Belastung von 30^{kg} ist demnach — bei gleich großer Sekundenarbeit — für eine Belastung von bzw. 40, 50 und $60^{\text{kg-m}}$ gleich bzw. 65, 42 und $23^{\text{kg-m}}$, oder umgekehrt, diejenige Anstrengung, welche bei 60^{kg} Belastung für die Leistung einer Arbeit von $100^{\text{kg-m}}$ notwendig ist, gestattet bei einer Belastung von bzw. 50, 40 und 30^{kg} die Leistung einer Arbeit von bzw. 182, 283 und $435^{\text{kg-m}}$.

Zur Topographie des Wärmesinnes.

Von

J. Elo und **A. Nikula.**

(Aus dem physiologischen Institut der Universität Helsingfors.)

Daß die Empfindlichkeit verschiedener Hautstellen für Wärme verschieden stark ausgebildet ist, wurde zuerst von E. H. Weber hervorgehoben.

Im Anschluß an seine Untersuchungen über den Wärmesinn machte Goldscheider auch eingehende Versuche über die regionären Unterschiede der Empfindlichkeit für Wärme. Zu diesem Zwecke benutzte er[1] die Intensität des Eindruckes, welchen ein- und derselbe Temperaturreiz an verschiedenen Hautstellen hervorruft. Als Reizquelle dienten Metallzylinder von 1^{cm} Durchmesser, die auf 45—49° C erwärmt waren. Nach dieser Methode ergaben sich für den Wärmesinn acht wohl zu unterscheidende Intensitätsstufen. Es zeigte sich ferner, daß die absolute Temperaturempfindlichkeit der Haut außerordentlich bedeutende lokale Variationen darbietet. Im allgemeinen nahm die Temperaturempfindlichkeit von der Peripherie nach dem Rumpfe hin zu.

Wie Alrutz[2] bemerkt, hat die von Goldscheider benutzte hohe Temperatur der Reizzylinder nicht allein die Endorgane der Wärmenerven, sondern auch die der Kältenerven erregt, und die von ihm untersuchten Empfindungen stellen daher keine reinen Wärmeempfindungen dar, sondern sind eine Art von Mischempfindungen (Hitzeempfindungen).

Veress[3] bestimmte an allen Orten der Haut die Reizschwelle des Wärmeschmerzes; die von ihm gefundenen Zahlen variieren zwischen 44 und 52° C.

---

[1] Goldscheider, *Arch. f. Anat. u. Physiol., physiol. Abt..* 1887. S. 473. *Arch. f. Psychiatrie.* 1887. Bd. XVIII. S. 659.

[2] Alrutz, *Zeitschr. f. Psychologie.* 1908. Bd. XLVII. S. 259.

[3] Veress, *Arch. f. d. ges. Physiol.* 1902. Bd. LXXXIX. S. 1.

Endlich hat Alrutz die Topographie des Wärmesinns in der Weise untersucht, daß die betreffenden Hautstellen mittels eines Temperators zuerst auf eine und dieselbe Temperatur von 32° C gebracht und dann mit dem Reiz von 34·5° C gereizt wurden; dabei hat die Versuchsperson die entstandene Wärmeempfindung nach drei Intensitätsgraden abzustufen. Die Resultate werden sowohl in einer Tabelle als in Form einer Karte zusammengestellt.

Mit Ausnahme der Untersuchung von Veress beziehen sich also diese Untersuchungen auf die Fähigkeit der Haut, eine und dieselbe Reizstärke an verschiedenen Orten verschieden stark zu empfinden. Da es keine objektive Skala der Empfindung gibt, wird es immer mit gewissen Schwierigkeiten verbunden sein, anzugeben, ob ein vorhandener Reiz als stark, mittelstark oder schwach, geschweige in noch feinerer Abstufung, empfunden wird.

Es gibt aber auch eine andere Möglichkeit, um die Empfindlichkeit des Wärmesinnes an verschiedenen Hautstellen zu untersuchen, nämlich, wie es Veress in bezug auf den Wärmeschmerz gemacht hat, die Bestimmung der Schwellenwerte. Hierbei hat die Versuchsperson ja nur anzugeben, ob sie eine Wärmeempfindung bekommt oder nicht, und hat also kein Urteil über die Stärke derselben abzugeben.

Zu diesem Zwecke benutzten wir ein zwischen 24 und 38° C in 0·1 geteiltes Thermometer mit auf der unteren Seite plan geschliffener Kugel. Der Durchmesser der Kugel betrug 0·8^{cm} und also ihre mit der Haut in Berührung kommende Fläche rund 0·5^{qcm}. Um die Kugel war ein isolierter Kupferdraht von 0·1^{mm} Dicke und 75^{cm} Länge gewunden und durch einen Kautschukschlauch nach außen isoliert. Dieser Draht stand unter Vermittlung von Lampenwiderständen und einem Ruhstratschen Rheostaten mit der Starkstromleitung in Verbindung und die Stromstärke konnte also nach Belieben verändert werden, d. h. das Thermometer auf eine beliebige Höhe eingestellt werden.

Das erwärmte Thermometer diente als Wärmequelle und dabei konnte die Temperatur derselben gleichzeitig bestimmt werden.

Damit das Thermometer nicht durch die Berührung des Beobachters erwärmt werden würde, war es mit einem Griff versehen, wie aus Fig. 1 ersichtlich ist.

Mit diesem kleinen Instrumente wurde die ganze Hautoberfläche des Körpers mit alleiniger Ausnahme der behaarten Haut abgetastet.

Auf die Resultate derartiger Bestimmungen wirken mehrere Um-

---

[1] Alrutz, a. a. O. S. 274.

stände, wie die Temperatur des Versuchszimmers und ihre Veränderungen, die lokale Ermüdung der Haut bzw. die Ermüdung des Versuchsindividuums, die zu verschiedenen Tagen verschiedene Wahrnehmungsfähigkeit desselben sowie, vielleicht in erster Linie, die Adaptation der Haut ein.

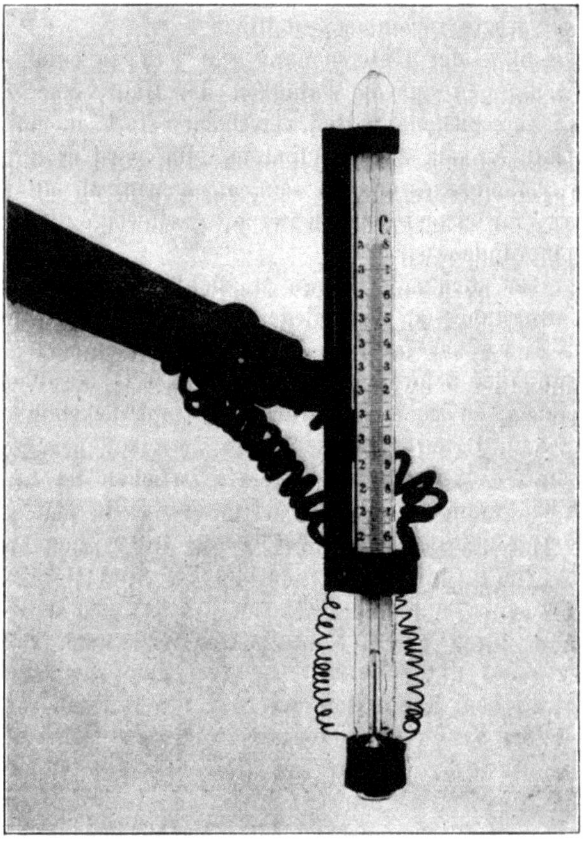

Fig. 1.

Als Versuchszimmer wurde die im hiesigen Institute vorhandene Respirationskammer von 76 ^{cbm} Inhalt benutzt; diese bewährte sich dabei vorzüglich, indem es unschwer gelang, die Temperatur darin auf 22° C konstant zu erhalten. Auch wenn der Aufenthalt des Beobachters und der Versuchsperson in der Richtung wirkte, die Temperatur der Kammer zu erhöhen, und andererseits die Wärmeabgabe nach außen eine Abnahme der Kammertemperatur verursachen mußte, waren die Temperaturschwankungen bei zweckmäßiger Einstellung der Wärmeleitung dennoch nicht größer als 0·1 bis 0·2° C. In einigen, unten besonders zu erwähnenden Fällen benutzten wir absichtlich eine etwas niedrigere Temperatur in der Kammer.

Wenn die Versuche in derselben Sitzung mehrmals nacheinander an demselben Hautbezirk wiederholt wurden, was insbesondere bei kleinen Regionen, wie z. B. am Halse, nötig war, ermüdete die Haut in dem Maße, daß es schließlich sehr schwer war, die Wärmeempfindung von dem empfindungslosen Zustande überhaupt zu unterscheiden.

Einen großen Einfluß übte auch die Müdigkeit der Versuchsperson auf das Ergebnis der Versuche aus. Selbst wenn ihr körperlicher Zustand ganz normal war, und die Wärmeempfindung ohne Schwierigkeit und bestimmt angegeben werden konnte, veränderte sich die Genauigkeit der Angaben bei lange dauerndem Versuch sehr beträchtlich, auch davon abgesehen, daß am Orte, wo die Reizung stattfand, lokale Ermüdungserscheinungen auftraten. Die Versuche konnten daher höchstens etwa 1 $^1/_2$ bis 2 Stunden lang ununterbrochen fortgesetzt werden.

Auch bedingte der verschiedene Zustand des Körpers an verschiedenen Tagen eine deutlich hervortretende Verschiedenheit in bezug auf das Wahrnehmungsvermögen der Versuchsperson. Wir schließen dies daraus, daß bei Versuchen, wo alle äußeren Umstände genau dieselben waren, dennoch die Reizschwelle an einer und derselben Hautstelle verschieden ausfiel.

Störend wirkte ferner der Umstand ein, daß das Thermometer bei Versuchen mit niedrigeren Temperaturen kälter war als die Haut, und umgekehrt bei höheren Temperaturen die Hauttemperatur überragte, wodurch sich die Temperatur des Thermometers in entsprechender Richtung veränderte. Bei einiger Übung gelang es uns indessen, diesen Übelstand wesentlich zu vermeiden, und die Temperaturvariationen unseres Thermometers bei den einzelnen Beobachtungen betrugen dann nicht mehr als 0·1° C. Da wir bei den Versuchen Temperaturintervalle von mindestens $^1/_2$° C benutzten, kann dieser Umstand keine Rolle hier gespielt haben.

In einigen Versuchen an der unteren Extremität haben wir den Einfluß der Adaptation an und für sich untersucht; vgl. darüber S. 144.

Wegen der oben angeführten Umstände betreffend die Ermüdung bei länger fortgesetztem Versuch war es uns nicht möglich, wie unsere Absicht ursprünglich war, an uns beiden die Topographie der Wärmeempfindlichkeit nach den Schwellenwerten zu untersuchen, und wir mußten uns vielmehr darauf beschränken, an N. die untere Extremität, an E. den übrigen Körper abzutasten.

Dabei wollten wir die Versuche, soviel irgend möglich, bei normalen Temperaturbedingungen der Haut ausführen. Da nun die Hauttemperatur nicht an allen Orten dieselbe ist, wollten wir nicht dieselbe, wie Alrutz, künstlich überall gleich machen, denn dadurch wird ja die Fragestellung eine ganz andere, unsere Aufgabe bestand vielmehr darin, die Schwellenwerte verschiedener Hautstellen bei ihrer normalen Temperatur und bei einer konstanten Außentemperatur (22° C) zu ermitteln.

Auf Grund dessen untersuchten wir Gesicht, Hals und Hände nach vollständiger Adaptation für die Temperatur des Zimmers. Die übrigen Körperteile wurden nur bei der Reizung entblößt, und zwar dauerte dies jedesmal höchstens ein paar Minuten, nach welcher Zeit die betreffende Hautstelle wieder für eine längere Zeit gedeckt wurde. Diese Stellen waren also nicht in nacktem Zustande für die Temperatur des Zimmers adaptiert, sondern befanden sich wesentlich in ihrem natürlichen Zustande, wie dieser sich beim bekleideten Körper darstellt.

Das Thermometer wurde mit mäßigem Druck gegen die Haut angelegt und zwar dauerte die Berührung bei jeder Beobachtung nur etwa 1 Sekunde. Anfangs wurde die Dauer der Berührung mittels eines Metronomes bestimmt; es zeigte sich indessen, daß das Geräusch desselben störend auf die Wahrnehmungsfähigkeit der Versuchsperson einwirkte, weshalb diese Zeitmessung fortgelassen wurde.

Endlich ist zu bemerken, daß, obgleich die oben erwähnten Umstände die Versuche erschwerten, ihre Einwirkung dennoch in bezug auf die Resultate nicht groß sein kann, wie aus den am Ende jeder Versuchsreihe gemachten kurzen Kontrollversuchen hervorgeht, bei welchen wir untersuchten, in welchem Grade die Resultate zu verschiedener Zeit untereinander übereinstimmten, und dabei in der Tat eine völlig befriedigende Übereinstimmung fanden.

Wir stellen jetzt unsere Resultate nach den Regionen des Körpers geordnet zusammen.

Kopf (Fig. 2 bis 4).

Der niedrigste Wärmegrad, bei welchem eine Wärmeempfindung im Gesicht entsteht, beträgt 31° C; bei diesem wird an der vorderen Seite des rechten Ohres in einer Ausdehnung von 1^{cm} Breite und $1\frac{1}{2}^{cm}$ Höhe Wärme empfunden. Für diese Temperatur ist die linke Seite noch unempfindlich.

Für 32° C breitet sich der empfindliche Hautbezirk etwas weiter aus, und auch die entsprechende Stelle links ist in einem kleinen Umfang wärmeempfindlich. Wie aus der Fig. 4 ersichtlich, sind außer-

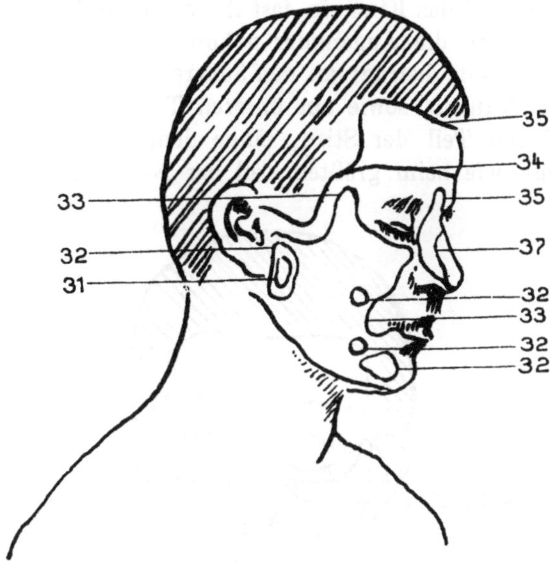

Fig. 2.

dem bei dieser Temperatur noch einzelne, voneinander getrennte, kleine Stellen, zahlreicher rechts, empfindlich.

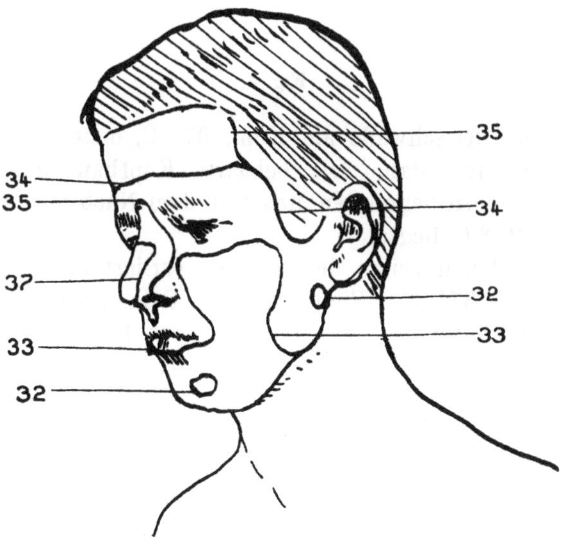

Fig. 3.

Bei einer Temperatur von 33° C bereitet sich die Wärmeempfindlichkeit plötzlich über einen großen Bezirk aus, der sich sowohl auf die Wangen als auf das Kinn, in fast ihrer ganzen Ausdehnung beiderseits erstreckt; auch die Augenlider gehören hierher.

Die Reizschwelle beträgt an den äußeren Teilen der beiden Lippen, am Reste der Wangen, sowie am unteren Teil der Stirn 34° C.

Beim oberen Teil der Stirn, längs dem Haarrande ist die Reizschwelle ebenso wie beim größten Teil der Nase 35° C.

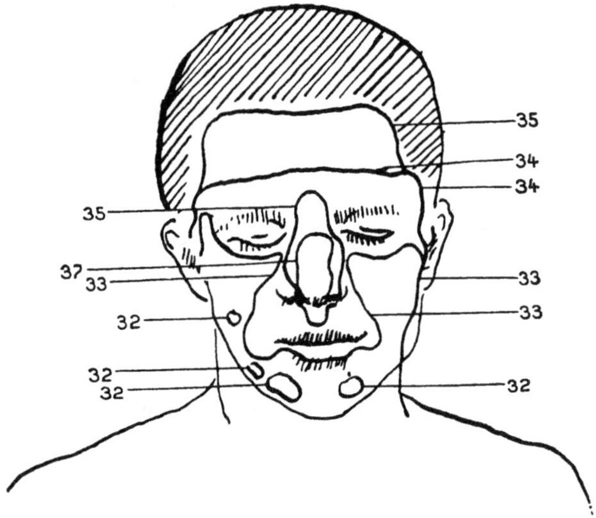

Fig. 4.

Die höchste Reizschwelle am Kopf, 37° C, bieten der Nasenrücken und die Nasenspitze dar. Die behaarte Kopfhaut untersuchten wir nicht näher, sondern begnügten uns mit dem Nachweis, daß ihre Reizschwelle über 37° C liegt.

In verschiedenen Teilen des Gesichts variiert also die Reizschwelle zwischen 31 und 37° C. Eine deutliche Reihenfolge, in welcher die verschieden empfindlichen Orte nacheinander folgen, geht aus diesen Beobachtungen nicht hervor. Indessen tritt z. B. in der Gegend vor dem rechten Ohr eine Art von konzentrischer Anordnung der Felder zum Vorschein, wenn es auch an anderen Orten schwer ist, diese Anordnung nachzuweisen, was zum großen Teile wenigstens darauf beruht, daß die Intensität des Reizes nur um ganze Grade verändert wurde.

Endlich geht sehr deutlich hervor, daß die rechte Hälfte der Gesichtshaut für den Wärmereiz empfindlicher ist als die linke.

Hals (Fig. 5 bis 7).

Auch hier machten wir Versuche sowohl rechts als links. Da wir den Nacken zum Rücken rechnen, kommt hier nur die Regio colli anterior in Betracht.

Auf halber Höhe des Halses findet sich jederseits eine Stelle von etwa 1 cm Durchmesser, die am hinteren Rande des M. sternocleidomastoideus liegt und eine äußerst niedrige Reizschwelle hat. Hier wird schon bei der niedrigsten von uns benutzten Temperatur 24° C auf der rechten und bei 24·5° C auf der linken Seite Wärme deutlich empfunden.

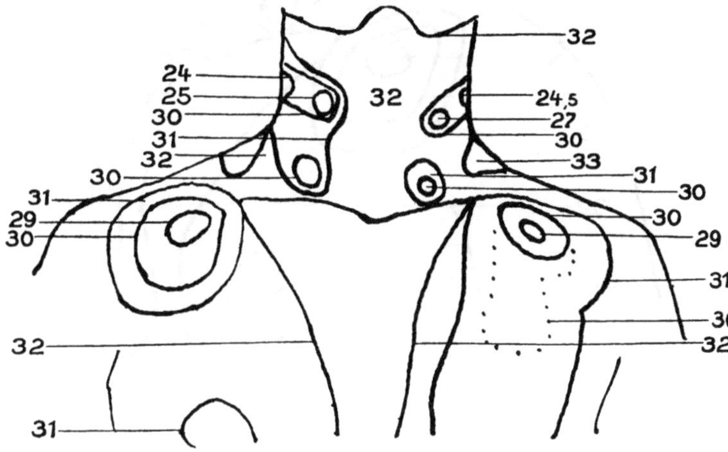

Fig. 5.

Auf etwa derselben Höhe begegnen wir am vorderen Rand desselben Muskels einer kleinen Stelle, deren Reizschwelle rechts bei 25° C und links bei 27° C liegt.

Die übrigen Teile des Halses sind erst bei einer Temperatur von 30° C an wärmeempfindlich.

Bei 30° C ist eine kleine Stelle oberhalb des Schlüsselbeins sowie die Haut zwischen den erregbarsten Stellen an der Mitte des Halses empfindlich.

Bei einer Temperatur von 31° C vereinigen sich alle drei Bezirke rechts; links dagegen beschränkt sich die Reizschwelle bei dieser Temperatur nur auf eine mit dem soeben erwähnten, gleich oberhalb des Schlüsselbeins liegenden Felde konzentrische, etwas größere Fläche.

Bei 32° C ist die ganze Haut an der Vorderfläche des Halses empfindlich. Die hintere und die Seitenflächen haben aber eine Reizschwelle von 33° C.

Beim Halse ist also die Variation der Reizschwelle an verschiedenen Stellen verhältnismäßig groß (9° C), größer als beim Gesicht und an allen anderen Körperregionen. Zu bemerken ist auch, daß bei den

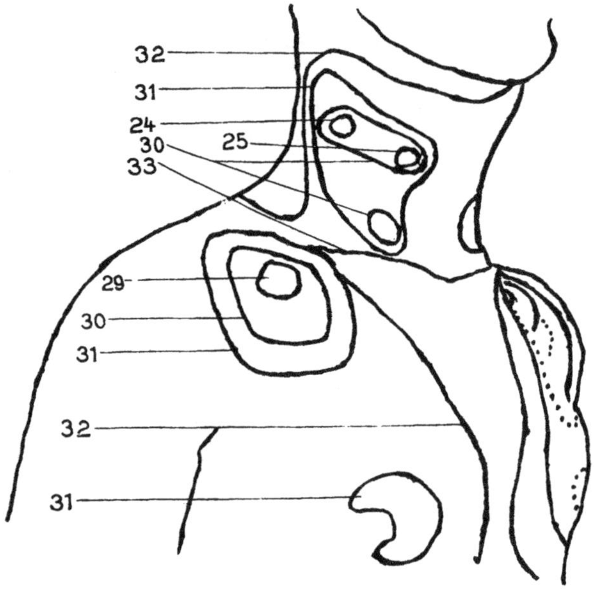

Fig. 6.

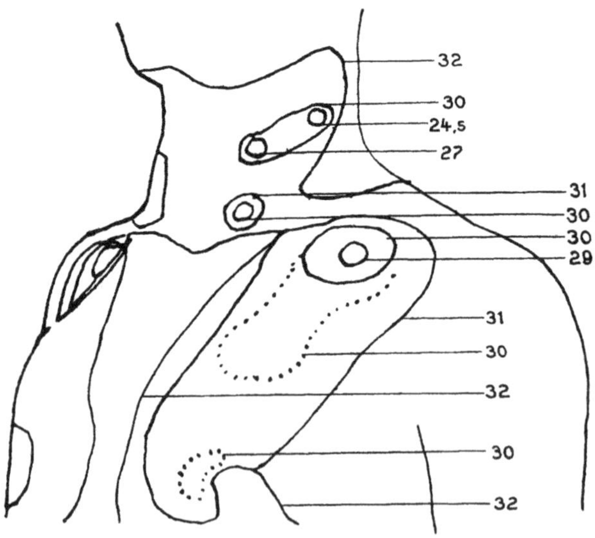

Fig. 7.

kleinen zirkumskripten Feldern die Schwelle etwa 4° C tiefer liegt als bei irgend einem anderen Ort der Haut, sowie daß der Reiz um 5° C erhöht werden mußte, um die angrenzenden Hautpartien zu erregen.

Beim Halse tritt die konzentrische Lagerung der Felder deutlicher hervor als beim Gesicht, und zwar finden sich hier mehrere Kreise, jeder mit seiner besonderen Reizschwelle.

Einer vollständigen Symmetrie der beiden Körperhälften begegnen wir auch beim Halse nicht. Die Differenzen treten sehr deutlich zum Vorschein, da ja an den einander entsprechenden Orten Unterschiede von bis zu 2° C vorkommen können.

Obere Extremität (Fig. 8 bis 10).

Nur die rechte obere Extremität wurde untersucht. Um die Einwirkung fremder Einflüsse möglichst auszuschließen, wurde die Extremität während der Bestimmung selber frei in der Luft gehalten.

Auf der lateralen Seite des Oberarmes über dem M. triceps findet man eine kleine Stelle, die schon für 28° C. empfindlich ist und die niedrigste Reizschwelle am ganzen Arm hat.

Wenn der Reiz auf 28·5° C. erhöht wird, zeigt sich ein größeres, die soeben genannte Stelle vollständig umgebendes Feld empfindlich.

Mit derselben Reizstärke von 28·5° C. machten wir auch Versuche bei einer umgebenden Temperatur von 21° statt 22° C. Hierbei bemerkten wir, daß sich der für die genannte Reizstärke empfindliche Hautbezirk erheblich erweiterte. In den Figuren 8 bis 10 bezeichnet die unterbrochene Linie die Grenzen, welche bei einer Zimmertemperatur von 21° statt 22° C erhalten wurden.

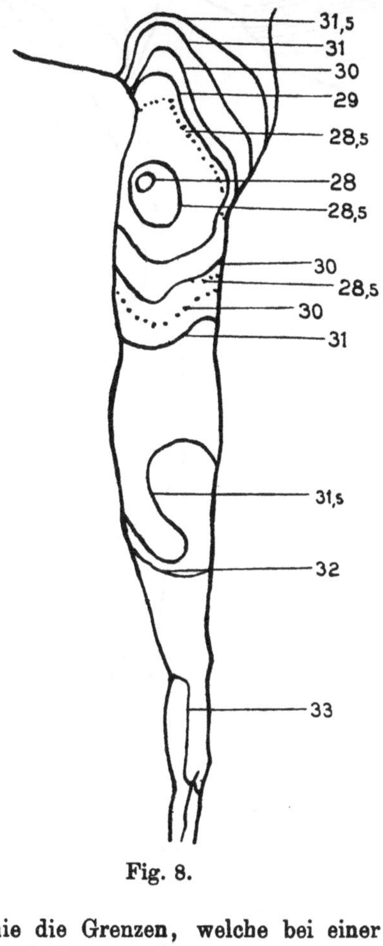

Fig. 8.

Bei Reizung mit 29° C. nahm der Umfang der erregbaren Felder, wie aus den Figuren ersichtlich, noch mehr zu, und eine etwa ebenso große Vergrößerung erfolgte beim Reiz mit 30° C.

Eine verhältnismäßig etwas größere Verbreiterung trat bei der Reizstärke von 31° C auf.

Beim Reiz von 30° C und einer Zimmertemperatur von 21° C lag die Grenze des erregbaren Bezirkes etwa zwischen den Grenzen für 30° und 31° C bei 22° C Zimmertemperatur.

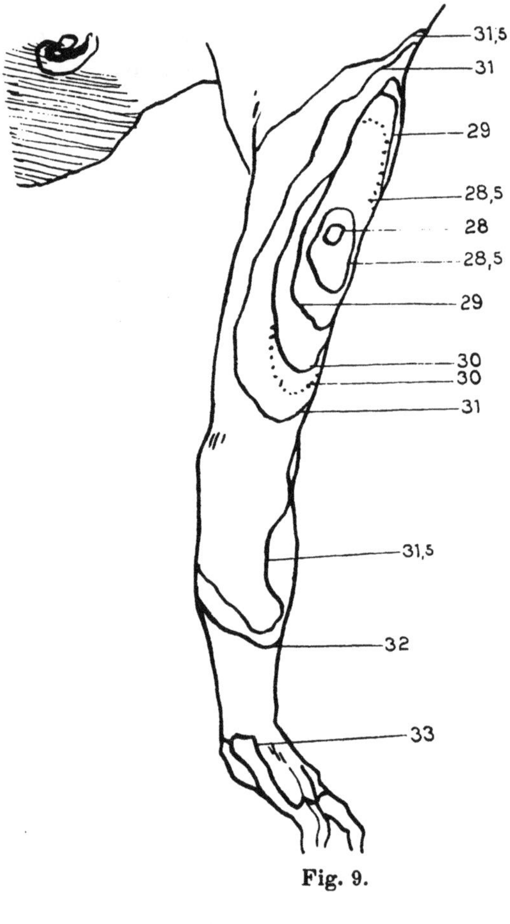

Fig. 9.

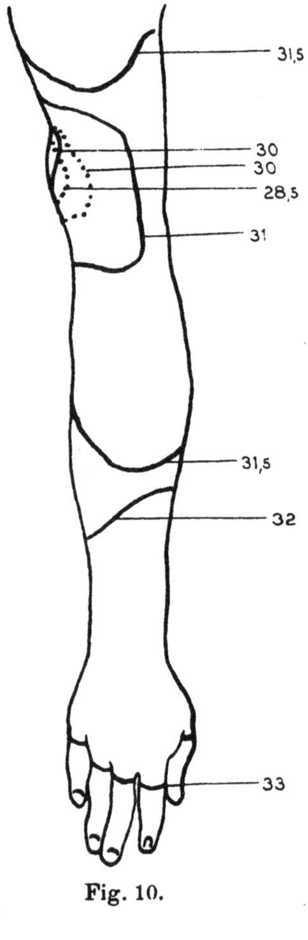

Fig. 10.

In allen diesen Fällen blieb der erregbare Hautbezirk noch auf den Oberarm beschränkt. Erst wenn der Reiz auf 31·5° C erhöht wurde, zeigte sich auch der Unterarm empfindlich, und das bei dieser Reizstärke erregbare Feld erstreckte sich von einer den M. deltoideus kreuzenden und durch die Achselhöhle verlaufenden Linie bis zu einer etwa an der Mitte des Unterarmes in unregelmäßiger Krümmung verlaufenden unteren Grenze.

Der bei 32° C erregbare Bezirk vereinigt sich noch oben mit den gleichempfindlichen Feldern an Rücken, Hals und Brust; seine untere Grenze verläuft in schiefer Richtung etwa an der Grenze gegen das untere Drittel des Unterarmes.

Das untere Drittel des Unterarmes, sowie der Handrücken bis zur Mitte der ersten Fingerglieder erfordern eine Reizstärke von 33° C.

Die Finger selber und der mittlere Teil der Vola manus, wo die Epidermis etwas dünner ist, sind für eine Temperatur von 34° C empfindlich. Die übrigen Teile der Vola reagieren, je nach der Stärke des Epithels, erst bei 35 bis 36° C.

Überhaupt ist es bei der Vola manus schwer, bestimmte Resultate in bezug auf die Reizschwelle zu erhalten, denn die Wärmeempfindung erscheint dort, wegen der Dicke des Epithels, immer etwas verspätet.

Die bemerkenswerteste Erscheinung, die wir bei den Versuchen an der oberen Extremität beobachteten, ist die in hohem Grade regelmäßige Ausbreitung der empfindlichen Zonen um einen einzigen Mittelpunkt am Oberarme. Diese Ausbreitung geschieht bei den niedrigeren Schwellenwerten nur sehr langsam, bei den höheren, von 31 bis 32° C an, aber greift sie über sehr große Bezirke der Extremität.

Im allgemeinen ist die Empfindlichkeit der proximalen Felder größer als die der distalen.

Die untere Extremität (Fig. 11 bis 17).

Die Versuche an der unteren Extremität, wie auch an den unteren Teilen des Rumpfes bereiten dadurch besondere Schwierigkeiten, weil sich Nebenwirkungen dort in bemerkenswertem Grade geltend machen können. Die beim Sitzen, Liegen oder Stehen stattfindende Berührung der unteren Extremität mit den umgebenden Objekten ruft Nebenempfindungen hervor, welche die Wahrnehmung der schwachen thermischen Schwellenreize in hohem Grade erschweren.

Bei unseren Versuchen nahm das Versuchsindividuum die sitzende Stellung ein, weil dabei die erwähnten Nebenempfindungen uns am schwächsten erschienen.

Die Versuche fanden an der rechten Unterextremität von N. statt. Dabei machten wir Beobachtungen: 1. gleich wie bei der oberen Extremität, d. h. ohne vorhergehende Adaptation bei einer Zimmertemperatur von 22° C; 2. nach stattgefundener Adaptation bei der gleichen Temperatur und 3. bei 21° C. In den Figuren bezeichnet die ausgezogene Linie die Grenzen im ersten Falle; die punktierten bei adaptierter Haut und 22° C; die unterbrochenen bei Adaptation und 21° C.

Auch bei der unteren Extremität fanden wir eine kleine Stelle, wo die Reizschwelle am niedrigsten — bei 30° C — liegt. Diese Stelle stellt, ganz wie die entsprechende Stelle am Arme, ein Zentrum

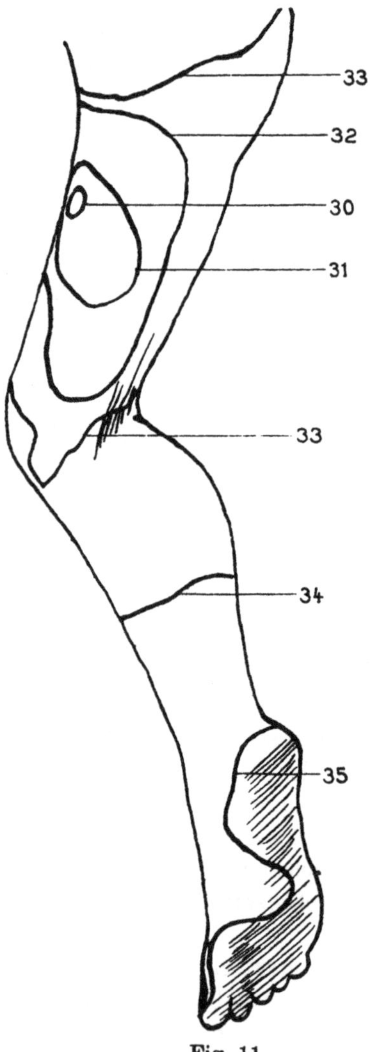

Fig. 11.

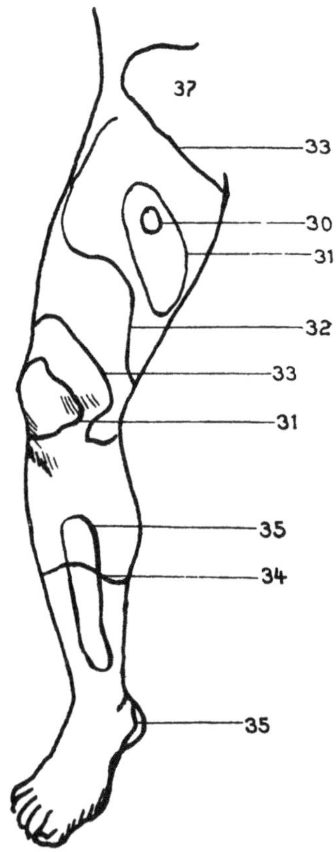

Fig. 12.

dar, um welches sich die Grenzen für die Regionen mit den höheren Schwellenwerten anordnen. Wie aus den Figuren ersichtlich, ist die Ausbreitung bei 31° und 32° C noch verhältnismäßig klein; die Grenzen dieser Felder bilden unregelmäßige Figuren an der medialen und vorderen Seite des Oberschenkels. Hierzu kommt noch die Haut über der Patella, die bei 31° C zuweilen, aber nicht immer eine schwache Wärmeempfindung hervorruft.

Ganz wie bei der oberen Extremität verbreiten sich die erregbaren Felder bei Erhöhung des Reizes, hier auf 33° C, auch bei der unteren

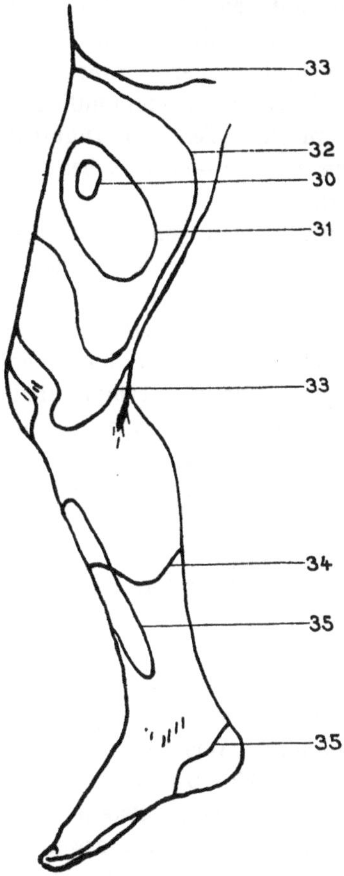

Fig. 13.

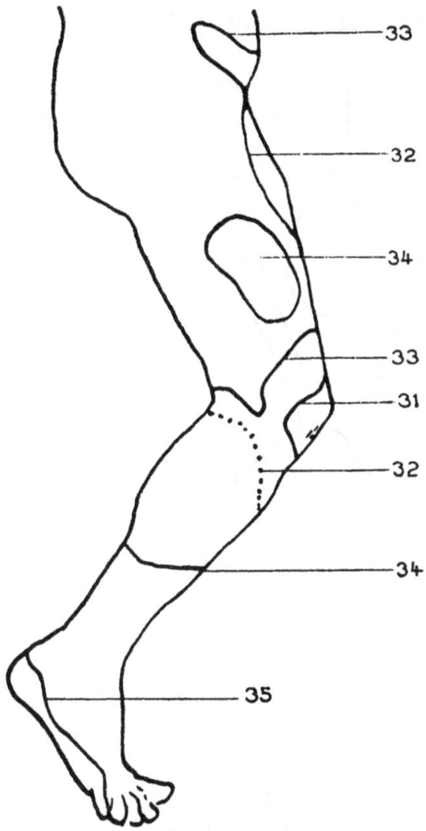

Fig. 14.

Extremität über wesentlich größere Strecken. Bei 33° C wurde Wärmeempfindung fast im ganzen Oberschenkel ausgelöst; Ausnahme davon bilden kleine Abschnitte an dessen oberstem Teil an dem unteren medialen Rande der Inguinalfalte, sowie an der lateralen Fläche in der Mitte des Oberschenkels. Auf der Hinterseite stand dieser Bezirk mit dem gleich empfindlichen Bezirk am Rücken in ununterbrochenem Zusammenhang.

Die Temperatur von 33° C vermag noch nicht vom Unterschenkel und Fuß eine Wärmeempfindung hervorzurufen.

Erst bei 34° C wurde der Reiz am proximalen Teil des Unterschenkels empfunden.

Für die Temperatur von 35° war die ganze untere Extremität empfindlich mit alleiniger Ausnahme der mit sehr dicker Epidermis bedeckten Teile der Fußsohle. An der Ferse trat die Wärmeempfindung erst bei 38° C hervor, und dies nur nach langer Berührung.

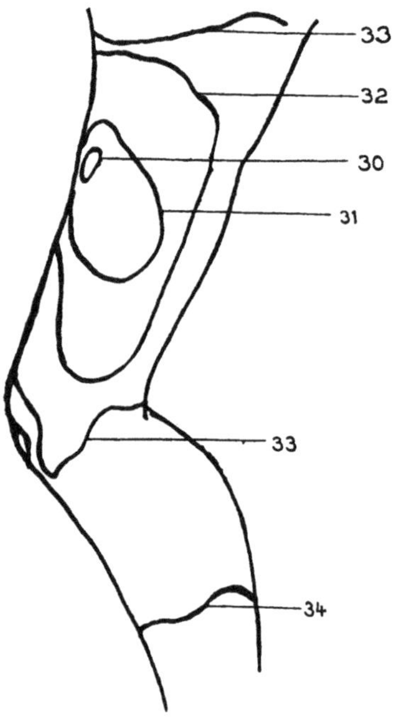

Fig. 15.

Fast ebenso wenig empfindlich ist auch der mediale Teil der Inguinalfalte, deren Reizschwelle erst bei etwa 37° C liegt.

Im allgemeinen sind diejenigen Stellen der Haut, wo sich zwischen dieser und dem unterliegenden Knochen keine dickere Lage von Fett und Muskeln vorfindet, wie z. B. über dem Schienbein, weniger wärmeempfindlich, und infolgedessen läßt sich an der vorher genannten Region ein Bezirk nachweisen, wo die Reizschwelle bei 35° liegt, während sie rund herum nur 34° C beträgt.

Wenn man die untere Extremität eine genügend lange Zeit entblößt hält, so daß sie sich für die Temperatur des Zimmers adaptiert, lauten die Resultate quantitativ, aber nicht qualitativ wesentlich anders. Wie aus einem Vergleich der Figg. 15, 16 und 17 hervorgeht, haben sich die Hautstellen mit den Schwellenwerten 30 und 31° C, besonders die erstere, erweitert, und die für 31° C empfindliche Stelle ist fast ebenso groß wie die für 32° C bei nicht adaptierter Haut. Bei adaptierter Haut deckt das Feld mit der Reizschwelle 32° C fast die für 33° C ohne Adaptation.

Durch die Adaptation nimmt also die Wärmeempfindlichkeit der Haut wesentlich zu. Die Veränderungen sind verhältnismäßig groß, wie es sich ja hier auch um eine ziemlich große Veränderung der Adaptation handelt.

Aber auch bei ganz geringen Veränderungen der Adaptation macht sich deren Einfluß deutlich geltend, wie ein Vergleich der

Figg. 16 und 17 ergibt. Streng vergleichbar untereinander sind diese Figuren allerdings nicht, da die Reiztemperaturen in den beiden Versuchen verschieden waren. Sie lassen indessen die Einwirkung der Adaptation für verschiedene Temperaturen deutlich hervortreten, da der für 29° C empfindliche Bezirk bei Adaptation für 21° C wesentlich größer ist als der Bezirk, welcher bei Adaptation für 22° C auf einen Reiz von 30° reagiert.

Auch zeigt ja die bedeutende Abnahme des niedrigsten Wertes der Reiztemperatur — bei unadaptierter Haut 30°, bei Adaptation

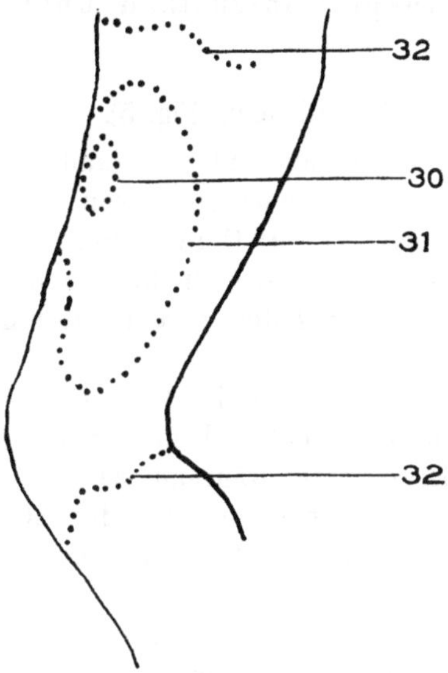

Fig. 16.

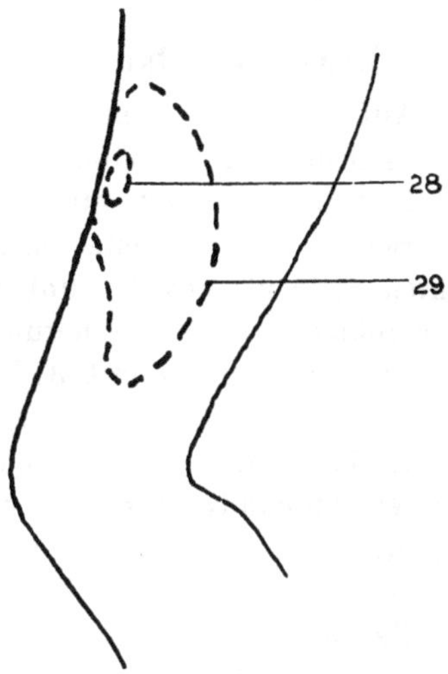

Fig. 17.

auf 21°: 28° C, daß die Reizempfindlichkeit der Haut durch die Adaptation in hohem Grade zunimmt.

Daß ein direkter Vergleich zwischen allen oben erwähnten Hautregionen wirklich gestattet ist, ergeben die Kontrollversuche, die wir immer machten.

Obgleich die Versuche an der unteren Extremität an einem anderen Individuum als die an der oberen Extremität gemacht wurden, tritt indessen eine auffallende Übereinstimmung zwischen beiden deutlich auf. Auch bei der unteren Extremität findet sich ein einziges, am meisten empfindliches Zentrum, dessen Reizschwelle etwas höher liegt als die des Armes. Daß diese Übereinstimmung nicht scheinbar ist, folgt aus Versuchen an E., wo am entsprechenden Orte des Schenkels eine gleiche, kleine Stelle gefunden wurde, bei welcher die Empfindlichkeit ihr Maximum entsprechend einer Reizschwelle von 30° bis 30,5° C hatte.

Die Variation der Reizschwelle war an verschiedenen Orten der unteren Extremität dieselbe wie bei der oberen, 9° C. In beiden Fällen waren die proximaleren Teile empfindlicher als die distaleren.

Auch wenn wegen veränderter Adaptation der absolute Wert der Reizschwelle bei verschiedener Zimmertemperatur veränderlich ist, so zeigen unsere Erfahrungen andererseits, daß die allgemeine Anordnung der betreffenden Bezirke dabei unverändert bleibt, woraus folgt, daß diese von dem Adaptationszustand unabhängig ist.

Brust und Bauch (Fig. 18 und 19; vgl. auch Fig. 5).

Auf der Brust zeigten sich zwei Stellen am unteren Rand des Schlüsselbeins am empfindlichsten, indem rechts eine Stelle von etwa 2 cm Durchmesser, links eine von 1 cm schon bei 29° C reagierten.

Bei 30° C verbreitet sich der erregbare Bezirk mehr auf der rechten Seite als auf der linken, aber in beiden Fällen regelmäßig um die empfindlichste Stelle herum.

Die bei Reizung mit 31° C erregbare Stelle ist in der Hinsicht bemerkenswert, daß sie links größer ist als rechts. Links erstreckt sie sich bis zum unteren Umfang der Brustwarze, während sie rechts in zwei Abschnitte zerfällt, von welchen der eine den Ort für 30° umgibt, der andere die mediale Hälfte der rechten Brustwarze umfaßt.

Der bei 32° C erregbare Bezirk geht nach oben auf die obere Extremität, seitwärts auf den Rücken über; nach unten verläuft die Grenze auf der linken Seite etwa wie bei 31° C; auf der medialen Seite bleibt die Region des Brustbeins ebenso wie die Papilla mammae unempfindlich.

Eine Temperatur von 33° C rief eine Wärmeempfindung an der ganzen Vorderfläche des Rumpfes hervor; Ausnahmen bildeten nur die Papilla mammae, deren Reizschwelle bei 35° C lag, sowie ein bandförmiger Bezirk oberhalb des Nabels, wo die Wärmeempfindung erst bei 34° C auftrat.

Also findet sich die Anordnung, die von den Extremitäten uns bekannt ist, auch bei der Brust und dem Bauch wesentlich vor.

Daß viele Einzelheiten in bezug auf die Grenzen der einzelnen Bezirke bei den von uns benutzten Reizintervallen von 1° unbemerkt bleiben, zeigt uns z. B. die Tatsache, daß die Grenzen des bei Adaptation für 22° C bei Reizung mit 30° links empfindlichen

Bezirkes nicht unwesentlich mit den bei Reizung mit 31 ° C rechts ohne Adaptation gewonnenen Resultaten übereinstimmen (vgl. Fig. 18).

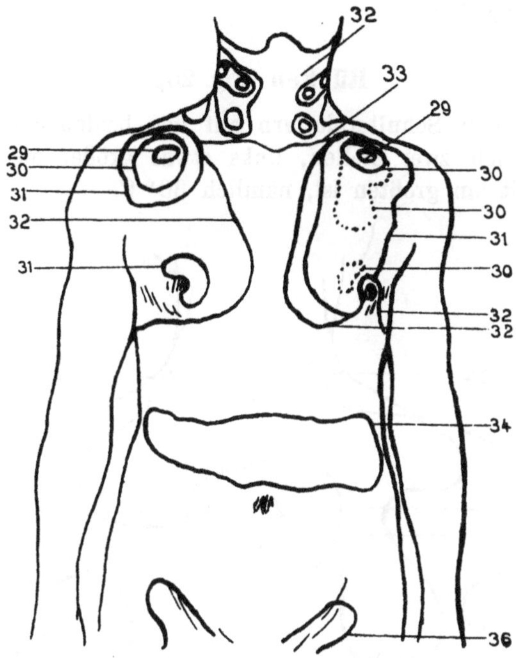

Fig. 18.

Eigentümlich ist, daß bei gewissen Temperaturen die rechte Seite empfindlicher ist, bei anderen aber die linke.

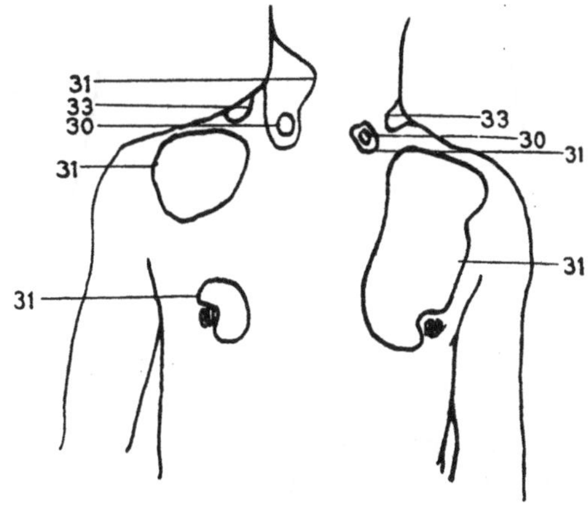

Fig. 19.

Der Umfang der Variationen an verschiedenen Stellen der Vorderseite des Rumpfes ist nicht so groß wie bei den anderen Körperteilen und beträgt nur 7° C.

Rücken (Fig. 20).

Zwischen den Schulterblättern auf den beiden Seiten des Rückgrats finden sich zwei Stellen, links etwas größer als rechts, deren Empfindlichkeit am größten ist, nämlich 30° C.

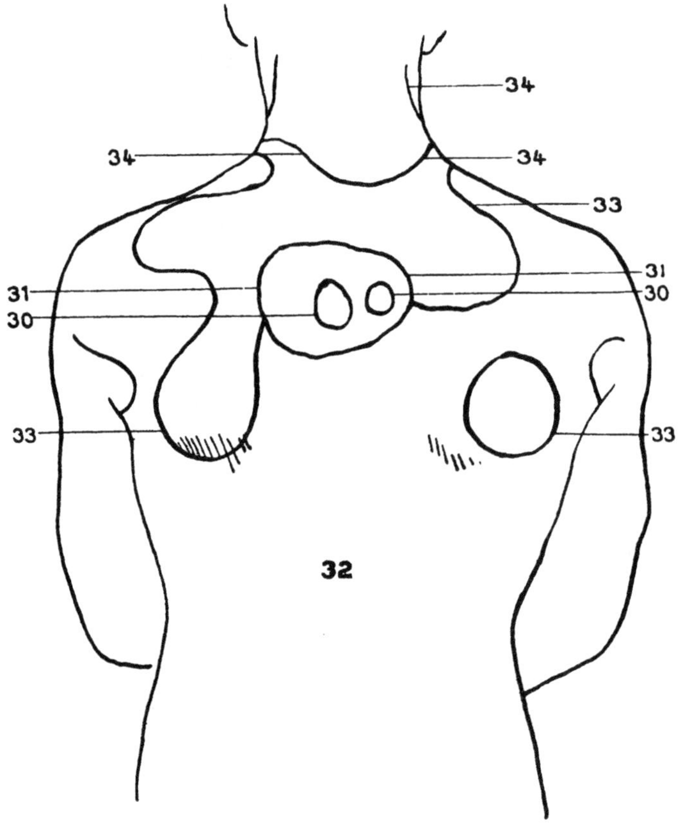

Fig. 20.

Bei 31° C vereinigen sich diese Bezirke zu einem einzigen, etwa in der Mitte des Rückens liegenden.

Bei 32° C ist der ganze untere Teil des Rückens empfindlich und geht unten auf die untere Extremität, oben und seitlich auf die Brust und die Schulter über; unten bildet dieses Gebiet seitlich die

Grenze gegen den Bauch, und zwar verläuft diese Grenze jederseits längs den Seiten des Rumpfes und setzt sich unten längs der lateralen Seite der unteren Extremität fort.

Solche Grenzen wurden nicht bei den Versuchen an der unteren Extremität beobachtet, was sich aber daraus erklären läßt, daß diese Versuche an einem anderen Individuum ausgeführt wurden und die Grenzen der verschieden empfindlichen Stellen bei verschiedenen Individuen doch etwas verschieden sein müssen.

Am obersten Teil des Rückens wurde überall die Temperatur von 33° C als warm empfunden, wie auch eine Stelle jederseits am unteren Winkel der Clavicula, welche Stelle bei 32° C noch unempfindlich ist und rechts von der Umgebung vollständig abgegrenzt ist, links aber mit den übrigen für 33° empfindlichen Stellen ohne Unterbrechung übergeht.

Desgleichen verbindet sich diese Stelle jederseits mit den entsprechenden Stellen an den Seitenteilen des Halses.

Eigentümlich ist, daß zwischen der oberen Grenze für 31° und der für 33° empfindlichen Stelle (bei Prüfung in Intervallen von 1° C) es nicht gelang, eine für 32° empfindliche Stelle nachzuweisen.

Am Nacken bis zur Haargrenze wurde eine Temperatur von 34° C immer als warm empfunden.

An verschiedenen Orten des Rückens beträgt die Variationsbreite der Reizschwelle also nur 5° C. Es ist nicht unwahrscheinlich, daß bei den verschiedenen Regionen des Rückens isolierte Stellen von anderer Empfindlichkeit hätten aufgefunden werden können, wenn die Reizstärke noch schärfer abgestuft worden wäre; andererseits ist es am Rücken schwer, Bestimmung von Differenzen, die sich auf 0,5° C beziehen, durchzuführen.

Damit Bestimmungen wie die vorliegenden als allgemein gültig aufgefaßt werden können, müssen sie an mehreren verschiedenen Individuen ausgeführt werden. Insofern es aber gestattet ist, aus den vergleichenden Versuchen, die wir im Verlauf unserer Arbeit von Zeit zu Zeit aneinander machten, bestimmte Schlüsse zu ziehen, können wir doch sagen, daß unsere Ergebnisse, auch wenn sie nur für ein bestimmtes Individuum genau richtig sind, dennoch im wesentlichen als ein Schema aufgefaßt werden dürfen, das eine allgemeine Übersicht über die Wärmeempfindlichkeit der Haut in ihren verschiedenen Regionen gestattet.

Es ist selbstverständlich, daß die Grenzen der einzelnen Gebiete nicht bei zwei Individuen genau zusammenfallen, sowie daß die niedrigsten Werte der Reizschwelle ebenso individuell verschieden sein können. Andererseits scheint es uns aber sicher zu sein, daß die von uns aufgefundene gewissermaßen zentrierte Anordnung der mit verschiedener Empfindlichkeit ausgerüsteten Stellen nicht individueller Natur, sondern allgemein gültig ist.

Dieses Resultat läßt sich am einfachsten darauf zurückführen, daß sich bei gewissen Hautbezirken viel zahlreichere Wärmenerven bzw. empfindlichere Endapparate als bei anderen vorfinden und daß dies gerade bei den für Wärme empfindlichsten „Zentren" stattfindet; von dort aus nimmt die Zahl (oder die Empfindlichkeit) der Wärmenerven nach der Peripherie hin allmählich ab.

Ein Vergleich unserer Figuren mit den Figuren, in denen Goldscheider die Ergebnisse seiner Untersuchung zusammengefaßt hat, zeigt in gewissen Punkten eine ziemlich gute Übereinstimmung; da indessen die Versuchsmethoden in hohem Grade voneinander differierten, ist es selbstverständlich, daß auch große Verschiedenheiten stattfinden müssen. Es scheint uns indessen nicht angezeigt, den Vergleich in Einzelheiten durchzuführen, da die Figuren von Goldscheider im Handbuch von Nagel (Bd. III. S. 681) leicht zugänglich sind.

Die Versuchsanordnung von Alrutz, bei welcher die Empfindlichkeit verschiedener Hautstellen bei künstlich hergestellter gleicher Temperatur untersucht wurde, weicht so wesentlich von der unsrigen ab, daß jeder Vergleich von vornherein aussichtslos erscheint. Auch findet Alrutz die Empfindlichkeit an Orten, wie der Ala nasi, Palpebra inferior, dem mittleren Teil der Vola manus, der Mitte der Wade und der Hinterseite des Unterschenkels am größten, während wir daselbst verhältnismäßig hohe Schwellenwerte beobachteten. Und umgekehrt ist nach Alrutz die Empfindlichkeit am Oberarm ziemlich gering, nach unseren Beobachtungen aber ziemlich groß. Unter solchen Umständen scheint der nähere Vergleich zwischen Alrutz' Resultaten und den unserigen von keinem eigentlichen Nutzen zu sein, weshalb wir darauf verzichten.

Über den Einfluß des Höhenklimas auf den Stoffwechsel des Menschen.

Von

Georg von Wendt.

(Aus dem physiologischen Institut der Universität Helsingfors.)

Daß das Höhenklima, unabhängig von der Einwirkung der Körperbewegungen auf die Muskulatur, gewisse Organe zu einer vermehrten Leistung anregt, ist eine alte Erfahrung. Wegen der Luftverdünnung und des niedrigen Sauerstoffdruckes werden dabei insbesondere das Herz und die Lungen stark beeinflußt.

Die Untersuchungen von Jaquet und Staehelin, wie von Veraguth, Zuntz und anderen haben indessen ergeben, daß das Höhenklima wahrscheinlich auch in einer anderen Weise auf die Lebensfunktionen einwirkt. Die normale Gleichgewichtslage scheint nämlich dabei in einer Art gestört zu werden, die sich nicht allein auf Grund der vermehrten Arbeit der Zirkulations- und Respirationsorgane erklären läßt.

Der erwachsene, gesunde Körper sucht im Stickstoffgleichgewicht zu bleiben und wenn ein Ansatz von Eiweiß zustande kommt, wie z. B. bei einer länger dauernden Steigerung der Muskelleistungen, ist dieser als eine Anpassung der lebenden Substanz des Muskels nach den gesteigerten Anforderungen aufzufassen.

Wenn ein Mensch oder ein Tier den Einfluß der Höhen von 3000 bis 4000^m und mehr, ohne zu erkranken, ertragen hat, hat man in mehreren Fällen beobachtet, daß die ausgeschiedene Stickstoffmenge während einer längeren oder kürzeren Periode nicht unwesentlich kleiner gewesen ist als die aufgenommene. Daraus folgt allerdings noch nicht, daß der zurückgehaltene Stickstoff in neugebildeter lebender Substanz angesetzt worden ist, denn er könnte ja zu einem größeren oder kleineren Teil in intermediären Verbindungen vorhanden sein. Die Ergebnisse der Zuntzschen Expedition nach Monte Rosa machen es sehr wahrscheinlich, daß eine derartige Anhäufung von unvollständig oxydierten Stickstoffverbindungen unter Umständen leicht zustande kommt und für das

Entstehen der sogenannten Bergkrankheit von sehr großer Bedeutung ist. Eine weitere Stütze dieser Anschauung finde ich darin, daß mehrere Touristen bestimmt behaupten, daß eiweißreiche Mahlzeiten den Ausbruch der Bergkrankheit begünstigen, sowie daß eine starke körperliche Arbeit auf großer Höhe die gleiche Wirkung hat. Im ersten Falle ist die Menge der Spaltungsprodukte des Eiweißes erhöht; im letzteren kann dies auch leicht eintreffen, wenn die für die Arbeit notwendige Menge N-freier Nahrungsstoffe nicht vorhanden ist; dazu kommt noch als sehr bedeutsamer Faktor die durch Sauerstoffmangel erhöhte Neigung zum toxischen Eiweißzerfall.

Über den unter dem Einfluß des Höhenklimas stattfindenden Umsatz von Schwefel, Phosphor und den im Körper enthaltenen Metallen existieren bisher keine Untersuchungen. Wenn aber die Frage, ob das Höhenklima tatsächlich eine Störung der normalen Gleichgewichtslage herbeiführt und welcher Art diese Störung ist, bzw. ob nur ein pathologischer Zustand, eine Herabsetzung des Oxydations- und eventuell Exkretionsvermögens die Stickstoffretention hervorruft, beantwortet werden soll, so müssen wir das quantitative Verhalten dieser Elemente, insbesondere der im Eiweiß enthaltenen Elemente, festzustellen suchen. Und da ferner ein befriedigender Aufschluß über den Phosphorumsatz nur dann erhalten werden kann, wenn auch der anorganische Phosphor berücksichtigt wird, müssen auch die Erdalkalien in Betracht gezogen werden. Die am meisten befriedigende Aufklärung bekommen wir natürlich, wenn alle Bestandteile des Harns analytisch bestimmt werden. Aus diesem Gesichtspunkte sind meine Stoffwechselversuche auf den Hochalpen vorgenommen worden.

Die Versuche wurden im Sommer 1905 in Albergo Col d'Olen (3000^{m} über der Meeresfläche) in einem Gebirgspaß der Monte-Rosa-Gruppe, sowie in Capanna Regina Margueritha (4500^{m}) an einer der Spitzen der genannten Bergkette ausgeführt. Für die Gelegenheit, diese Versuche zu machen, bin ich Herrn Professor A. Mosso zu großem Danke verpflichtet.

Meine Absicht war, eine Vorstellung von dem normalen Stoffwechsel auf diesen Höhen zu gewinnen. Es war also in erster Linie notwendig, ein primäres Training durchzuführen, so daß die Besteigung der Spitze stattfinden konnte, ohne daß ich eine längere Nachwirkung der damit verbundenen Anstrengung zu fürchten hatte.

Das Training umfaßte zwei Wochen. Dabei waren meine früheren Sportübungen (insbesondere Ski- und Schlittschuhfahren) von großem Nutzen, und ich stelle mir vor, daß gerade darin die Ursache zu suchen ist, weshalb ich, ohne an der Bergkrankheit zu leiden und ohne meine

Kräfte aufs äußerste in Anspruch nehmen zu müssen, die Bergbesteigung machen und den Versuchsplan durchführen konnte.

Die Frequenz der Atembewegungen und des Pulses stellt ein sicheres Kriterium für die Beurteilung, ob das Individuum zur Besteigung einer hohen Bergspitze geeignet ist oder nicht. Wer nicht in einer Höhelage von etwa 3000^m wenigstens zwei Stunden lang aufwärts klettern kann, ohne daß der Puls über 90 bis 95 pro Minute ansteigt und ohne daß die Atembewegungen den flachen, frequenten Typus annehmen, kann nicht darauf rechnen, die Anstrengungen und die klimatologischen Einflüsse an den höchsten Bergspitzen ohne Störungen zu vertragen. Schon die geringsten Erscheinungen der Bergkrankheit vereiteln eine erfolgreiche Stoffwechseluntersuchung, weil bei der Bergkrankheit, wie Zuntz unter anderem so deutlich nachgewiesen hat, ein toxischer Eiweißzerfall das Bild des Stoffwechsels ganz unklar macht.

Bei einer Untersuchung an Orten, wo man keine chemischen Analysen ausführen kann, ist es leider nicht möglich, den Stoffwechsel von Tag zu Tag zu verfolgen, und man kann daher auch nicht die von den Versuchsresultaten bedingten eventuellen Veränderungen in der Menge und Zusammensetzung der Kost vornehmen. Auf Grund meiner früheren, in Finnland gemachten Stoffwechselversuche ordnete ich meine Versuchskost an. Da es mir unmöglich war, dieselbe vor dem Versuch zu analysieren, ging ich von den zugänglichen Durchschnittszahlen aus, schätzte aber dabei den Kalkgehalt zu hoch, wodurch meine Kalkaufnahme etwas zu gering wurde. Dieser Umstand hat die Deutung der Ergebnisse etwas erschwert, denn daraus wurde sowohl die Calciumbilanz als die Bilanz des anorganischen Phosphors negativ.

Die Analysen der Kost und der Ausgaben im Harn und Kot wurden im physiologischen Institut zu Helsingfors nach dem von mir früher geübten Verfahren ausgeführt.[1]

Meine Kost bestand aus abgewägten Mengen von Büchsenfleisch, trockenem Brot, Butter, eingemachten Pfirsichen, Zucker und schwachem Tee.

Die Untersuchung zerfällt in drei Reihen: während der ersten wurde der Stoffwechsel in Col d'Olen (3000^m), während der zweiten in Capanna Regina Margueritha (4560^m) und während der dritten wiederum in Col d'Olen untersucht. Vor jeder Reihe wurde während 2 bis 4 Tage die möglichst gleiche Kost genossen. Die Reihen II und III wurden während 2 bzw. 1 Tag mit N-armer Kost abgeschlossen.

[1] von Wendt, *Skand. Arch. f. Physiol.* 1905. Bd. XVII. S. 211.

Stickstoff.

Tag	Einnahmen g	Ausgaben in g			Bilanz g
		im Kot	im Harn	Summa	
Reihe I.					
1	22·58	1·42	13·64	15·06	+ 7·52
2	22·58	1·42	16·02	17·44	+ 5·14
3	22·58	1·42	18·23	19·65	+ 2·93
4	22·58	1·42	15·70	17·12	+ 5·46
Reihe II.					
1	22·58	1·22	14·58	15·80	+ 6·78
2	22·58	1·22	14·38	15·60	+ 6·98
3	22·58	1·22	15·00	16·22	+ 6·36
4	3·30	1·22	9·97	11·19	− 7·89
Reihe III.					
1	22·58	1·06	14·25	15·31	+ 7·27
2	22·58	1·06	15·88	16·94	+ 5·64
3	3·30	1·06	11·90	12·15	− 8·85

Schwefel.

Tag	Einnahmen g	Ausgaben in g			Bilanz g
		im Kot	im Harn	Summa	
Reihe I.					
1	1·706	0·343	1·062	1·405	+ 0·301
2	1·706	0·343	1·343	1·686	+ 0·020
3	1·706	0·343	0·963	1·306	+ 0·400
4	1·706	0·343	1·123	1·466	+ 0·240
Reihe II.					
1	1·706	0·282	0·892	1·174	+ 0·532
2	1·706	0·282	0·928	1·210	+ 0·496
3	1·706	0·282	1·086	1·368	+ 0·338
4	0·435	0·282	0·672	0·954	− 0·519
Reihe III.					
1	1·706	0·331	0·950	1·281	+ 0·425
2	1·706	0·331	1·198	1·529	+ 0·177
3	0·435	0·331	1·112	1·443	− 1·008

Phosphor.

Tag	Einnahmen g	Ausgaben in g			Bilanz g
		im Kot	im Harn	Summa	
		Reihe I.			
1	0·861	0·197	0·661	0·858	+ 0·003
2	0·861	0·197	0·774	0·971	− 0·110
3	0·861	0·197	0·766	0·963	− 0·102
4	0·861	0·197	0·828	1·025	− 0·164
		Reihe II.			
1	0·861	0·184	0·585	0·769	+ 0·092
2	0·861	0·184	0·658	0·842	+ 0·019
3	0·861	0·184	0·555	0·739	+ 0·122
4	0·284	0·184	0·508	0·692	− 0·408
		Reihe III.			
1	0·861	0·241	1·057	1·298	− 0·437
2	0·861	0·241	1·140	1·381	− 0·520
3	0·284	0·241	0·629	0·870	− 0·586

Calcium.

Tag	Einnahmen g	Ausgaben in g			Bilanz g
		im Kot	im Harn	Summa	
		Reihe I.			
1	0·160	0·200	0·177	0·377	− 0·217
2	0·160	0·200	0·197	0·397	− 0·237
3	0·160	0·200	0·140	0·340	− 0·180
4	0·160	0·200	0·157	0·357	− 0·197
		Reihe II.			
1	0·160	0·239	0·193	0·432	− 0·272
2	0·160	0·239	0·137	0·376	− 0·216
3	0·160	0·239	0·143	0·382	− 0·222
4	0·083	0·239	0·124	0·363	− 0·280
		Reihe III.			
1	0·160	0·216	0·191	0·407	− 0·247
2	0·160	0·216	0·176	0·392	− 0·232
3	0·083	0·216	0·145	0·361	− 0·278

Magnesium.

Tag	Einnahmen g	Ausgaben in g			Bilanz g
		im Kot	im Harn	Summa	
		Reihe I.			
1	0·171	0·084	0·090	0·174	− 0·003
2	0·171	0·084	0·092	0·176	− 0·005
3	0·171	0·084	0·073	0·157	+ 0·014
4	0·171	0·084	0·075	0·159	+ 0·012
		Reihe II.			
1	0·171	0·098	0·066	0·164	+ 0·007
2	0·171	0·098	0·047	0·145	+ 0·026
3	0·171	0·098	0·046	0·114	+ 0·027
4	0·066	0·098	0·051	0·149	− 0·083
		Reihe III.			
1	0·171	0·087	0·093	0·180	− 0·009
2	0·171	0·087	0·082	0·169	+ 0·002
3	0·066	0·087	0·067	0·154	− 0·088

Eisen.

Tag	Einnahmen g	Ausgaben im Kot u. Harn g	Bilanz g
		Reihe I.	
1	0·156	0·101	+ 0·055
2	0·156	0·101	+ 0·055
3	0·156	0·101	+ 0·055
4	0·156	0·101	+ 0·055
		Reihe II.	
1	0·156	0·140	+ 0·016
2	0·156	0·140	+ 0·016
3	0·156	0·140	+ 0·016
4	0·003	0·140	− 0·137
		Reihe III.	
1	0·156	0·096	+ 0·060
2	0·156	0·096	+ 0·060
3	0·003	0·096	− 0·093

Chlor.

Tag	Einnahmen g	Ausgaben in g			Bilanz g
		im Kot	im Harn	Summa	
		Reihe I.			
1	4·12	0·13	7·65	7·78	— 3·66
2	4·12	0·13	11·39	11·52	— 7·40
3	4·12	0·13	4·79	4·92	— 0·80
4	4·12	0·13	4·03	4·16	— 0·04
		Reihe II.			
1	4·12	0·06	2·79	2·85	+ 1·27
2	4·12	0·06	3·74	3·80	+ 0·32
3	4·12	0·06	4·83	4·89	— 0·77
4	2·62	0·06	4·17	4·23	— 1·61
		Reihe III.			
1	4·12	0·05	5·84	5·89	— 1·77
2	4·12	0·05	8·20	8·25	— 4·13
3	2·62	0·05	5·72	5·77	— 3·15

Natrium.

Tag	Einnahmen g	Ausgaben in g			Bilanz g
		im Kot	im Harn	Summa	
		Reihe I.			
1	2·05	0·12	1·75	1·87	+ 0·18
2	2·05	0·12	3·18	3·30	— 1·25
3	2·05	0·12	1·48	1·50	+ 0·55
4	2·05	0·12	1·12	1·24	+ 0·81
		Reihe II.			
1	2·05	0·11	0·51	0·62	+ 1·43
2	2·05	0·11	0·78	0·89	+ 1·16
3	2·05	0·11	0·99	1·10	+ 0·95
4	1·44	0·11	0·90	1·01	+ 0·43
		Reihe III.			
1	2·05	0·14	1·83	1·97	+ 0·08
2	2·05	0·14	1·58	1·72	+ 0·33
3	1·44	0·14	1·02	1·16	+ 0·28

Kalium.

Tag	Einnahmen g	Ausgaben in g			Bilanz g
		im Kot	im Harn	Summa	
		Reihe I.			
1	1·37	0·36	1·37	1·73	− 0·36
2	1·37	0·36	0·50	0·86	+ 0·51
3	1·37	0·36	0·20	0·56	+ 0·81
4	1·37	0·36	0·56	0·92	+ 0·45
		Reihe II.			
1	1·37	0·35	0·46	0·81	+ 0·56
2	1·37	0·35	0·54	0·89	+ 0·48
3	1·37	0·35	0·59	0·94	+ 0·43
4	0·22	0·35	0·40	0·75	− 0·53
		Reihe III.			
1	1·37	0·32	0·58	0·90	+ 0·47
2	1·37	0·32	1·09	1·41	− 0·04
3	0·22	0·32	0·79	1·11	− 0·89

Mit Ausnahme der Tage, wo eine stickstoffarme Kost genossen wurde, ist die Stickstoffbilanz durchgehend positiv. Der Ansatz entspricht, als Muskelsubstanz berechnet, mehr als 100g pro Tag und beträgt während der drei Versuchsreihen insgesamt fast 1kg.

Für die Frage nach der Form, in welcher der Stickstoff angesetzt worden ist, ist das Verhalten des Schwefels sehr bedeutungsvoll. Wie ich in meinen Untersuchungen über den Eiweiß- und Salzumsatz des Menschen nachgewiesen habe[1], läßt sich aus der Schwefelabgabe der Verlauf des Eiweißumsatzes deutlicher als aus der Stickstoffabgabe verfolgen, vor allem weil jenes Element schneller ausgeschieden und in geringerer Menge in Form von intermediären Verbindungen zurückgehalten wird. Bei einer typischen positiven Schwefelbilanz können wir daher mit großer Wahrscheinlichkeit das Vorhandensein einer Eiweißsynthese annehmen.

Mit Ausnahme der Tage mit stickstoffarmer Kost, war auch die Schwefelbilanz in allen drei Reihen positiv.

Irgend welches konstantes Verhalten N:S habe ich weder während der verschiedenen Reihen, noch während der einzelnen Versuchstage in einer und derselben Reihe nachweisen können. Dies war auch nicht zu erwarten, denn diejenigen Gewebselemente, welche, wie es scheint, in erster Linie neugebildet worden sind — Muskelfasern und

[1] v. Wendt, a. a. O. S. 220.

rote Blutkörperchen — haben einen wesentlich verschiedenen Gehalt an Schwefel: sind ja die Muskelelemente verhältnismäßig reich an Schwefel, während die roten Blutkörperchen daran ziemlich arm sind.

Beziehen sich die Synthesen hauptsächlich auf Substanzen der roten Blutkörperchen, muß daher der Ansatz von Schwefel verhältnismäßig gering gewesen sein; wenn neue Muskelsubstanz in größerem Umfange gebildet worden ist, muß dagegen der Schwefelansatz ziemlich groß sein.

Bevor ich dazu übergehe, an der Hand der übrigen Bilanzen die Art der betreffenden Synthesen näher zu erörtern, will ich die Phosphorbilanz kurz besprechen.

Diese war nur während der Reihe II (Capanna) positiv und näherte sich dabei der Gleichgewichtslage.

Dies widerspricht indessen nicht der Möglichkeit, daß die Retention von Stickstoff und Schwefel von einer Neubildung lebender Substanz bedingt gewesen wäre, denn gerade zur Bildung einer größeren Zahl von roten Blutkörperchen brauchen nur unbedeutende Mengen von Phosphor in Anspruch genommen zu werden. Keinesfalls darf aber die Bilanz der organischen Phosphorkomponente stark negativ sein, und dies war auch, wie aus folgendem hervorgeht, nicht der Fall.

Die Calciumbilanz war stark negativ, was nichts anderes bedeutet als daß der Körper, um seinen Calciumbedarf zu decken, gezwungen war, einige Zehntel Gramm Calcium aus seinen Reservevorräten zuzugreifen. Außer der Calciummenge in der Kost, d. h. etwa 0·160^g, standen also, wahrscheinlich aus den Knochen, noch 0·2 bis 0·3^g Calcium täglich dem Körper zur Verfügung. Mit diesem Calcium war eine gewisse Menge Phosphor verbunden, von der nunmehr ein Teil zur Disposition des Körpers gestellt werden konnte. D. h. die ganze, zur Verfügung stehende Phosphormenge betrug 0·860^g Phosphor in der Kost und 0·3 bis 0·4^g aus den vom Körper abgegebenen Phosphaten.

Diejenige Phosphormenge, welche in den Knochen mit dem ausgeschiedenen Calcium verbunden gewesen war, muß also zur Phosphorbilanz addiert werden, damit ihre wirkliche Bedeutung in bezug auf die Eiweißsynthese hervortreten soll.

Dann finden wir in Reihe I einen Phosphoransatz von etwa 0·2^g, in Reihe II einen von etwa 0·4^g und in Reihe III eine geringe negative Bilanz, — alles betreffend die organische Phosphorkomponente.

Aus dem hier Dargelegten folgt also: während Reihe I wurden vorzugsweise Substanzen gebildet, die verhältnismäßig viel Stickstoff und wenig Phosphor und Schwefel enthielten, also wahrscheinlich Bestandteile der roten Blutkörperchen; während Reihe II wurden Substanzen erzeugt, die verhältnismäßig reich an Schwefel und Phosphor waren, wahrscheinlich Muskelsubstanz; während Reihe III wurde wiederum eine an Schwefel und Phosphor arme Substanz erzeugt.

Die Eisenbilanz ergibt der Auffassung, daß während Reihe I und III eine starke Hämoglobinsynthese stattfand, eine weitere Stütze. Während Reihe I ist nämlich der tägliche Ansatz von Eisen 55 ^{mg}, was etwa 50^{g} roten Blutkörperchen entspricht. Zu deren Bildung sind etwa 2·5^{g} Stickstoff nötig, d. h. etwa die Hälfte der ganzen retinierten Stickstoffmenge. Während Reihe II beträgt der Eisenansatz kaum $^1/_4$ des früheren; der zur Hämoglobinbildung erforderliche Stickstoffansatz ist also nur etwa $^1/_2$^{g}, d. h. etwa $^1/_{12}$ des ganzen Stickstoffansatzes. Endlich begegnen wir in der Reihe III dem größten Eisenansatze und gleichzeitig den geringsten Andeutungen einer Synthese von Muskeleiweiß.

Übrigens braucht die negative Phosphorbilanz in Reihe III nicht die organische Phosphorkomponente betreffen, denn wenn ein größerer Teil des Calciums in der Form von Monometallphosphat ausgeschieden worden ist, so wäre gleichzeitig auch der ganze oder fast ganze Verlust an Phosphor erklärt und auf die anorganische Komponente übertragen. Beim Vergleich der ausgeschiedenen Phosphormengen finden wir als Stütze dieser Annahme, daß die Phosphorabgabe während Reihe III abnorm hoch, mehr als 1·2^{g} war, 0·7 bis 0·8^{g} während Reihe II und 0·9 bis 1·0^{g} während Reihe I gegenüber.

Die Ausscheidung der Alkalimetalle und die des Chlors sind ja mehr von den osmotischen Spannungsverhältnissen der Körperflüssigkeiten, von der H^{+}-Konzentration usw., als von den synthetischen Prozessen abhängig. Immerhin haben wir eine sehr deutliche Retention, besonders von K, welches in Betracht der Bildung von roten Blutkörperchen und von Muskelgewebe als die Anschauung stützend angesehen werden muß.

Diese drei Versuchsreihen liefern daher einen Beweis für die Annahme, daß die bei Stoffwechselversuchen in den Hochalpen oft beobachtete Stickstoffretention den Ausdruck einer Neubildung von lebender Substanz darstellt und nicht von einer Retention von Stickstoff in intermediären Verbindungen bedingt ist.

Daß die synthetischen Vorgänge mit größerer Intensität an der Capanna Regina Margueritha als am Col d'Olen stattfanden, folgt übrigens auch aus dem wesentlich geringeren Stickstoffverlust während der stickstoffarmen Diät an jenem Orte.

Daß der Ansatz des Eiweißes in meinen Versuchen nicht als eine Kompensation betrachtet werden darf, die infolge großer Eiweißverluste während des Aufsteigens entstanden war, geht unter anderem daraus hervor, daß die N-Ausscheidung während der Märsche nur sehr unbedeutend gesteigert war. Wir haben also sehr wahrscheinlich keine beträchtlichere endogene Eiweißzersetzung während der Kletteranstrengungen zu verzeichnen. Dieses geht noch deutlicher hervor aus dem Verhalten des neutralen oder unvollständig oxydierten Schwefels und der Purine.

	Neutraler S. g	Oxydierter S. g	Harnsäure-N g	Basen-N g
Reihe I.				
Tag 3	0·197	0·766	0·127	0·041
„ 4	0·295	0·828	0·085	0·060
Tag des Aufsteigens auf der Capanna	0·268	1·001	0·170	0·063
Erster Tag danach	0·200	0·735	0·114	0·050
Absteigungstag	0·170	1·006	—	—
Reihe II.				
Tag 1	0·189	0·703	0·109	0·050
„ 2	0·145	0·784	0·105	0·074
„ 3	0·260	0·826	0·089	0·048
„ 4	0·151	0·521	0·070	0·050
Reihe III.				
Tag 1	—	—	0·212	0·085
„ 2	—	—	0·137	0·072
„ 3	—	—	0·097	0·060

Bekanntlich ist eine Vermehrung des endogenen Eiweißzerfalles immer mit einer Steigerung der genannten Ausscheidungskomponenten verbunden. Sowohl die Ausscheidung des neutralen Schwefels als die der Purine ist während der Märsche nicht höher als man sie während der eigentlichen Versuchstage findet. Ein Eiweißzerfall kann also nicht in dem Maße stattgefunden haben, daß der Ansatz als eine Kompensationserscheinung betrachtet werden dürfte.

Die Werte für die neutrale Schwefel-, die Harnsäure- und die Purinbasenausscheidung ergeben, daß diese Verbindungen auch während der Versuchsreihen nicht in vermehrter Menge ausgeschieden wurden, daß also kein vermehrter Eiweißzerfall stattgefunden hatte. Auch entspricht die Abnahme der Ausscheidung des neutralen Schwefels und der Purine während der Tage mit N-armer Kost in Reihe II und III durchaus der Norm und gibt keine Veranlassung zur Annahme einer vermuteten endogenen Zersetzung. Der starke Eiweißzerfall, der bei einigen Teilnehmern der Zuntz'schen Expedition beobachtet wurde, muß wohl hauptsächlich auf die Rechnung der Bergkrankheit gebracht werden.

Daß der Ansatz von lebender Substanz verhältnismäßig bald aufhört, und daß eine Gleichgewichtslage eintritt, ist leicht zu verstehen. Die Ursachen des primären Ansatzes sind indessen der Art, daß jeder gesunde Körper notwendig auf die gleiche Weise reagieren muß. Meiner Meinung nach muß jeder hinsichtlich Nahrungsmengen sonst richtig ausgeführten mit negativer Stickstoffbilanz verbundene Stoffwechselversuch auf den Hochalpen als Zeichen dafür aufgefaßt werden, daß die Versuchsperson zur Zeit des Versuches an der Bergkrankheit gelitten hat.

Als allgemeines, und vielleicht auch therapeutisch brauchbares Resultat meiner Erfahrungen möchte ich daher den Satz aufstellen, daß die mittleren Höhen eine verhältnismäßig stark erregende Wirkung auf die Hämoglobinbildung, die höheren aber, welche die vorhergehende Hämoglobinbildung an einem etwas niedriger liegenden Ort voraussetzen, einen stärkenden Einfluß auf das gesamte Muskelsystem ausüben.

Zum Schluß will ich noch erwähnen, daß die hier berührten physiologischen Vorgänge auch subjektiv nachgewiesen werden konnten. Während des ganzen Aufenthaltes auf den Bergen beobachtete ich eine staunend schnelle Zunahme der Muskelkraft, sowie eine bedeutende Reduktion des Einflusses von intensiven physischen Leistungen auf die Puls- und Respirationsfrequenz. Als Vergleichsnormen benutzte ich verschiedene Touren mit steilem Klettern bergauf. Eine Tour, die vor meinem Aufenthalt an der Capanna Regina Margueritha meine Pulsfrequenz von 68 auf 100 und die Respirationsfrequenz um mehr als die Hälfte gesteigert hatte, hatte nach dem Aufenthalt auf der Spitze von Monte Rosa keine merkbare Einwirkung auf die Respirationsfrequenz, und die Steigerung der Pulsfrequenz betrug nur 8 bis 10 in der Minute. In beiden Fällen dauerte die Tour gleich lange. Natürlich wurden alle diese Versuche in der Zeit zwischen den Stoffwechselreihen ausgeführt.

Noch ist zu bemerken, daß meine Pulsfrequenz, die sonst zwischen 60 bis 65 wechselt, während des ersten Tages in der Ebene 48 betrug und erst sehr allmählich auf 60 wieder anstieg. Noch eine Woche nach der Expedition war die Frequenz 2 bis 4 Schläge hinter der Norm zurück. Wahrscheinlich ist dieses auf die gesteigerte Hämoglobinmenge zurückzuführen.

Über die Gefängniskost in Finnland.

Von

Carl Tigerstedt.

(Aus dem physiologischen Institut der Universität Helsingfors.)

I. Die jetzt geltende Speiseordnung.

Die vom 1. Januar 1893 geltende Speiseordnung für die Gefängnisse Finnlands ist folgende:

a) Bei den Straf- und Arbeitsgefängnissen.

Jeden Tag.

Für Männer:

Roggenmehl zum Brot	850 g weiches oder	500 g
Gerstenmehl zum Brot	570 „ hartes Brot	180

Für Frauen:

Roggenmehl zum Brot	800 g weiches oder	480 g
Gerstenmehl zum Brot	535 „ hartes Brot	160

Für Männer und Frauen:

Gerstenmehl zur Bereitung von einer Art Schwachbier („Kalja") und zum Verdicken von Suppen	200 g
Schmalz oder ein anderes reines Fett	12
Magerkäse	55
Strömling	150
Salz für Männer	30
Salz für Frauen	25

Mittagessen.

Sonntag und Donnerstag.

Rindfleisch	150 g
Kartoffeln	0·7 l
Gerstengraupen	50 g
Kohlrüben oder Rüben	30

11*

Montag.

Speck	70 g
Kartoffeln	0·7 l
Gerstengraupen	100 g
Kohlrüben oder Rüben	30

Dienstag und Freitag.

Speck	70 g
Erbsen	140

Mittwoch.

Hafergraupen zur Grütze	220 g
Butter dazu	30
Sirup zur Kaltschale	20

Sonnabend.

Gerstengraupen zur Grütze	220 g
Butter dazu	30
Sirup zur Kaltschale	20

b) Bei den Bezirksgefängnissen.

Jeden Tag.

Für Männer:

Roggenmehl zum Brot	750 g weiches oder	430 g
Gerstenmehl zum Brot	500 hartes Brot	180

Für Frauen:

Roggenmehl zum Brot	725 g weiches oder	420 g
Gerstenmehl zum Brot	485 hartes Brot	160

Für Männer und Frauen:

Gerstenmehl zur Bereitung von „Kalja“ und zum Verdicken von Suppen	180 g
Schmalz oder ein anderes reines Fett	10
Magerkäse	50
Strömling	130
Salz	20

Mittagessen.

Sonntag und Donnerstag.

Rindfleisch	125 g
Kartoffeln	0·7 l
Gerstengraupen	100 g
Kohlrüben oder Rüben	30

Montag.

Speck	60^{g}
Kartoffeln	$0 \cdot 7^{l}$
Gerstengraupen	50^{g}
Kohlrüben oder Rüben	50

Dienstag und Freitag.

Speck	60^{g}
Erbsen	140

Mittwoch.

Hafergraupen zur Grütze	200^{g}
Butter dazu	30
Sirup zur Kaltschale	20

Sonnabend.

Gerstengraupen zur Grütze	200^{g}
Butter dazu	30
Sirup zur Kaltschale[1]	20

Anm. 1. Pfeffer oder Ingwer kann bis zu $0 \cdot 3^{g}$ pro Person und Woche angewendet werden.

Anm. 2. Das Brot wird im allgemeinen als getrocknet verabreicht; nur denjenigen, welche das harte Brot nicht verzehren können, wird weiches Brot gegeben, indessen erst drei Tage nach dem Backen.

Anm. 3. Schmalz oder ein anderes reines Fett wird zum Frühstücke entweder in fester Form, so daß es auf das Brot ausgebreitet werden kann, oder geschmolzen, so daß das Brot darin getaucht werden kann, verabreicht — in beiden Fällen mit der nötigen Salzmenge. Wenn Schmalz oder ein anderes reines Fett nicht zu haben ist, kann statt dessen Speck verabreicht werden.

Anm. 4. Die Verabreichung von Kohlrüben oder Rüben zum Mittagessen am Sonntag, Montag und Donnerstag ist der näheren Bestimmung der betreffenden Gefängnisverwaltung, je nach den örtlichen Verhältnissen, überlassen. Auch kann die Gefängnisverwaltung, wenn dies aus besonderen, ökonomischen Gründen nötig erscheint, die in der Speiseordnung aufgenommenen Kartoffeln durch andere Wurzelgewächse, wie Rüben oder Kohlrüben ersetzen, desgleichen auch den Strömling gegen einen anderen billigen gesalzenen Fisch tauschen.

Anm. 5. Zu den Weihnachts-, Ostern-, Pfingst- und Johannistagen bekommen die Gefangenen nach Bestimmung der lokalen Gefängnisverwaltung eine Verbesserung der Kost zum Preise von höchstens 0·15 Fmk.

Die chemische Zusammensetzung und der kalorische Wert dieser

---

[1] Da ich die Krankenkost nicht untersucht habe, lasse ich die Angaben der Speiseordnung darüber fort.

Kostmassen sind aus folgenden Tabellen ersichtlich. Dieselben sind nach den im Anhang I aufgenommenen Durchschnittszahlen berechnet worden.

Straf- und Arbeitsgefängnisse.

Nahrungsmittel	Gramm Gesamt-menge	Gramm Eiweiß	Gramm Fett	Gramm Kohle-hydrate	Kalorien Eiweiß	Kalorien Fett	Kalorien Kohle-hydrate	Kalorien Summa
Jeden Tag.								
Hartes Brot	570	65·7	10·7	401·4	269	100	1646	2015
Gerstenmehl zum Verdicken der Suppen	100	11·5	1·5	71·0	47	14	291	352
Schmalz	12	—	11·9	—	—	111	—	111
Magerkäse	55	19·8	3·6	3·3	81	33	14	128
Strömling	100	16·5	10·5	—	68	98	—	166
Summa	—	113·5	38·2	475·7	465	356	1951	2772
Mittagessen. Sonntag und Donnerstag.								
Rindfleisch	150	25·5	15·0	—	105	140	—	245
Kartoffeln (Liter)	0·7	9·1	0·7	95·2	37	7	390	434
Gerstengraupen	50	5·8	0·8	35·2	24	7	146	177
Kohlrüben	30	0·4	0·1	2·4	2	1	10	13
Summa	—	40·8	16·6	133·1	168	155	546	869
Montag.								
Speck	70	7·0	35·0	—	29	326	—	355
Kartoffeln (Liter)	0·7	9·1	0·7	95·2	37	7	390	434
Gerstengraupen	100	11·5	1·5	71·0	47	14	291	352
Kohlrüben	30	0·4	0·4	2·4	2	1	10	13
Summa	—	28·0	37·3	168·6	115	348	691	1154
Dienstag und Freitag.								
Speck	70	7·0	35·0	—	29	326	—	355
Erbsen	140	32·0	2·7	73·5	131	25	301	457
Summa	—	39·0	37·7	73·5	160	351	301	812
Mittwoch.								
Hafergraupen zur Grütze	220	28·6	13·2	145·2	117	123	595	835
Butter dazu	30	0·2	25·5	0·2	1	237	1	239
Sirup zur Kaltschale	20	0·2	—	14·8	1	—	61	62
Summa	—	29·0	38·7	160·2	119	360	657	1133
Sonnabend.								
Gerstengraupen zur Grütze	220	25·3	3·3	156·2	104	31	640	775
Butter dazu	30	0·2	25·5	0·2	1	237	1	239
Sirup zur Kaltschale	20	0·2	—	14·8	1	—	61	62
Summa	—	25·7	28·8	171·2	106	268	702	1076

Bezirksgefängnisse.

Nahrungsmittel	Gramm Gesamtmenge	Gramm Eiweiß	Gramm Fett	Gramm Kohlehydrate	Kalorien Eiweiß	Kalorien Fett	Kalorien Kohlehydrate	Kalorien Summa
Jeden Tag								
Hartes Brot	500	58·9	9·5	360·1	241	88	1476	1805
Gerstenmehl zum Verdicken der Suppen	80	9·2	1·2	56·8	38	11	233	282
Schmalz	10	—	9·9	—	—	92	—	92
Magerkäse	50	18·0	3·3	3·0	74	31	12	117
Strömling	130	14·3	9·1	—	59	85	—	144
Summa	—	100·4	33·0	419·9	412	307	1721	2440
Mittagessen. Sonntag und Donnerstag.								
Rindfleisch	125	21·3	12·5	—	87	116	—	203
Kartoffeln (Liter)	0·7	9·1	0·7	95·2	37	7	390	434
Gerstengraupen	100	11·5	1·5	71·0	47	14	291	352
Kohlrüben	30	0·4	0·1	2·4	2	1	10	13
Summa	—	42·3	14·8	168·6	173	138	691	1002
Montag.								
Speck	60	6·0	30·0	—	25	279	—	304
Kartoffeln (Liter)	0·7	9·1	0·7	95·2	37	7	390	434
Gerstengraupen	50	5·8	0·8	35·5	24	7	146	177
Kohlrüben	30	0·4	0·1	2·4	2	1	10	13
Summa	—	21·3	31·6	133·1	88	294	546	928
Dienstag und Freitag.								
Speck	60	6·0	30·0	—	25	279	—	304
Erbsen	140	32·0	2·7	73·5	131	25	301	457
Summa	—	38·0	32·7	73·5	156	304	301	761
Mittwoch.								
Hafergraupen zur Grütze	200	26·0	12·0	132·0	107	112	541	760
Butter dazu	30	0·2	25·5	0·2	1	237	1	239
Sirup zur Kaltschale	20	0·2	—	14·8	1	—	61	62
Summa	—	26·4	37·5	147·0	109	349	603	1061
Sonnabend.								
Gerstengraupen zur Grütze	200	23·0	3·0	142·0	94	28	582	704
Butter dazu	30	0·2	25·5	0·2	1	237	1	239
Sirup zur Kaltschale	20	0·2	—	14·8	1	—	61	62
Summa	—	23·4	28·5	157·0	96	265	644	1005

Zu diesen Tabellen ist folgendes zu bemerken.

Der Substanzverlust beim Brotbacken ist auf 16 Proz. des Mehls geschätzt worden — eine Zahl, die, wie es scheint, auch bei der Aufstellung der Speiseordnung angewendet worden ist. Diese Zahl ist etwas größer als die von Almén — 15 Proz. —; das in den finnländischen Gefängnissen verabreichte Brot ist aber sauer und der Verlust wahrscheinlich daher etwas größer als sonst beim Brotbacken.

Von dem täglich zur „Kalja" und zum Verdicken von Suppen bestimmten Gerstenmehl, 200 bzw. 180g, habe ich angenommen, daß 100g zur Bereitung von „Kalja" verwendet werden; diese 100g habe ich bei der Berechnung des Kostmaßes gänzlich vernachlässigt. Beim Brauen der „Kalja" gehen nämlich etwa 30 Proz. der Kohlehydrate durch die Gärung verloren, und vom Rückstand wird wohl das meiste als Bodensatz weggeworfen. Der Nahrungswert der Kalja ist daher nur sehr klein, wie auch meine direkten Analysen ergeben haben.

Die Zusammensetzung und der Wärmewert der Kost während der einzelnen Tage der Woche ist aus folgenden Tabellen ersichtlich:

Straf- und Arbeitsgefängnisse.

Tag	Gramm			Kalorien			
	Eiweiß	Fett	Kohlehydrate	Eiweiß	Fett	Kohlehydrate	Summa
Sonntag und Donnerstag	154·3	54·8	608·8	633	510	2496	3639
Montag	141·5	75·5	644·3	580	702	2642	3924
Dienstag und Freitag	152·5	75·9	549·2	625	706	2252	3583
Mittwoch	142·5	76·9	635·9	584	715	2607	3906
Sonnabend	139·2	67·0	646·9	571	623	2652	3846
Mittel	148·1	68·6	606·1	607	639	2485	3732

Bezirksgefängnisse.

Tag	Gramm			Kalorien			
	Eiweiß	Fett	Kohlehydrate	Eiweiß	Fett	Kohlehydrate	Summa
Sonntag und Donnerstag	142·7	47·8	588·5	585	445	2412	3442
Montag	121·7	64·6	553·0	500	601	2267	3368
Dienstag und Freitag	138·4	65·7	493·4	568	611	2022	3201
Mittwoch	126·8	70·5	566·9	521	656	2324	3501
Sonnabend	123·8	61·5	576·0	508	572	2365	3445
Mittel	133·5	60·5	551·4	548	563	2261	3372

Nach der Speiseordnung stimmt die Kost der Frauen mit der der Männer genau überein, nur ist die tägliche Brotmenge in den Strafgefängnissen etwa 6 Proz. und in den Bezirksgefängnissen etwa 5 Proz. geringer für die Frauen. Hierdurch wird die tägliche Nahrungszufuhr der Frauen in den Arbeitsgefängnissen um 3·8g Eiweiß, 0·6g Fett und 23·8g Kohlehydrate, sowie in den Bezirksgefängnissen um 2·8g Eiweiß, 0·4g Fett und 17·7g Kohlehydrate kleiner als die der Männer.

Die mittlere Nahrungszufuhr der weiblichen Gefangenen ist daher:

	Gramm			Kalorien			
	Eiweiß	Fett	Kohlehydrate	Eiweiß	Fett	Kohlehydrate	Summa
In den Strafgefängnissen .	144·3	68·1	582·4	592	633	2388	3613
In den Bezirksgefängnissen .	130·7	60·1	533·7	536	559	2188	3283

Die Größe des Stoffwechsels beim Menschen ist von der vom Individuum geleisteten Arbeit in hohem Grade abhängig. Aus den neueren Erfahrungen (vgl. Atwater und Ekholm) geht hervor, daß dieser, bei einem erwachsenen Mann, der sich allerdings nicht in vollständiger körperlicher Ruhe befindet, andererseits aber keine eigentliche körperliche Arbeit leistet, etwa 1·30 bis 1·50 Kal. pro Kilogramm und Stunde, d. h. bei einem Körpergewicht von 70kg und 24 Stunden 2184 bis 2520 rund 2400 Kal. (netto) beträgt.

Da man außerdem weiß, daß bei der Muskelarbeit etwa 20 Proz. der dabei aufgewandten Energie als äußere nützliche Arbeit erscheint, wäre es mit keinerlei Schwierigkeit verbunden, den Kalorienbedarf bei Arbeitern in verschiedenen Gewerben zu berechnen, wenn nur die Größe der dabei geleisteten Arbeit bekannt wäre. Die Angaben, welche in dieser Richtung bis jetzt vorliegen, sind indessen zu spärlich und unsicher, um eine solche Berechnung zu gestatten.

Nach dem Normalkostmaß von Voit würde der Energiebedarf eines „mittleren Arbeiters“ durch Zufuhr von 118g Eiweiß, 56g Fett und 500g Kohlehydraten = 3055 Kal. brutto gedeckt werden.

Die Kalorienmenge der genossenen Kost kommt indessen nicht vollständig dem Körper zu gute, denn davon passiert ein Teil den Darm, ohne dort aufgesogen zu werden. Die Größe dieses Restes[1]

[1] Der Einfachheit wegen berechne ich den ganzen Kot als Rückstand der Kost.

variiert je nach der Beschaffenheit der Kost nicht unerheblich und kann wohl, wenn es eine Arbeiterkost oder die Kost in öffentlichen Anstalten betrifft, wo gröbere vegetabilische Nahrungsmittel verhältnismäßig reichlich vorhanden sind, auf rund 10 Proz. der Kalorienmenge der Kost geschätzt werden.

Das Kostmaß von Voit würde also 2749 Kal. netto enthalten, und die Energiezufuhr würde daher nur um 349 Kal. den Stoffwechsel bei gewöhnlicher Muskelruhe übersteigen.

Daß die Energiezufuhr in dem betreffenden Kostmaß für einen mittleren Arbeiter zu gering ist, folgt u. a. aus Erfahrungen in den schwedischen Gefängnissen. Hier wurde im Jahre 1891 für arbeitende Gefangene ein Kostmaß vorgeschrieben, das so genau wie möglich den Anforderungen Voits entsprach. Die Gefangenen waren indessen berechtigt, einen Teil ihres Arbeitsverdienstes zur Verbesserung der Kost anzuwenden. Dabei war ihr Ernährungszustand vollständig befriedigend. Als aber, aus gefängnistechnischer Rücksicht, diese Extraverpflegung fast vollständig verboten wurde, erwies sich die Kost als an und für sich nicht genügend, und dennoch war die von den Gefangenen geleistete Arbeit keineswegs größer als die eines mittleren Arbeiters.

Zu dem gleichen Resultat kommt man auch durch Berücksichtigung der vorliegenden Untersuchungen über die Energiezufuhr bei Arbeitern in verschiedenen Gewerben bei frei gewählter Kost.

Auf eine große Anzahl derartiger Untersuchungen an amerikanischen Arbeitern gestützt, hat Atwater folgende Zahlen für den Nahrungsbedarf des erwachsenen Mannes aufgestellt:

I.	Man without muscular exercise . .	2450	Kal. netto.
II.	„ sedentary	2700	„ „
III.	„ light to moderately musc. work	3050	„ „
IV.	„ moderately active musc. work .	3400	„ „
V.	„ hard muscular work	4150	„ „
VI.	„ very hard muscular work . .	5500	„ „

Hultgren und Landergren, welche die Kost bei 12 schwedischen Arbeitern untersuchten, teilen ihr Material in zwei Gruppen ein, je nachdem die Bruttozufuhr (ohne Alkohol) kleiner oder größer war als 3500 Kal. Die durchschnittliche Aufnahme bei diesen Gruppen beträgt 3281 bzw. 4557 Kal. oder unter Berücksichtigung des Alkohols 3436 bzw. 4726 Kal., was einer Nettozufuhr von 3092 bzw. 4253 Kal. entspricht. Die erste Zahl drückt die Nettozufuhr bei einem schwedischen „mittleren“ Arbeiter, die zweite die bei einem Arbeiter mit strenger Arbeit aus. Wie ersichtlich, stimmen diese Zahlen mit denjenigen in Atwaters Gruppen III und V sehr nahe überein.

In bezug auf die Kalorienzufuhr bei finnländischen Arbeitern liegen sehr umfassende Untersuchungen von Sundström vor. Wie die soeben erwähnten schwedischen Forscher teilt auch er sein Material in zwei Gruppen mit einer Bruttozufuhr von 3500 Kal. als Grenzwert ein. Das Resultat ist folgendes:

1. Mittelkräftige	Arbeit in der Stadt	3011 Kal. brutto,	2710 Kal. netto
2. Anstrengende	„ „ „ „	4378 „ „	3940 „ „
3. Mittelkräftige	„ auf dem Lande	3238 „ „	2833 „ „
4. Anstrengende	„ „ „ „	4485 „ „	3923 „ „
5. „	„ „ „ „	4900 „ „	4410 „ „

Die Nettozufuhr ist für Nr. 1, 2 und 5 unter Annahme eines Verlustes von 10 Proz. berechnet; für Nr. 3 und 4 direkt kalorimetrisch bestimmt.

Ein Vergleich mit den Zahlen Atwaters ergibt, daß der finnländische mittlere Arbeiter, sowohl in den Städten als auf dem Lande, eine Kalorienzufuhr hat, die zwischen den Atwaterschen Gruppen II und III liegt, sowie daß die Kalorienzufuhr bei angestrengter Arbeit der der Gruppe V von Atwater sich nähert. Noch größer ist die Energiezufuhr bei Nr. 5, Schüler an einer Ackerbauschule, die aber gerade zur Zeit der Untersuchung eine sehr strenge Arbeit (Heumähen) leisteten.

Es ist natürlich von der größten Bedeutung, daß im Kostmaß eines Gefängnisses dem Kalorienbedarf der Gefangenen vollständig genügt wird. Sind ja die Verhältnisse, unter welchen diese leben, in vielerlei Hinsicht gesundheitswidrig und die Gefahr einer Unterernährung also um so größer. Außerdem ist der Nahrungsbedarf bei verschiedenen Individuen verschieden, auch wenn man nicht den Einfluß der Arbeitsgröße auf den Umfang der Verbrennung in Betracht zieht, und daher muß die Kalorienzufuhr in öffentlichen Anstalten etwas größer sein als das Mittel, dem man bei den entsprechenden Arbeitergruppen bei frei gewählter Kost begegnet.

Mit Hinsicht auf die von den Gefangenen geleistete Arbeit können diese zweckmäßig in drei Gruppen geteilt werden:

1. Gefangene in Zelle;
2. Gemeinsamkeitsgefangene in den Bezirksgefängnissen;
3. Gemeinsamkeitsgefangene in den Straf- und Arbeitsgefängnissen.

Die Arbeit, welche von den zur ersten Kategorie gehörigen Individuen geleistet wird, ist verhältnismäßig wenig anstrengend, und ihr Energiebedarf dürfte daher etwa auf 2700 Kal. netto, wie bei der Gruppe II bei Atwater geschätzt werden können. Diese Zahl stimmt mit der Zahl Sundströms für den finnländischen mittleren Arbeiter in den Städten überein und ist daher nicht als abnorm niedrig zu erachten.

Die Arbeitsmenge, welche von den Gefangenen in den Bezirksgefängnissen geleistet wird, ist wohl als ziemlich mäßig zu bezeichnen, und ihr Energiebedarf ist daher kaum größer als der eines mittleren Arbeiters auf dem Lande, welcher nach Sundström 2833 Kal. netto beträgt. Wegen der individuellen Variationen des Nahrungsbedarfes ist es indessen, wie mir scheint, angezeigt, eine etwas höhere Zahl, etwa 3000 Kal. netto, für diese Kategorie aufzustellen.

Die Gefangenen in den Strafgefängnissen scheinen, in vielen Fällen wenigstens, keine größere Arbeit zu leisten als die in den Bezirksgefängnissen. Indessen dürfte ihr Arbeitsquantum dennoch nicht selten wesentlich größer sein, was natürlich bei der Aufstellung des Kostmaßes zu berücksichtigen ist. Daß der Nahrungsbedarf dieser Gefangenen auch nur annäherungsweise so groß wäre, wie der der Arbeiter Sundströms bei anstrengender Arbeit, läßt sich jedoch ziemlich bestimmt ausschließen.

Die Differenz des Nahrungsbedarfes bei den Gruppen I und II ist 300 Kal. netto. Wenn man zu der Nahrung der 2. Gruppe noch 300 Kal. netto hinzufügt, dürfte man einen ziemlich befriedigenden Ausdruck für den Energiebedarf der 3. Gruppe bekommen können.

Die Energiezufuhr dieser Gruppe würde daher 3300 Kal. betragen, was mit der von R. Tigerstedt berechneten Nahrungszufuhr bei einer täglichen Arbeitsmenge von 75000$^{\text{kg-m}}$ übereinstimmt.

Nach den Zusammenstellungen S. 168 ist die Nahrungszufuhr pro Individuum in den Bezirksgefängnissen 3372 und in den Strafgefängnissen 3732 Kal. brutto. Mit Abzug von 10 Proz. für den Kot würde die Nettozufuhr also 3035, bzw. 3358 Kal. betragen.

In der jetzigen Speiseordnung für die Gefängnisse in Finnland bekommen die Zellgefangenen die gleiche Nahrungsmenge wie die übrigen Gefangenen in demselben Gefängnis, also eine Kost, die mit etwa 658 bzw. 335 Kal. netto ihren Nahrungsbedarf übertrifft.

Bei den Gefangenen der 2. und 3. Gruppe übersteigt die Nahrungszufuhr nach der jetzigen Speiseordnung mit 58 (Strafgefängnisse) bzw. 35 Kal. (Bezirksgefängnisse) netto den oben berechneten Nahrungsbedarf. Vorausgesetzt, daß meine Berechnung der Gefängniskost nicht allzuviel von deren tatsächlichen Zusammensetzung abweicht, würde die Gefangenkost in Finnland also quantitativ vollständig genügend sein.

Das Körpergewicht der Frau beträgt etwa $^4/_5$ von dem des Mannes.

Da außerdem noch ihre Arbeitsmenge in der Regel kleiner ist als die des Mannes, ist auch ihr Nahrungsbedarf kleiner.

Nach Sundström genießt in Finnland eine Frau aus der Arbeiterklasse in den Städten durchschnittlich 2796 und auf dem Lande 2709 Kal. brutto. Dies stimmt mit den Erfahrungen aus anderen Ländern nahe überein, wie aus folgender Zusammenstellung ersichtlich ist:

Arbeitende Frau in	Rußland	2769	Kal. brutto
„ „ „	Italien	2899	„ „
„ „	nach Atwater	2800	„ „

Die Nahrungszufuhr einer körperlich arbeitenden Frau beträgt also durchschnittlich etwa 2800 Kal. brutto. Nach der Speiseordnung in den finnländischen Gefängnissen ist die Bruttozufuhr pro Individuum in den Strafgefängnissen 3613 und in den Bezirksgefängnissen 3283 Kal., und übersteigt also den tatsächlichen Bedarf nicht unwesentlich.

In seinem Normalkostmaß für einen mittleren Arbeiter fordert Voit eine Zufuhr von 118^g Eiweiß brutto, und 105^g netto, weil sich der Körper mit einer kleineren Eiweißmenge nicht in N-Gleichgewicht erhalten kann.

Aus späteren Untersuchungen von Hirschfeld, Klemperer, Sivén und anderen geht indessen hervor, daß das Stickstoffgleichgewicht bei einer wesentlich geringeren Eiweißzufuhr erreicht werden kann, wenn nur die Zufuhr von potentieller Energie in der Kost genügend groß ist.

Diese Resultate beziehen sich auf Laboratoriumsversuche von verhältnismäßig kurzer Dauer und können also nicht dartun, daß eine an Eiweiß sehr arme Kost dauernd ohne Gefahr für die Gesundheit und die Leistungsfähigkeit des Individuums genossen werden konnte.

Indessen ergeben die 80 bis 166 Tage dauernden Beobachtungsreihen von Chittenden an 13 amerikanischen Soldaten, daß diese bei einer mittleren Energiezufuhr von 2940 Kal. und einer Eiweißaufnahme von 60 bis 70^g in Stickstoffgleichgewicht und bei unverminderter Leistungsfähigkeit blieben.

Jedenfalls nimmt aber das Eiweiß in der freigewählten Kost des Menschen einen viel bedeutenderen Platz ein, wie aus folgender, von R. Tigerstedt entworfenen Tabelle, in welcher das Material je nach der Größe der Energiezufuhr in 7 Gruppen verteilt ist, hervorgeht.

Gruppe	Kalorien	Amerika			Europa		
		Eiweiß g	Fett g	Kohlehydrate g	Eiweiß g	Fett g	Kohlehydrate g
I	2000–2500	86	81	295	82	44	362
II	2500–3000	88	108	345	104	60	464
III	3000—3500	103	125	409	127	85	466
IV	3500–4000	125	137	476	136	93	556
V	4000–4500	116	158	538	162	135	569
VI	4500—5000	145	195	557	182	106	737
VII	>5000	145	235	666	166	156	952

Die Verteilung der Energiezufuhr auf die einzelnen Nahrungsstoffe bei den von Sundström untersuchten finnländischen Arbeitern ist folgende.

Arbeit	Eiweiß g	Fett g	Kohlehydrate g	Kalorien g
Mittlere	113	71	469	3238
Anstrengende . . .	151	92	659	4483
Durchschnitt . . .	136	83	580	3970

Bei einem mittleren Arbeiter (Gruppe III und IV) beträgt die Eiweißzufuhr also 103 bis 125g (Amerika) bzw. 127 bis 136g (Europa). Damit stimmt die Zahl Sundströms für den finnländischen mittleren Arbeiter ganz überein; bei anstrengender Arbeit steigt sie auf 151g, also der Eiweißzufuhr bei der Gruppe V des europäischen Arbeiters entsprechend.

Daß die frei gewählte Kost so reich an Eiweiß ist, erklärt sich dadurch, daß es schwer ist, eine eiweißarme Kost so zusammenzusetzen, daß sie reichlich genug und zu gleicher Zeit wohlschmeckend und leicht digerierbar ist. Deshalb dürfte es im allgemeinen auch nicht notwendig sein, eine bestimmte Zahl für die tägliche Eiweißzufuhr festzustellen; will man aber eine solche angeben, scheint die von Voit immer noch die zweckmäßigste zu sein (R. Tigerstedt).

Seine Verteilung der N-freien Nahrungsstoffe auf Fett und Kohlehydrate gründet Voit darauf, daß er die Kost möglichst billig machen will und daher möglichst viel Kohlehydrate aufnimmt.

Davon ist aber keine Rede, daß der Darm nicht größere Mengen Kohlehydrate als 500g bewältigen könnte, wie ja Rubner bei 659g

Kohlehydrate in Schwarzbrot 72^g, und bei 718^g Kartoffeln 55^g im Kot wiederfand. Auch geht aus der Tabelle S. 174 hervor, daß die Kohlehydratmenge in der frei gewählten Kost bei allen Gruppen mit einer Kalorienzufuhr von mehr als 4000 Kal. wesentlich größer ist als 500^g.

Daraus folgt aber nicht, daß die Kohlehydratmenge in einem Normalkostmaß auf Kosten des Fettes zu vergrößern ist. Die Tabelle S. 174 zeigt für alle Gruppen mit Ausnahme der Gruppen I und II Europa eine Fettzufuhr, welche die Zahl von Voit nicht unwesentlich übertrifft. Wenn es auch zugegeben werden muß, daß das Fett zum Teil die Rolle eines Genußmittels spielt, kann es andererseits nicht verneint werden, daß der Körper einen bestimmten Bedarf an Fett hat und daß das Nahrungsfett keineswegs für die Vorgänge im Körper bedeutungslos ist. Deswegen soll ein normales Kostmaß eine nicht zu geringe Fettmenge enthalten, und die Zahl von Voit dürfte daher etwa der unteren Grenze der Fettzufuhr eines erwachsenen Mannes entsprechen.

In den finnländischen Gefängnissen werden durchschnittlich pro Tag verabreicht:

in den Strafgefängnissen: 148^g Eiweiß, 69^g Fett und 606^g Kohlehydrate;

in den Bezirksgefängnissen: 134^g Eiweiß, 61^g Fett und 551^g Kohlehydrate.

Die verabreichte Eiweißmenge übersteigt in den Strafgefängnissen um 23 bzw. 12^g die Eiweißmenge bei der Gruppe IV, Tabelle S. 174 und in den Bezirksgefängnissen mit 31 bzw. 7^g die in der Gruppe III; letztere ist gleichgroß wie die Eiweißmenge, welche nach Sundström durchschnittlich von einem finnländischen Arbeiter genossen wird. Die Eiweißzufuhr in der Gefängniskost muß also als reichlich bezeichnet werden.

Die berechnete Fettmenge in der Gefangenenkost übersteigt allerdings mit 13 bzw. 5^g die von Voit postulierte, ist aber andererseits wesentlich kleiner als diejenige, die bei freigewählter Kost von entsprechenden Arbeiterkategorien genossen wird. Außerdem besteht dieses Fett nicht ausschließlich aus wirklichem Fett, sondern auch aus anderen im Äther löslichen Stoffen, und die tatsächliche Fettmenge ist daher niedriger als oben angegeben worden ist. Es wäre also angezeigt, die Fettmenge etwas zu vermehren.

Die Kohlehydratmenge in der Gefängniskost ist etwas größer als bei den entsprechenden Arbeitergruppen in der Tabelle S. 174, stimmt aber mit der von den finnländischen Arbeitern genossenen Kohlehydratmenge ganz gut überein. Jedenfalls ist dieses Quantum nicht so groß, daß es nicht vom Darm ziemlich gut bewältigt werden könnte.

Wie vor allem Pawlow nachgewiesen hat, spielt die Eßlust eine sehr wichtige Rolle bei der Absonderung der Verdauungsflüssigkeiten und also auch bei der Verdauung der Kost. Außerdem ist die Ausnutzung der Nahrungsstoffe von der Beschaffenheit der genossenen Nahrungsmittel wesentlich abhängig, und es ist daher gar nicht gleichgültig, aus welchen Nahrungsmitteln die Kost zusammengesetzt ist und wie sie zubereitet wird.

Daß die Wahl der in der Gefängniskost zu verabreichenden Nahrungsmittel in erster Linie von ihrer Preisbilligkeit bestimmt wird, ist natürlich, und hieraus folgt auch eine gewisse Einförmigkeit in der Zusammensetzung der Kost.

Nach der Speiseordnung in den finnländischen Gefängnissen wird warmes Essen nur zum Mittag verabreicht. Zum Frühstück und Abendbrot werden hartes Brot, gesalzener Strömling, Schmalz und Magerkäse verabreicht; letzterer kann durch Magermilch ersetzt werden. Wenn dies nicht der Fall ist, dient nur die „Kalja“ als Getränk.

Es muß doch als ein allgemein gültiges Prinzip angesehen werden, daß warmes Essen aus hygienisch-diätetischem Gesichtspunkte dem kalten Essen vorzuziehen ist, und man wundert sich darüber, daß bei der Aufstellung der geltenden Speiseordnung dieser Umstand so wenig berücksichtigt worden ist. Bei der Aufstellung einer neuen Speiseordnung für die Gefängnisse ist es daher sehr wichtig, dem warmen Essen einen viel hervorragenderen Platz einzuräumen.

Nahrungsmittel	Gesamtmenge g	Eiweiß g	Fett g	Kohlehydrate g	Kalorien brutto	Proz. von Gesamtkalorien
Gerstengraupen	420	48·3	6·3	298·2	1479	18·3
Gerstenmehl .	700	80·5	10·5	497·0	2464	
Hafergraupen .	220	28·6	13·2	145·2	835	
Erbsen . . .	280	64·0	5·4	147·0	914	3·5
Magerkäse . .	385	138·6	25·0	23·1	895	5·3
Butter . . .	60	0·4	51·0	0·4	478	
Rindfleisch . .	300	51·0	30·0	—	490	1·9
Speck	210	21·0	105·0	—	1065	7·0
Schmalz . . .	84	0·3	83·2	—	775	
Strömling . .	1050	115·5	73·5	—	1157	4·4
Kartoffeln . .	1365	27·3	2·1	285·6	1302	5·1
Kohlrüben . .	90	1·2	0·3	7·2	39	
Sirup	40	0·4	—	29·6	124	0·5
Brot	3990	459·9	74·9	2809·8	14105	54·0
Summa	—	1037·0	480·4	4242·7	26122	100
Pro Tag	—	148·1	68·6	606·1	3732	—

Vorstehende Tabelle zeigt, wie die Kost in den Strafgefängnissen aus verschiedenen Nahrungsmitteln zusammengesetzt ist.

In quantitativer Hinsicht nimmt das Brot in den Gefängnissen eine sehr hervorragende Stelle ein. In den Strafgefängnissen werden täglich 570^g und in den Bezirksgefängnissen 500^g hartes Brot = 850 bzw. 750^g weiches Brot verabreicht.

Diese Brotmenge scheint ziemlich groß zu sein. Junge, gesunde Individuen können natürlich unschwer sie bewältigen, wie daraus hervorgeht, daß mehrere der von Sundström wie von Hultgren und Landergren untersuchten Arbeiter bei freigewählter Kost sogar viel größere Brotmengen genossen haben. Für ältere Individuen und insbesondere solche mit schlechten Zähnen wird es aber unzweifelhaft eine ziemlich schwere und anstrengende Aufgabe, diese große Brotmenge zu kauen.

Um einen Ausdruck für den Brotverbrauch bei verschiedenen Altersstufen zu gewinnen, habe ich das von Sundström veröffentlichte Material in zwei Gruppen geteilt mit dem Alter von 40 Jahren als Grenze. Es zeigt sich, daß bei den jüngeren Individuen (Männern im Alter von 18 bis 36 Jahren) das genossene, weiche Brot durchschnittlich 830^g beträgt, während die von den älteren Individuen (Männern im Alter von 41 bis 56 Jahren) genossene Brotmenge nur 467^g ausmacht. Diese große Differenz ist allerdings zum Teil von dem stattfindenden Unterschied der durchschnittlichen Energiezufuhr (4198 bzw. 3645 Kal.) bedingt, trotzdem läßt sich bei den älteren Individuen eine deutliche Neigung erkennen, die Brotmenge zu vermindern.

Nach der Speiseordnung soll das Brot als trocken verabreicht werden, was nur die Schwierigkeit erhöht, die betreffende große Brotmenge zu verzehren. Nur denjenigen Individuen, die trockenes Brot nicht genießen können, kann es als weich verabreicht werden, indessen nicht früher als drei Tage nach dem Backen.

Die hierdurch gewissen Individuen dargebotene Erleichterung scheint in der Wirklichkeit nur ziemlich gering zu sein. Drei Tage altes, etwa $1^1/_2{}^{cm}$ dickes Roggenbrot ist schon ziemlich zäh und bietet dem Kauen fast ebenso große Schwierigkeit dar, wie das harte Brot. Daß ein etwas frischeres Brot gesundheitswidrig wäre, ist kaum anzunehmen.

Von der ganzen Energiemenge der Kost beträgt die im Brot aufgenommene bei den Strafgefängnissen 54 Proz. und bei den Bezirksgefängnissen 53·5 Proz. Nach Sundström deckt der finnländische Arbeiter auf dem Lande nur 39 Proz. seines Energiebedarfes mit Brot, und bei den von Hultgren und Landergren untersuchten schwedischen Arbeitern betrug die Energiezufuhr im Brot 45 Proz. der gesamten Energiezufuhr.

Es kann also kaum verneint werden, daß die in den finnländischen Gefängnissen verabreichte Brotmenge verhältnismäßig zu groß ist, und daß eine Reduktion derselben wünschenswert wäre.

Bei der Brotbereitung gehen, wie schon bemerkt, etwa 16 Proz. des Mehles verloren; es ist daher keineswegs ökonomisch, das Mehl ausschließlich als Brot zu verabreichen, wenn es nicht gilt, eine Nahrung darzustellen, die eine längere Zeit aufbewahrt werden kann. Dies ist ja in den Gefängnissen nicht der Fall, und hier würde daher ein Teil des früher als Brot verabreichten Getreides zweckmäßiger in Form von Grütze oder Brei verabreicht werden können. Hierdurch würde nicht allein die tägliche Brotmenge vermindert, sondern auch das warme Essen ohne Steigerung der Verpflegungskosten vermehrt werden.

Die Menge des täglich verabreichten gesalzenen Strömlings beträgt 150 bzw. 130 g; davon ist indessen 40% als Abfall abzuziehen (Almén), und die täglich genossene Menge von Strömling würde daher 90 bzw. 78 g ausmachen. Diese Menge übertrifft in hohem Grade die Menge Fisch, 74 g inkl. des Abfalls, welche der finnländische Arbeiter auf dem Lande durchschnittlich genießt (Sundström), und davon ist außerdem die Hälfte frischer Fisch. Es scheint daher, als ob die Menge von Strömling etwas vermindert werden könnte, insbesondere wenn man den störenden Einfluß berücksichtigt, welchen der Genuß von ungekochtem, gesalzenem Fisch auf die Verdauungsorgane ausüben kann. Es wäre daher zweckmäßig, einen Teil des gesalzenen Fisches durch ein anderes Nahrungsmittel, z. B. Schmalz, amerikanischen Speck oder Magermilch zu ersetzen, und den übrigen Strömling zum Teil wenigstens als gekocht oder geröstet zu verabreichen.

Durchschnittlich enthält die Kost 0·3 Liter Kartoffeln pro Tag; dieselben werden ausschließlich in der Mittagssuppe verwendet. Die Arbeiter Sundströms genossen 543 g Kartoffeln = 0·84 Liter. Die geringe Menge der in den Gefängnissen verabreichten Kartoffeln erklärt sich aus dem verhältnismäßig hohen Preis dieses Nahrungsmittels; angesichts der bedeutenden Rolle des frischen Gemüses bei der Ernährung scheint indessen eine Vermehrung der Kartoffelmenge, eventuell auf Kosten des Brotes, wünschenswert. Diese Kartoffeln sollten ungeschält zweimal wöchentlich mit Strömling verabreicht werden.

Das Fleisch gehört zu den teueren Nahrungsmitteln und dessen Verwendung in den Gefängnissen muß daher ziemlich beschränkt sein. Nach der Speiseordnung werden auch nur 300 g (Strafgefängnisse) bzw.

250g (Bezirksgefängnisse) wöchentlich verabreicht, während die beiden Gruppen der finnländischen Landbevölkerung nach Sundström durchschnittlich 518 bzw. 658g Fleisch wöchentlich genießen.

Die wöchentliche Menge von Speck in der Gefängniskost ist 210 bzw. 180g und entspricht etwa der Speckmenge in der Kost der finnländischen Landarbeiter, 196 bzw. 126g.

II. Vergleich der finnländischen Speiseordnung mit den Kostmaßen in den skandinavischen und russischen Gefängnissen.

Wie jede andere Kost muß auch die in den Gefängnissen verabreichte nicht allein genügend, sondern auch wohlschmeckend und nicht zu einförmig sein. Andererseits darf aber die Gefängniskost nicht so anziehend sein, daß sie verkommene Individuen geradezu einladet, während Perioden von Arbeitsmangel u. dgl. die Internierung in den Gefängnissen anzustreben. Die Gefängniskost soll daher ihrer Qualität nach etwa derjenigen Kost entsprechen, die von der ärmeren Bevölkerung im betreffenden Lande genossen wird.

Die in den Gefängnissen verabreichte Kost muß natürlich in wesentlichem Grade nach der Volksernährung im betreffenden Lande abgepaßt sein, und es ist daher nicht möglich, die Gefängniskost in einem Lande an der Hand der in einem anderen Lande vorgeschriebenen zu beurteilen; andererseits kann aber ein derartiger Vergleich viel Interessantes darbieten, insbesondere wenn er sich auf Länder mit nicht gar zu verschiedenen Lebensverhältnissen bezieht.

Auf Grund dessen werden Auszüge aus den in Schweden, Norwegen, Dänemark und Rußland geltenden Speiseordnungen hier mitgeteilt.

Bei den schwedischen Gefängnissen gilt seit 1901 folgender Speiseetat.

a) In den Bezirksgefängnissen.

Jeden Tag.

Brot (weiches) für männliche Individuen . . .	580g
„ „ „ weibliche „ . . .	500
„ „ „ Gefangene bei disziplinarer Bestrafung in Zelle ohne Arbeit	420
Salz	17

b) In den zentralen Gefängnissen.

1) Jeden Tag:

Brot (weiches) für einen vollständig arbeitsfähigen Strafgefangenen in Gemeinsamkeit	680 g
Brot (weiches) für andere männliche Gefangene .	580
„ „ „ weibliche Gefangene . . .	500
„ „ „ Gefangene bei disziplinarer Bestrafung in Zelle ohne Arbeit	420
Salz	17

2. Außerdem zum Frühstück einem männlichen Gefangenen in Gemeinsamkeit 0·35 l gekochte, abgerahmte Milch und 25 g Margarine.

Einem weiblichen Gefangenen in Gemeinsamkeit 0·35 l gekochte, abgerahmte Milch und 15 g Margarine.

Einem Zellgefangenen 15 g Margarine.

Für sämtliche Gefangene.

Sonntag, Mittwoch und Freitag.

Mittagessen: Erbensuppe, gekocht mit 65 g gesalzenem Speck und 210 g Erbsen und mit 15 g Weizenmehl verdickt.

Abendbrot: Grütze, mit 150 g Roggenmehl gekocht; 0·3 l abgerahmte Milch.

Montag und Donnerstag.

Mittagessen: Suppe, gekocht mit 30 g gesalzenem Speck, 3 g Gerstengraupen, 50 g Kohlrüben und 0·3 l Kartoffeln und mit 40 g Weizenmehl verdickt, nebst 0·5 g Pfeffer; 125 g Hering und 0·6 l Kartoffeln.

Abendbrot: Grütze, gekocht mit 105 g Gerstengraupen und mit 25 g Weizenmehl verdickt; 0·3 l abgerahmte Milch.

Dienstag.

Mittagessen: Suppe, mit 170 g frischem Fleisch, 45 g Gerstengraupen und 50 g Gemüse gekocht und mit 25 g Weizenmehl verdickt; 0·5 l Kartoffeln werden zum Fleisch verabreicht.

Abendbrot: Grütze mit 105 g Hafergraupen und 5 g Margarine gekocht, sowie mit 25 g Weizenmehl verdickt; 0·3 l abgerahmte Milch.

Sonnabend.

Mittagessen: Suppe, mit 170 g frischem Fleisch, 100 g Wurzelgemüse oder 200 g Weißkohl gekocht und mit 25 g Weizenmehl verdickt; 0·9 l Kartoffeln werden zum Fleisch verabreicht.

Abendbrot: Grütze mit 105 g Hafergraupen und 5 g Margarine gekocht und mit 25 g Weizenmehl verdickt; 0·3 l abgerahmte Milch.

Für die Bezirksgefängnisse gilt noch die Bestimmung, daß das Abendbrot alternativ zum Frühstück verabreicht werden kann.

Die folgende Tabelle zeigt die Zusammensetzung der Kost, wie sie während einer Woche bei einem schwedischen Strafgefängnis einem vollständig arbeitsfähigen männlichen Gefangenen in Gemeinsamkeit verabreicht wird.

Nahrungsmittel	Gesamtmenge g	Eiweiß g	Fett g	Kohlehydrate g	Kalorien brutto
Roggenmehl	450	51·8	9·0	315·0	1588
Weizenmehl	275	33·0	4·1	198·0	985
Gerstengraupen	315	36·2	4·7	223·6	1109
Hafergraupen	210	27·3	12·6	138·6	797
Erbsen	630	144·9	12·0	330·8	2062
Kartoffeln . . . (Liter)	3·2	41·6	3·2	435·2	1985
Magermilch . . . „	4·55	159·3	31·9	227·7	1883
Margarine	185	1·1	157·3	1·1	1472
Frisches Fleisch	340	57·8	34·0	—	553
Gesalzener Speck	255	28·1	140·3	—	1420
Hering oder Strömling . .	250	30·0	30·0	—	402
Salz	139	—	—	—	—
Pfeffer	1	—	—	—	—
Wurzelgewächse	200	2·4	0·4	16·0	79
Gemüse	500	0·8	0·1	4·0	21
Weiches Brot	4760	366·5	61·0	2222·9	11192
Summa	—	980·8	501·5	4112·9	25548
Pro Tag	—	140·1	71·6	587·6	3650

Für die übrigen Kategorien beträgt die tägliche Nahrungszufuhr:

Charakteristik		Eiweiß g	Fett g	Kohlehydrate g	Kalorien brutto
Zentralgefängnisse	Sonstige männliche Gefangene	132·4	70·3	540·9	3414
	Weibliche Gefangene . . .	126·1	60·8	503·4	3146
	Zellgefangene ohne Arbeit .	107·7	57·2	448·6	2813
Bezirksgefängnisse	Männliche Gefangene . . .	119·9	46·5	523·2	3069
	Weibliche Gefangene . . .	113·7	45·5	485·8	2881
	Zellgefangene ohne Arbeit .	107·6	44·4	448·5	2692

In Norwegen sind seit 1897 folgende Bestimmungen über die Beköstigung in den Gefängnissen gültig.

Zum Frühstück täglich:

a) Im Geldstrafegefängnis: 200 g Brot, 0·5 l Milch, 16 g Butter.

b) Im Strafgefängnis: 200 g Brot, 12 g Butter, 0·5 l Milch oder 0·5 l Tee.

c) Im Frauengefängnis: 200 g Brot, 0·4 l Milch, 10 g Butter.

Zum Mittagessen für eine Woche, von den Gefängnisdirektoren auf die einzelnen Tage zu verteilen;

1 mal	Erbsensuppe.	Männliche Gef.	1 l,	weibliche	0·75 l
„	Graupensuppe.	„ „	1 ,	„	0·75
„	Milchsuppe	„ „	1 ,	„	0·75
„	Sirupsuppe.	„ „	1 ,	„	0·75
„	Biersuppe.	„ „	1 ,	„	0·75
„	„Lappskojs“.	„ „	0·5 l	„	0·50
„	Fleisch.	„ „	100 g,	„	100 g
„	Speck.	„ „	60 ,	„	60
2 mal	Hering.	„ „	125 ,	„	100

2 mal Grütze, im Geldstrafgefängnis 0·75 l, in den Strafgefängnissen 1 l; dazu 12 g Butter und 0·5 l Milch. Im Frauengefängnis 0·75 l Grütze, 10 g Butter und 0·4 l Milch.

Außerdem bekommen die Gefangenen in den Gefängnissen für Männer 1600 g, im Frauengefängnis 1200 g und im Geldstrafegefängnis 1400 g Kartoffeln wöchentlich; in den Gefängnissen für Männer 550 g und im Frauengefängnis 300 g Brot wöchentlich.

Zum Abendbrot: a) Im Geldstrafegefängnis 200 g Brot, 16 g Butter, 0·5 l Milch täglich.

b) In den Strafgefängnissen: 5 Tage 0·75 l Grütze mit 0·5 l Milch; 2 Tage 220 g Brot und 0·5 l Milch.

c) Im Frauengefängnis: 5 Tage 0·75 l Grütze mit 0·4 l Milch; 2 Tage 160 g Brot und 0·4 l Milch.

Zur Bereitung der genannten Speisen werden folgende Mengen der Rohwaren benutzt:

0·5 l Tee: 2 g Tee, 10 g Zucker, 0·1 l Milch.

1 l Erbsensuppe: 140 g Erbsen und 50 g Gerstengraupen.

1 l Graupensuppe: 60 g Gerstengraupen, etwas Gemüse, Pfeffer und Ingwer.

1 l Milchsuppe: 0·5 l Milch, 60 g Gerstengraupen.

1 l Sirupsuppe: 60 g Sirup, 80 g Gerstengraupen, etwas Essig.

1 l Biersuppe: 0·6 l Bier, 50 g Mehl, 50 g Sirup.

0·5 l „Lappskojs“: 320 g Pferdefleisch oder 270 g Rindfleisch, 580 g Kartoffeln, etwas Pfeffer und Zwiebel.

100 g Fleisch: 320 g Pferdefleisch oder 270 g Rindfleisch.

60 Speck: 120 g Speck.

1 l Grütze: 160 g Gerstengraupen oder 210 g Gerstenmehl.

100 g Kartoffeln: 145 g ungeschälte Kartoffeln.

Außerdem zu allen Speisen Salz in genügender Menge.

Der Nährwert der Kost in den Strafgefängnissen ist aus folgender Tabelle ersichtlich:

Nahrungsmittel	Gesamtmenge g	Eiweiß g	Fett g	Kohlehydrate g	Kalorien brutto
Gerstengraupen	1195	137·4	17·9	848·5	4209
Gerstenmehl	50	5·8	0·8	35·5	177
Erbsen	140	32·2	2·7	73·5	458
Kartoffeln	2900	58·0	5·8	609·0	2789
Abgerahmte Milch, Liter .	8·5	297·5	59·5	425·0	3516
Butter.	108	0·8	91·8	0·8	860
Pferdefleisch	640	121·6	41·6	—	885
Speck	120	12·0	60·0	—	607
Gesalzener Hering . . .	250	30·0	30·0	—	402
Sirup	110	1·1	—	81·4	338
Bier (Liter)	0·6	6·0	—	30·6	150
Brot	2530	296·0	53·1	1801·4	9093
Summa	—	998·4	363·2	3905·7	23484
Pro Tag	—	142·6	51·9	558·0	3355

In der Speiseordnung findet sich keine Angabe darüber, ob das Brot weich oder hart ist. Da die tägliche Brotmenge indessen nur 361 g beträgt, habe ich das Brot als hart bezeichnet, was mir um so mehr gestattet erscheint, da die Energiemenge der Kost, wenn das Brot als weich berechnet wird, nur 2906 Kal. brutto betragen würde.

Die dänische Speiseordnung vom Jahre 1890 hat für gesunde Gefangene folgendes Aussehen:

Frühstück: 400 g Roggenbrot, 20 g Schmalz, $^3/_8$ l warmes Bier.

Abendbrot: 300 g Roggenbrot, 30 g Käse, $^1/_4$ l warme, abgerahmte Milch.

Mittagessen. Sonntag 1: 1 l Rindfleischsuppe und 125 g Rindfleisch, aus 325 g Rindfleisch, 200 g Kartoffeln, 100 g gelben Rüben und 25 g Suppenwurzeln bereitet.

Sonntag 2. 1 l Erbsensuppen und 75 g Speck, aus 150 g Speck, 250 g Erbsen, 7·5 g Zwiebel und 0·25 g Thymian bereitet.

Montag. $^1/_2$ l Gerstengrütze aus 160 g Gerstengraupen bereitet; dazu 0·26 l Milch, 75 g gesalzener Hering.

Dienstag. 1 l Fleischsuppe und 52 g Rindfleisch, aus 156 g Rindfleisch, 100 g Erbsen, 80 g Gerstengraupen, 200 g Kartoffeln, 15 g Suppenwurzeln und 0·25 g Gewürzen bereitet.

Mittwoch: 1 l Erbsensuppe und 52 g Rindfleisch, aus 156 g Rindfleisch, 250 g Erbsen, 7·5 g Zwiebel und 0·25 g Gewürzen bereitet.

Donnerstag: $^1/_2$ l Blutpudding, aus 60 g Speck, 200 g Blut, 160 g Graupen, 20 g Rosinen, 20 g Zucker und 0·5 g Gewürzen bereitet.

Freitag: 1 l Kohlsuppe und 52 g Rindfleisch, aus 156 g Rindfleisch, 80 g Gerstengraupen, 5 g Zwiebel, 0·75 g Kümmel, 175 g Weißkohl bereitet.

Sonnabend 1: $^3/_4$ l Brei, 75 g Speck und 333 g Kartoffeln, aus 0·75 l abgerahmter Milch, 50 g Gerstengraupen, 150 g gesalzenem Speck und 370 g Kartoffeln bereitet.

Sonnabend 2: 1 l Biersuppe, 75 g gesalzener Hering und 333 g Kartoffeln, aus 0·7 l Bier, 200 g Roggenbrot, 40 g Sirup, 75 g gesalzenem Hering und 370 g Kartoffeln bereitet.

Die Zusammensetzung der dänischen Gefängniskost für eine Woche ist aus folgender Zusammenstellung ersichtlich:

Nahrungsmittel	Gesamt-menge g	Eiweiß g	Fett g	Kohle-hydrate g	Kalorien brutto
Gerstengraupen	505	58·1	7·6	358·6	1779
Erbsen	475	109·3	9·0	249·4	1554
Kartoffeln	670	13·4	1·3	140·7	644
Gelbe Rüben	50	0·6	0·1	4·5	22
Suppenwurzeln	28	0·4	0·1	2·2	12
Kohl	175	3·5	0·4	8·8	54
Ganze Milch (Liter)	0·26	9·1	9·1	13·0	175
Abgerahmte Milch (Liter)	2·13	74·6	14·9	106·5	881
Rindfleisch	631	107·3	63·1	—	1027
Speck	75	7·5	37·5	—	380
Schweinefett	60	0·9	54·6	—	511
Gesalzener Speck	75	8·3	41·3	—	418
Schmalz	140	0·4	138·6	—	1291
Blut	200	36·0	0·4	–	151
Gesalzener Hering	112	13·4	13·4	—	180
Käse	210	75·6	13·7	12·6	489
Sirup	20	—	—	14·8	61
Zucker	20	—	–	19·6	80
Bier (Liter)	2·98	29·8	—	152·0	745
Roggenbrot	5000	385·0	65·0	2335·0	11757
Rosinen	20	0·4	0·1	11·2	48
Zwiebeln	16	0·2	—	1·3	6
Gewürze usw.	2	–	—	—	—
Summa	—	933·8	470·2	3430·2	22265
Pro Tag	—	133·4	67·2	490·0	3181

Auch diese Speiseordnung enthält keine Angaben über die Beschaffenheit des Brotes. Da es aber in einer durchschnittlichen Menge von 714^{g} täglich verabreicht wird, darf man wohl annehmen können, daß es als weich genossen wird.

Nach der zurzeit geltenden Normaltabelle für die Beköstigung in den **russischen** Gefängnissen wird dort verabreicht:

Sonntag.

Mittagessen: Zur Makkaronisuppe: 102^{g} Makkaroni, 128^{g} Rindfleisch, 9^{g} Perlgraupen, 17^{g} Salz. Zur Grütze: 136^{g} Buchweizen, 21^{g} Schmalz, 9^{g} Salz.

Abendbrot: Zum Brei: 73^{g} Buchweizen, 9^{g} Schmalz, 4^{g} Salz.

Montag und Sonnabend.

Mittagessen: Zur Fleischsuppe: 128^{g} Kohl, 102^{g} Rindfleisch, 17^{g} Hafergrütze, 13^{g} Mehl zum Verdicken, 17^{g} Salz, 0·2^{g} Pfeffer, 0·2^{g} Lorbeerblätter, 4^{g} Zwiebel. Zur Grütze: 136^{g} Hirsegraupen, 21^{g} Schmalz, 9^{g} Salz.

Abendbrot: Zum Brei: 76^{g} Hirsegraupen, 9^{g} Schmalz, 4^{g} Salz.

Dienstag.

Wie am Montag, nur daß die Grütze aus Buchweizen gekocht wird.

Mittwoch.

Mittagessen: Zum Erbsenbrei: 136^{g} Erbsen, 17^{g} Mehl zum Verdicken, 17^{g} Salz, 4^{g} Zwiebel. Zur Grütze: 154^{g} Hirsegraupen, 21^{g} Schmalz, 9^{g} Salz.

Abendbrot: Zum Brei: 102^{g} Hirsegraupen, 17^{g} Schmalz, 4^{g} Salz.

Donnerstag.

Wie am Montag, nur wird die Grütze aus Buchweizen und das Brei aus Gerstengraupen gekocht.

Freitag.

Wie am Mittwoch, nur werden Grütze und Brei aus Buchweizen gekocht. Außerdem werden täglich 819^{g} weiches Roggenbrot verabreicht.

Die Zusammensetzung der russischen Gefängniskost für eine Woche ist in der Tabelle auf S. 186 angegeben.

Nach den hier zusammengestellten Speiseordnungen beträgt die Energiezufuhr für männliche Strafgefangene durchschnittlich 3463 Kal. brutto. Den niedrigsten Wert hat die dänische Kost mit 3181 Kal., den höchsten die schwedische mit 3650 Kal.

Die Eiweißzufuhr ist in den russischen Gefängnissen am geringsten, 117^g, in den norwegischen am größten, 143^g.

Nahrungsmittel	Gesamtmenge g	Eiweiß g	Fett g	Kohlehydrate g	Kalorien brutto
Gerstengraupen	72	8·3	1·1	51·4	254
Buchweizen	810	82·7	15·4	581·0	2865
Hirsegraupen	674	84·2	18·2	496·4	2550
Hafergraupen	69	9·1	4·1	45·8	263
Perlgraupen	9	0·1	—	6·9	29
Mehl zum Verdicken	85	10·2	1·3	61·1	304
Makkaroni	102	11·3	1·3	75·3	367
Erbsen	274	62·9	5·2	143·7	895
Kohl	513	10·2	1·1	25·6	157
Schmalz	226	3·4	206·1	—	1931
Rindfleisch	537	91·2	53·7	—	873
Zwiebel	23	0·4	—	1·8	9
Weiches Roggenbrot	5733	441·5	74·6	2677·4	13481
Pfeffer	0·9	—	—	—	—
Lorbeerblätter	0·9	—	—	—	—
Salz	209	—	—	—	—
Summa	—	815·4	382·0	4166·3	23977
Pro Tag	—	116·5	54·5	595·2	3425

Die Fettmenge beträgt in der Kost der schwedischen, dänischen, russischen und norwegischen Strafgefängnisse für Männer bzw. 72, 67, 55 und 52^g.

In den finnländischen Strafgefängnissen enthält die Kost 148^g Eiweiß, 69^g Fett und 606^g Kohlehydrate = 3732 Kal. brutto. Diese Kost hat also einen größeren Kalorienwert und ist reicher an Eiweiß als in den soeben erwähnten Gefängnissen; in bezug auf den Fettgehalt wird sie allein von der schwedischen Gefängniskost, und zwar nur um 3^g übertroffen.

Hinsichtlich der Nahrungsmittel, aus welchen die Kost zusammengesetzt ist, weichen die verschiedenen Speiseordnungen, wie nicht anders zu erwarten, voneinander wesentlich ab. Der besseren Übersicht halber ist in folgender Tabelle die Entstammung der Kost aus den einzelnen Nahrungsmitteln in Prozenten der gesamten Kalorienzufuhr angegeben.

Nahrungsmittel	Finnland	Schweden	Norwegen	Däne-mark	Rußland
Rindfleisch und Blut	1·9	2·2	3·8	5·3	3·6
Speck	4·1	5·6	2·6	3·6	0·0
Fisch	4·4	1·6	1·7	0·8	0·0
Butter, Schmalz oder ein anderes reines Fett	4·8	5·8	3·7	8·1	8·1
Milch oder Käse	3·4	7·4	15·0	6·9	0·0
Erbsen	3·5	8·1	2·0	7·0	3·7
Mehl und Grütze	18·3	17·5	18·7	8·0	27·7
Brot	54·0	43·8	38·7	52·8	56·2
Wurzelgewürze und Gemüse	5·1	8·1	11·9	3·3	0·7
Verschiedenes	0·5	0·0	2·1	4·2	0·0
Summa	100·0	100·0	100·0	100·0	100·0

Die animalische Kost unterscheidet sich von der vegetabilischen vor allem dadurch, daß sie, mit Ausnahme des Zuckers in der Milch, nur Eiweiß und Fett enthält. Da die animalische Stickstoffsubstanz im allgemeinen im Darm besser als die vegetabilische ausgenutzt wird, und da ein großer Teil des Ätherextraktes bei den vegetabilischen Nahrungsmitteln nicht wirkliches Fett darstellt, müssen die animalischen Nahrungsmittel in gewisser Hinsicht als überlegen bezeichnet werden, und die Menge animalischer Nahrungsmittel in einer Kost kann daher in einem gewissen Grade und innerhalb gewisser Grenzen als Maß für deren Vorzüglichkeit dienen.

Von dem ganzen Energiewert finden sich in animalischen Nahrungsmitteln in der finnländischen Gefängniskost 18·6 Proz., in der schwedischen, norwegischen, dänischen und russischen bzw. 22·5, 26·7, 24·7 und 11·7 Proz. Wird noch der gesalzene Fisch, der ja nicht dieselbe Rolle wie die frischen animalischen Nahrungsmittel spielt, vernachlässigt, so werden die betreffenden Zahlen bzw. 14·2, 20·9, 25·0, 23·9 und 11·7 Proz. Die finnländische Gefängniskost ist also wesentlich ärmer an animalischen Nahrungsmitteln als die der skandinavischen Länder und nähert sich, wenn der gesalzene Fisch nicht berücksichtigt wird, sehr der russischen.

In den finnländischen Strafgefängnissen werden nur 300^g Fleisch wöchentlich verabreicht, in den schwedischen beträgt die Fleischportion schon etwas mehr, 340^g, in den norwegischen, dänischen und russischen bzw. 640, 631 und 573^g. In den norwegischen Gefängnissen wird in der Regel Pferdefleisch verabreicht, dessen Nährwert etwas niedriger ist als der des Rindfleisches, das Pferdefleisch kann aber durch 540^g

Rindfleisch ersetzt werden. In Dänemark werden außer dem Fleisch noch 200g Blut mit 36·0g Eiweiß verabreicht.

Die geringe Fleischmenge in der finnländischen Gefängniskost wird durch dessen Gehalt an Speck zum Teil kompensiert. In Form von Fleisch und Speck werden in den finnländischen Gefängnissen 1555 Kal., in den norwegischen 1492, in den schwedischen und in den dänischen 1973 bzw. 1976 Kal. verabreicht. In der russischen Gefängniskost kommt kein Speck vor; das Fleisch bringt dort 873 Kal.

In den skandinavischen Ländern wird Fisch in Form von gesalzenem Hering verabreicht; dieser kann in Schweden durch die gleiche Menge gesalzenen Strömlings ersetzt werden. In Finnland ist der Fisch durch den Strömling vertreten. Die russische Speiseordnung enthält keinen Fisch. Die Energiezufuhr im Fisch beträgt in der finnländischen Gefängniskost 1157 Kal., in der schwedischen und norwegischen 402 Kal. und in der dänischen 180 Kal. In den finnländischen Gefängnissen werden also viel größere Mengen gesalzenen Fisches als in den skandinavischen verabreicht, und dennoch spielt wenigstens in Norwegen der Fisch als Volksnahrung wohl eine ebenso große Rolle wie bei uns.

Der Gehalt an reinem Fett in der einen oder anderen Form beträgt in der dänischen und russischen Gefängniskost 8·1 Proz. der gesamten Energiezufuhr, in der schwedischen 5·8, in der finnländischen 4·8 und in der norwegischen 3·7 Proz. Also bekommen nur die norwegischen Gefangenen verhältnismäßig kleinere Mengen reinen Fettes als die finnländischen; und hierbei ist indessen zu bemerken, daß in den norwegischen Gefängnissen 1·2 Liter abgerahmte Milch täglich verabreicht wird, welche in der finnländischen Speiseordnung durch 55g Magerkäse oder 0·25 Liter Magermilch ersetzt wird. Der Kalorienwert des reinen Fettes und der Molkereiprodukte beträgt pro Woche in der finnländischen Kost insgesamt nur 2148 Kal., während er in der norwegischen mehr als doppelt so groß ist, 4376 Kal. Die entsprechenden Zahlen in den schwedischen und dänischen Kostmaßen sind 3355 bzw. 3347 Kal. In dem russischen Kostmaß kommen keine Molkereiprodukte vor.

Aus animalischen Nahrungsmitteln entstammen nach dem finnländischen Kostmaß wöchentlich 368g Fett, nach dem schwedischen, norwegischen, dänischen und russischen bzw. 394, 238, 387 und 260g, aus vegetabilischen Nahrungsmitteln bzw. 113, 108, 80, 84 und 122g.

In quantitativer Hinsicht nimmt das Brot in allen hier berührten Kostmaßen den ersten Raum ein. Von dem gesamten Kalorienwert der Kost entstammen in dem russischen Kostmaß 56·2 Proz. dem Brote, in dem finnländischen, dänischen, schwedischen und norwegischen bzw. 54·0, 52·8, 43·8 und 38·7 Proz. Die Energiezufuhr in Form von Brot beträgt wöchentlich 13481 (Rußland), 14105 (Finnland), 11757 (Dänemark), 11192 (Schweden) und 9083 (Norwegen) Kal. Die absolute Brotmenge ist also am größten in der finnländischen Gefängniskost.

Aus Mehl und Graupen werden nach den finnländischen, schwedischen und norwegischen Kostmaßen bzw. 18·3, 17·5 und 18·7 Proz. der gesamten Energiemenge aufgenommen; in dem dänischen Kostmaß aber nur 8·0 Proz., im russischen 27·7 Proz.

Die Menge von frischen Vegetabilien beträgt in der russischen Gefängniskost 0·7 Proz. der gesamten Kalorienzufuhr, in der dänischen, finnländischen, schwedischen und norwegischen bzw. 3·3, 5·1, 8·1 und 11·9 Proz. Hinsichtlich der großen Bedeutung der frischen Vegetabilien (Gemüse) für die Gesundheit muß es als sehr nützlich erachtet werden, wenn Gemüse inkl. Kartoffeln in nicht zu geringer Menge verabreicht werden. In dieser Hinsicht können die schwedischen und norwegischen Kostmaße als Muster dienen.

Ihrer chemischen Zusammensetzung nach unterscheiden sich die Erbsen von den Getreidearten durch ihren bedeutenden Gehalt an Eiweiß und spielen daher eine große Rolle bei der Beköstigung in öffentlichen Anstalten. In den finnländischen Strafgefängnissen werden 280g Erbsen wöchentlich verabreicht, in den schwedischen, norwegischen, dänischen und russischen bzw. 630, 140, 475 und 274g.

Gekochtes Essen kommt in ziemlich großer Menge in den Gefängnissen der skandinavischen Länder und Rußlands vor.

So wird, außer dem warmen Essen zum Mittage, in den schwedischen Gefängnissen täglich, in den norwegischen Gefängnissen fünfmal wöchentlich zum Abendbrot Grütze, in den russischen täglich Brei verabreicht. In den dänischen Gefängnissen beschränkt sich das Abendbrot auf Brot, Käse und Milch, letztere wird aber warm verabreicht.

Dagegen enthält das Frühstück nirgends warmes Essen, statt dessen wird aber in einigen Kostmassen ein warmes Getränk verabreicht. So wird in den schwedischen Zentralgefängnissen warme Milch, in den dänischen warmes Bier und in den norwegischen abwechselnd Tee mit 100ccm Milch oder 0·5 Liter Milch verabreicht. Ob letztere auch erwärmt ist, ist aus der Speiseordnung nicht ersichtlich. In den schwedischen Bezirksgefängnissen wie in den russischen Gefängnissen beschränkt sich das Frühstück auf das Brot, in dem norwegischen Geldstrafgefängnis und im Frauengefängnis werden außerdem Butter und Milch verabreicht, irgend eine Bestimmung betreffend die Erwärmung der Milch findet sich aber nicht.

Zum Mittagessen werden in den russischen Gefängnissen regelmäßig zwei Gänge, Suppe und Grütze, in den norwegischen zum Mittagessen während einer Woche 12 warme Speisen verabreicht. In den schwedischen Gefängnissen kommt als einzige Mittagspeise dreimal wöchentlich Erbsensuppe vor. An den übrigen Tagen wird außer der Suppe auch eine Portion Kartoffeln entweder mit Hering oder mit dem Suppenfleisch verabreicht. Die dänische Speiseordnung enthält in der Regel nur einen Gang zum Mittag, aber in denjenigen Fällen, wo dieser aus Suppe besteht, ist vorgeschrieben, wieviel Gramm gekochten Fleisches darin jedem Gefangenen verabreicht werden soll, und zwar beträgt diese Fleischmenge im allgemeinen $^1/_3$ (Rindfleisch) oder $^1/_2$ (Speck) derjenigen Menge Rohware, die zur Suppe angewendet worden ist. Einmal wöchentlich werden zum Mittagsessen zwei Gänge verabreicht: Brei und Kartoffeln mit Speck oder Hering.

Sowohl das norwegische als das dänische Kostmaß enthält 10 verschiedene Gerichte zum Mittag, das schwedische 6 und das russische 5. Außerdem kommen in den beiden letzten Kostmaßen drei verschiedene Arten von Grütze bzw. Brei vor, und in den schwedischen Gefängnissen werden daher wöchentlich 9, in den russischen 8 verschiedene Gerichte gekochter Kost verabreicht. In allen diesen Gefängnissen hat man also versucht, eine zu große Einförmigkeit der Kost zu einem gewissen Grade wenigstens zu vermeiden.

In den finnländischen Gefängnissen wird aber nach der Speiseordnung zum Frühstück oder Abendbrot nie warmes Essen verabreicht, und die einzige Mahlzeit, wo warmes Essen genossen wird, ist das Mittagessen. Dieses besteht fünfmal wöchentlich aus Suppe, zweimal wöchentlich aus Grütze. Das finnländische Kostmaß bringt nur drei verschiedene Suppen und zwei verschiedene Grützen, in allem also fünf verschiedene warme Speisen, und die finnländische Gefangenenkost ist daher in bezug auf die Art und Weise, wie sie verabreicht wird, wesentlich geringer als die in den skandinavischen Ländern und in Rußland.

III. Durchführung der Speiseordnung in den finnländischen Gefängnissen.

Um eine Vorstellung davon zu erhalten, wie sich die zurzeit geltende Speiseordnung in der Praxis gestaltet, wurden Angaben über die während zwei Wochen (Oktober und November 1909) in den einzelnen Gefängnissen genossenen Nahrungsmittel, sowie über die dabei von den Gefangenen nicht verzehrten Rückstände der Kost und über die Menge der Knochen im Fleisch und Speck gesammelt.

Wie nicht anders zu erwarten war, findet die Beköstigung in allen Gefängnissen in der nächsten Übereinstimmung mit dem geltenden Kostmaß statt. Indessen verdienen einige Umstände eine nähere Besprechung.

Nach der Speiseordnung sollte am Mittwoch Hafergrütze verabreicht werden; diese ist aber in allen Gefängnissen durch Gerstengrütze ersetzt worden. Da die Hafergraupen an Fett erheblich reicher sind als die Gerstengraupen und außerdem noch etwas mehr Eiweiß enthalten, wird durch diesen Austausch die Nahrungszufuhr am Mittwoch um 9^g Fett und 3^g Eiweiß vermindert. Außerdem wird die Zahl der verschiedenen warmen Speisen um $^1/_5$ vermindert, und also die Einförmigkeit der Kost wesentlich erhöht.

Im Kostmaß für die Bezirksgefängnisse findet sich die Vorschrift, daß der Käse gegen 0·25 Liter magere Milch ausgetauscht werden darf; das Strafgefängnis zu Willmanstrand ist das einzige Gefängnis, wo noch Magerkäse verabreicht wird. Da der Magerkäse, welcher wegen eines genügend niedrigen Preises in der Gefängniskost verwendet werden kann, unzweifelhaft ziemlich geringer Qualität ist, und da außerdem die Gefängniskost als einziges Getränk die „Kalja“ aufnimmt, muß der Austausch von Magerkäse gegen magere Milch als sehr vorteilhaft bezeichnet werden, auch wenn dadurch die Eiweißzufuhr um etwa 10^g und die Fettzufuhr um $1{\cdot}5^g$ pro Tag vermindert wird. Nach Angaben aus den Gefängnissen in Kuopio, St. Michel und Wiborg wird dort aus mir unbekannten Gründen nur die Hälfte der vorgeschriebenen Milchmenge verabreicht.

In fünf Gefängnissen wird Schmalz verabreicht, in sechs ist dieses durch amerikanischen Speck ersetzt worden.

Das Schmalz und die Milch bzw. der Käse sollen laut der Speiseordnung jeden Tag verabreicht werden. Dementsprechend werden in fünf Gefängnissen Milch und Schmalz jeden Tag verabreicht, in zwei jeden zweiten Tag, indessen so, daß jeden Tag entweder Milch oder Schmalz verabreicht wird; in einem Gefängnis wird die Milch jeden Tag und das Schmalz zweimal wöchentlich verabreicht, und in zwei Gefängnissen Milch jeden zweiten Tag und das Fett zweimal wöchentlich.

Es ist wohl ziemlich gleichgültig, ob Milch und Schmalz jeden Tag oder abwechselnd jeden zweiten Tag verabreicht werden. Daß an gewissen Tagen weder das eine noch das andere dieser Nahrungsmittel verabreicht wird, muß dagegen als sehr unzweckmäßig bezeichnet werden. An diesen Tagen besteht dann die Kost zum Frühstück und Abendbrot lediglich aus Brot und Strömling, was doch als gar zu primitiv bezeichnet werden muß.

In der Speiseordnung wird vorausgesetzt, daß das Schmalz auch in geschmolzener Form verabreicht werden darf, so daß das Brot darin getaucht werden kann. Im Bezirksgefängnis zu Kuopio ist letztere Bestimmung so durchgeführt, daß das Schmalz jeden zweiten Tag in der Form einer Sauce (125^{ccm}) verabreicht wird.

Im Zuchthaus zu Helsingfors werden von dem zur Kalja und zum Verdicken von Suppen vorgeschriebenen Mehl je 50^g ein- bis zweimal wöchentlich in der Form von Brei zum Abendbrot verabreicht, und zwar wird dieser mit 10^g Butter versetzt, die aus der Ration am Mittwoch und Sonnabend erspart worden sind. Hier liegt also ein bescheidener Anfang einer Verabreichung von warmem Essen auch zum Abendbrot vor.

Zur Bereitung der „Kalja" wird die ganze oder fast die ganze in der Speiseordnung aufgenommene Menge von Gerstenmehl benutzt. Im Bezirksgefängnis zu Wiborg wird sie aus etwa 116^g Gerstenmehl und 40^g Roggenmalz pro Individuum und Tag bereitet.

Die Tabelle auf S. 193 enthält eine Übersicht über die Rückstände der Kost, die im Laufe einer Woche durchschnittlich von einem Individuum unverzehrt gelassen sind.

Die Menge des zurückgelassenen Brotes variiert in den verschiedenen Gefängnissen sehr wesentlich. Während z. B. die männlichen Gefangenen in den Bezirksgefängnissen zu Åbo und Tavastehus alles Brot verzehrten, ließen die weiblichen Gefangenen in den Bezirksgefängnissen zu Åbo und Uleåborg 315 bzw. 336^g pro Individuum und Woche unbenutzt.

Nach Almén enthält der gesalzene Strömling 40 Proz. Abfall, und mit Rücksicht darauf ist es doch sehr merkwürdig, daß in gewissen Gefängnissen nur ganz kleine Mengen von Fisch oder Fischabfall zurückgelassen worden sind. Nur in wenigen Gefängnissen sind die Strömlingsrückstände etwas bedeutender, wie in den Strafgefängnissen zu Helsingfors und Willmanstrand sowie im Bezirksgefängnis zu Wiborg (Untersuchungsgefangene), wo die Prozente der Fischrückstände bzw. 32, 37 und 71 betragen.

Da das gekochte Mittagessen mit Rücksicht auf den Geschmack als der beste Teil der Gefängniskost zu betrachten ist, ist es sehr natürlich, daß die Rückstände davon nur spärlich sind. Wie aus der Tabelle ersichtlich, genießen die männlichen Gefangenen im Be-

Nahrungsmittel	Strafgefängnis in				Bezirksgefängnis in												
									Åbo			Wiborg		Kuopio		Uleåborg	
	Helsingfors	Åbo	Willmanstrand	Tavastehus	Helsingfors	Wasa	St. Michel	Tavastehus	Zuchthaus-gefangene	Straf-gefangene	Weibliche	Unter-suchungsgef.	Übrige Ge-fangene	Männer	Frauen	Männer	Frauen
Brot	86	99	1	229	180	148	46	—	—	1	315	248	7	165	78	36	336
Strömling	387	283	336	72	76	123	176	125	54	55	293	688	171	15	9	16	53
Fleischsuppe	}	}	}	204	71	}	}	}	—	—	}	}456	}124	109	223	}303	}347
Specksuppe	}235	}[1]	}187	104	46	}455	}389	}45	—	—	}409	}	}	97	153	}	}
Erbsensuppe	}	}	}	334	96	}	}	}	—	—	}	287	94	72	146	181	160
Grütze	112	}	}	327	132	}	}	}	—	—	}	476	73	60	92	95	—
Käse	—	—	26	—	—	—	—	—	—	—	—	—	—	—	—	—	—
Knochen aus Rindfleisch	71	49	59	}41	45	}50	}42	7	34	27	42	13	13	—	—	45	45
Knochen aus Speck	22	8	19	}	4	}	}	10	8	11	8	—	—	—	—	8	8
Kartoffeln usw.	—	—	—	—	—	351	—	—	—	—	—	—	—	—	—	—	—
Kalja	—	—	—	—	—	—	—	—	—	—	—	303	303	—	—	—	—

[1] Außer den in der Tabelle verzeichneten Rückständen kamen noch folgende vor: Brot 2g, Gerstengrütze 19g, Gerstenmehl 1g, Erbsen 6g, Kartoffeln 18g, Kohlrüben 1g, Rindfleisch 5g, Speck 4g, Sirup 7g, Salz 6g.

zirksgefängnis zu Åbo die ganze Menge des gekochten Essens, während die Rückstände im Bezirksgefängnis zu Wiborg (Untersuchungsgefangene) 1219g pro Individuum und Woche, d. h. rund $^1/_8$ der verabreichten Menge betragen.

Von der Milch und dem Schmalz wird nichts zurückgelassen. Bemerkenswert ist, daß in dem einzigen Gefängnis, wo der Käse nicht durch Milch ersetzt worden ist, jener nicht vollständig genossen, sondern zu einer Menge von durchschnittlich 26g pro Individuum und Woche zurückgelassen wurde.

Daß ein Teil der verabreichten Kost unverzehrt zurückgelassen wird, beweist keineswegs, daß die Menge der Kost zu groß wäre, denn der Bedarf an Nahrung ist bei verschiedenen Individuen verschieden, und die Beköstigung in öffentlichen Anstalten muß ja so angeordnet sein, daß die Nahrung auch für Individuen mit einem verhältnißmäßig großen Nahrungsbedarf zureichend wird. Es kommt außerdem noch hinzu, daß die Kost für die Zellgefangenen unzweifelhaft reichlicher ist als ihr wirklicher Nahrungsbedarf, weshalb die Annahme naheliegt, daß ein verhältnismäßig großer Teil der Rückstände gerade von Gefangenen dieser Kategorie herrührt. Auch scheint mir die Menge der Rückstände merkwürdig klein zu sein, denn die große Einförmigkeit der Kost sollte doch bewirken, daß die Gefangenen kaum mehr Nahrung zu sich nehmen würden, als gerade dem Nahrungsbedarf entspricht.

In folgender Tabelle sind die Angaben über den Knochengehalt des Fleisches und des Speckes in den einzelnen Gefängnissen zusammengestellt.

Gefängnis	Knochen aus Rindfleisch Proz.	Knochen aus Speck Proz.
Strafgefängnis in Helsingfors	23·7	10·3
„ „ Åbo	19·9	4·0
„ „ Willmanstrand	19·5	9·0
Bezirksgefängnis in Helsingfors	17·5	2·6
„ „ Åbo	11·5	5·8
„ „ St. Michel	11·4	6·9
„ „ Wiborg	4·7	0·0
„ „ Uleåborg	17·1	4·7
Mittel	18·0	5·8

Das Rindfleisch enthält durchschnittlich 18 Proz. Knochen; Maximum im Strafgefängnis zu Helsingfors mit 23·7 Proz., Minimum im Bezirksgefängnis zu Wiborg mit 4·7 Proz.

Im Speck betragen die Knochen durchschnittlich 5·8 Proz. Auch hier begegnen wir im Strafgefängnis zu Helsingfors dem Maximum mit 10·3 Proz. und dem Minimum im Bezirksgefängnis zu Wiborg, wo der Speck knochenfrei war.

Da sich diese Zahlen auf Beobachtungen von nur 2 Wochen Dauer gründen, ist die Möglichkeit nicht ausgeschlossen, daß der bei den verschiedenen Gefängnissen gefundene Unterschied ganz zufällig ist, und daß der Knochengehalt im Fleische für das ganze Jahr bei allen Gefängnissen etwa derselbe sein würde.

Nach den Erfahrungen Alméns beträgt der Knochengehalt des Rindfleisches 15 Proz. und der des Specks 6 Proz. (Schweden).

Der finnländische Speck enthält also durchschnittlich ebensoviel Knochen als der schwedische; dagegen ist das finnländische Rindfleisch etwas reicher an Knochen als das schwedische, was möglicherweise von Rasseeigentümlichkeiten herrührt oder auch dadurch bedingt ist, daß unser Rind magerer ist als das schwedische.

IV. Direkte Beobachtungen über die Kost in zwei Gefängnissen.

Eine auf Grund der vorliegenden Angaben über die durchschnittliche Zusammensetzung der Nahrungsmittel gemachte Berechnung des Bruttowertes eines Kostmaßes gibt Resultate, die nur annäherungsweise mit dem tatsächlichen Bestand übereinstimmen, und dies gilt in einem noch höheren Grade von der Berechnung des Nettowertes. Auch ist es nicht möglich, selbst annäherungsweise die Ausnutzung der Nahrungsstoffe im Darm richtig zu schätzen, oder zu entscheiden, ob sich die mit dieser Kost beköstigten Individuen in N-Gleichgewicht befanden oder nicht. Deswegen habe ich Bilanzversuche an je fünf Individuen im Strafgefängnis zu Helsingfors (Sörnäs) und in dem Bezirksgefängnis zu Helsingfors ausgeführt.

Die Versuchspersonen waren gesunde männliche Gefangene.

Vom Strafgefängnis:

A.	28 Jahre alt,		$72·0^{kg}$,	$171·0^{cm}$
B.	33 „	„	60·6 ,	161·5
C.	38 „	„	72·5 ,	168·0
D.	31 „	„	61·4 ,	172·0
E.	38 „	„	66·5 ,	164·0

Vom Bezirksgefängnis:

F.	24	Jahre alt,	66·5 kg,	169·0 cm
G.	18	„ „	58·5 ,	168·5
H.	38	„ „	68·5 ,	177·0
I.	28	„ „	72·0 ,	169·0
K.	26	„ „	67·0 ,	178·5

Sämtliche Versuchspersonen waren so lange interniert gewesen, daß sie sich an die Kostordnung des betreffenden Gefängnisses vollständig gewöhnt hatten. Während der Versuchsdauer wurden sie in Zellen gehalten, um solcher Art eine Garantie dafür zu bekommen, daß der Harn nicht weggeschüttet werden würde. Die Versuchsdauer war in allen Fällen eine Woche.

Die Beköstigung fand nach der im betreffenden Gefängnis geltenden Speiseordnung statt. Das in die Zelle hineingebrachte Essen und Getränk wurde gewogen, ebenso die von den Versuchspersonen unverzehrt gelassenen Rückstände.

Das gekochte Essen wurde für jeden Tag analysiert. Da die verabreichten Gerichte keineswegs eine homogene Zusammensetzung hatten, sondern, mit Ausnahme von Grütze und Brei, in einer mehr oder weniger dünnen Brühe eine Menge festere Bestandteile, wie Fleisch, Speck, Kartoffeln, Erbsen usw. enthielt, kann die eine Portion nicht absolut gleich der anderen sein, obwohl andererseits der Unterschied zwischen den verschiedenen Portionen nicht besonders groß sein dürfte. Auf Grund dessen wäre es daher wünschenswert gewesen, zur Analyse mehrere Portionen einer und derselben Suppe zu benutzen; da dies indessen aus praktischen Gründen nicht möglich war, ist das Analysenmaterial auf eine Portion beschränkt worden. Da diese Portion aber mit besonderer Rücksicht darauf gewählt wurde, daß sie einer durchschnittlichen Portion möglichst entsprechen würde, dürfen meine Analysen dennoch die mittlere Zusammensetzung der Kost ziemlich richtig wiedergeben, was übrigens dadurch bestätigt wird, daß, wenn ein und dieselbe Suppe während der Versuchsdauer zweimal verabreicht wurde, die Analysen eine ganz nahe Übereinstimmung zeigten. Übrigens tritt diese Übereinstimmung auch beim Vergleiche der gleichen Suppe in den beiden Gefängnissen hervor.

Vom Brot wurden täglich 100 g entnommen, und die also erhaltenen 7 Proben dann gemischt und analysiert.

Von Strömling und „Kalja" ist von beiden Gefängnissen nur je eine Probe analysiert worden.

Die Strömlingsrückstände sind gesammelt und analysiert worden.

Die der Tabelle S. 199 zugrunde liegenden Angaben über die Menge des genossenen Strömlings sind in der Weise erhalten, daß von dem Wert des in der Zelle hineingebrachten Strömlings der Wert der nicht verzehrten Rückstände abgezogen ist.

Milch, Schmalz, amerikanischer Speck und Sirup sind nicht analysiert, sondern nach den gewöhnlichen Durchschnittszahlen berechnet worden. Hierdurch hat kein nennenswerter Fehler entstehen können, dagegen ist viel Arbeit gespart worden, da ja zur Feststellung eines genügenden Mittelwertes viele Analysen notwendig gewesen wären.

Aus Versehen wurde keine Probe des am 15. Oktober im Strafgefängnis verabreichten Breies entnommen, weshalb diese nach der Zusammensetzung des am 11. Oktober verabreichten berechnet wurde. Da der Brei in beiden Fällen aus denselben Nahrungsmitteln zusammengesetzt gewesen ist, dürfte hierdurch kein wesentlicher Fehler entstanden sein.

Die zur Analyse entnommenen Proben sind auf Wasserbad getrocknet und dann fein pulverisiert worden. An der so erhaltenen Substanz ist der Stickstoff nach Kjeldahl in Doppelanalysen, das Fett mittels 10-stündiger Ätherextraktion, Asche und Trockensubstanz in gewöhnlicher Weise — die letzteren in der Regel in Einzelanalysen — bestimmt worden. In gewissen Fällen wurde indessen das Fett mittels Doppelanalyse bestimmt.

Die Eiweißmenge wurde durch Multiplikation des Stickstoffs durch 6·25, die Kohlehydrate als Differenz erhalten.

An dem Strömling und den Strömlingsrückständen wurden Doppelanalysen an Eiweiß, Fett und Trockensubstanz gemacht. Der Aschegehalt wurde als Differenz berechnet.

Da es sich zeigte, daß die Fettmenge in der Grütze beim Bezirksgefängnis den berechneten Wert nicht erreichte, und da sich dies leicht aus der Annahme erklären ließ, daß die Butter nicht genügend gleichmäßig darin gemischt worden ist, sind diese Analysen auf Grund der gefundenen Trockensubstanz in Übereinstimmung mit dem Fettgehalt der Gerstengraupen berechnet und die Butter besonders für sich aufgenommen worden. Derselbe Fehler scheint, wenn auch in einem geringeren Grade, bei der Grütze aus dem Strafgefängnis stattgefunden zu haben. Hier habe ich dennoch die durch die Analyse gefundenen Zahlen direkt aufgenommen, wodurch die Möglichkeit nicht ausgeschlossen ist, daß die Fettzufuhr an den Tagen mit Grütze einige Gramm größer gewesen ist, als aus der Tabelle hervorgeht. Der Unterschied ist aber jedenfalls von keiner in Betracht kommenden Bedeutung.

Die Zusammensetzung der genossenen Nahrungsmittel und Speisen ist aus folgenden Tabellen ersichtlich.

Nahrungsmittel	Wasser Proz.	Trockensubstanz Proz.	Eiweiß Proz.	Fett Proz.	Kohlehydrate Proz.	Asche Proz.
			Strafgefängnis:			
11/10 Specksuppe	91·447	8·553	0·975	1·164	5·915	0·499
11/10 Brei	88·672	11·328	2·090	1·230	7·486	0·523
12/10 Erbsensuppe	90·080	9·920	1·940	1·244	6·073	0·663
13/10 Grütze	85·968	14·032	1·670	1·060	10·382	0·920
14/10 Fleischsuppe	92·508	7·492	1·075	0·745	5·120	0·552
15/10 Erbsensuppe	90·460	9·540	1·935	1·006	6·257	0·343
16/10 Grütze	86·013	13·987	1·732	0·756	10·730	0·769
17/10 Fleischsuppe	94·782	5·218	0·982	0·437	3·437	0·361
Strömling	51·348	48·652	17·774	6·106	—	24·772
Abfall von Strömling	57·207	42·793	14·050	6·516	—	22·227
Saures Brot	19·844	80·156	10·613	0·753	66·318	2·472
Nicht saures Brot	23·583	76·417	10·204	0·800	63·413	1·999
Kalja	98·647	1·353	0·045	—	1·218	0·091
			Bezirksgefängnis:			
6/12 Specksuppe	89·222	10·778	1·239	0·890	8·090	0·559
7/12 Erbsensuppe	84·785	15·215	3·461	0·968	10·046	0·739
8/12 Grütze	83·168	16·832	2·125	0·198	13·473	1·039
9/12 Fleischsuppe	90·955	9·045	1·012	0·097	7·214	0·723
10/12 Erbsensuppe	85·737	14·263	2·878	2·107	8·676	0·603
11/12 Grütze	83·414	16·586	2·046	0·194	13·914	0·432
12/12 Fleischsuppe	90·329	9·671	1·738	0·493	6·819	0·622
Strömling	58·800	41·200	16·426	3·524	—	21·250
Abfall von Strömling	51·232	48·768	16·250	7·050	—	25·468
Saures Brot	31·765	68·235	8·526	0·670	56·833	2·206
Kalja	97·870	2·130	0·054	—	1·952	0·125

Der während der Versuchsdauer abgegebene Kot wurde besonders für jedes Individuum gesammelt. Eine Abgrenzung des Kotes wurde nicht erstrebt, teils weil der Versuch eine ganze Beköstigungsperiode umfaßte und die Versuchspersonen eine längere Zeit dieselbe Kost genossen hatten, teils weil sich eine solche Abgrenzung unter den vorhandenen Bedingungen kaum hätte durchführen lassen. In einem Fall hatte die Versuchsperson (K) am letzten Versuchstage keine Darmentleerung, weshalb ich ihren Kot für 6 Tage berechnete.

Der Kot wurde im betreffenden Gefängnis täglich in luftdicht verschließbare Flaschen gebracht, mit etwas Formalin versetzt und nach dem physiologischen Institut versandt. Nach Zusatz von etwas Schwefelsäure wurde er auf Wasserbad getrocknet und an Stickstoff, Fett, Asche und Trockensubstanz analysiert.

Der Harn wurde täglich für 24 Stunden gesammelt und zwar wurde der am Morgen nach dem Aufsteigen gelassene Harn zur Portion des vorhergehenden Tages gezählt. Da es, wegen der unerwartet großen Harnmenge, schwer war, die gesamte Harnmenge an das physiologische Institut zu bringen, wurde sie im Gefängnis gemessen und Proben von etwa $^3/_4$ l zur Analyse übersandt. Vorher wurde natürlich die ganze 24-stündige Harnportion des Individuums gemischt. Im Harn wurde der Stickstoff und das spezifische Gewicht bestimmt.

Folgende Tabelle enthält eine Zusammenstellung der täglichen Bruttozufuhr bei den einzelnen Individuen.[1]

	Versuchsperson u. Tag[2]	Gesamtmenge g	Wasser g	Trockensubstanz g	Eiweiß g	Fett g	Kohlehydrate g	Asche g	Kalorien aus Eiweiß	Kalorien aus Fett	Kalorien aus Kohlehydraten	Kalorien aus Summa
11.—17. Okt. 1909	A 1	5134	4195	938	135	75	660	69	552	697	2706	3956
	2	5610	4731	879	146	39	624	69	600	364	2559	3523
	3	5570	4665	903	129	29	684	62	529	268	2804	3601
	4	6015	5152	863	132	29	637	65	541	270	2613	3424
	5	5182	4277	905	141	71	639	54	578	658	2620	3856
	6	5625	4683	941	136	26	716	64	559	237	2934	3731
	7	5840	5094	745	119	21	549	56	488	199	2252	2938
11.—17. Okt. 1909	B 1	6072	5416	928	127	71	672	56	519	660	2756	3935
	2	5755	4915	840	137	36	610	58	561	332	2502	3394
	3	6600	5670	930	134	31	696	69	549	287	2853	3689
	4	6980	6127	854	128	28	636	62	526	260	2608	3394
	5	5547	4639	907	136	68	658	45	558	632	2697	3887
	6	5710	4773	937	134	24	719	59	550	226	2948	3724
	7	5855	5093	761	120	21	566	54	493	194	2321	3008
11.—17. Okt. 1909	C 1	6187	5183	1005	140	74	725	66	574	687	2973	4235
	2	5815	4846	970	157	39	705	69	644	363	2890	3897
	3	5395	4640	754	111	29	551	62	457	269	2260	2986
	4	6075	5164	911	139	30	677	66	568	274	2775	3617
	5	6292	5293	999	154	73	711	62	631	676	2914	4221
	6	5405	4636	769	113	23	576	56	461	216	2363	3041
	7	5935	5119	816	130	23	602	61	531	213	2470	3214

[1] Die Zahlen sind auf 1g abgerundet.

[2] Die Wochentage sind 1. Montag, 2. Dienstag usw.

(Fortsetzung.)

Zeit	Versuchsperson u. Tag[1]	Gesamtmenge g	Wasser g	Trockensubstanz g	Eiweiß g	Fett g	Kohlehydrate g	Asche g	Kalorien aus Eiweiß	Kalorien aus Fett	Kalorien aus Kohlehydraten	Kalorien aus Summa
11.—17. Okt. 1909	D 1	6092	5158	935	130	72	672	61	531	672	2755	3958
	2	5890	5074	815	135	37	582	61	553	341	2387	3280
	3	6350	5612	737	107	28	543	59	437	258	2228	2923
	4	6955	6121	834	126	28	619	61	516	258	2539	3313
	5	6192	5254	938	142	69	678	49	580	642	2778	4000
	6	5265	4458	807	120	25	600	62	490	231	2462	3184
	7	5865	5099	765	122	21	566	56	499	200	2320	3019
11.—17. Okt. 1909	E 1	6102	5164	940	131	73	672	63	536	678	2755	3970
	2	5795	4904	891	146	38	640	66	600	356	2622	3579
	3	5640	4687	953	137	31	717	67	562	283	2939	3785
	4	5860	5056	805	124	28	590	62	508	262	2417	3187
	5	6227	5282	945	147	73	664	61	603	674	2725	4001
	6	6670	5685	985	142	27	748	69	583	249	3065	3898
	7	5905	5115	790	127	23	579	61	519	213	2374	3109
6.—12. Dez. 1909	F 1	4980	4135	844	125	25	634	59	514	234	2600	3348
	2	4835	3990	843	135	40	605	64	552	370	2581	3503
	3	4680	3756	923	133	41	684	65	546	385	2805	3736
	4	4900	4140	760	104	26	567	63	427	241	2323	2991
	5	4265	3434	832	139	38	602	54	568	355	2466	3389
	6	5335	4379	956	121	51	731	53	496	472	2999	3967
	7	4635	3823	812	129	19	606	57	530	173	2485	3188
6.—12. Dez. 1909	G 1	4680	3826	853	127	25	642	59	523	231	2632	3386
	2	3740	2869	870	142	41	622	66	579	379	2550	3508
	3	4285	3320	964	140	42	715	68	573	392	2932	3897
	4	3420	2710	709	97	24	536	53	398	220	2198	2816
	5	3660	2879	781	133	38	562	48	543	356	2303	3202
	6	4460	3544	916	117	51	697	50	481	469	2860	3810
	7	3895	3108	786	125	18	591	52	513	166	2424	3103
6.—12. Dez. 1909	H 1	4685	3870	814	123	25	608	59	504	232	2492	3228
	2	3950	3111	838	138	38	603	59	567	353	2473	3393
	3	5360	4403	957	137	42	710	68	562	389	2913	3864
	4	4290	3531	759	102	24	576	56	419	226	2362	3007
	5	4620	3741	878	146	40	633	59	598	372	2598	3568
	6	5380	4450	929	119	52	703	56	488	479	2888	3850
	7	4220	3449	771	122	18	579	51	502	169	2374	3045

[1] Die Wochentage sind 1. Montag, 2. Dienstag usw.

(Fortsetzung.)

Versuchsperson u. Tag [1]		Gesamtmenge g	Wasser g	Trockensubstanz g	Eiweiß g	Fett g	Kohlehydrate g	Asche g	Kalorien aus Eiweiß	Kalorien aus Fett	Kalorien aus Kohlehydraten	Kalorien aus Summa
6.—12. Dez. 1909	I 1	5180	4351	828	124	25	618	61	508	230	2537	3275
	2	5310	4445	365	139	38	625	63	569	352	2564	3485
	3	5630	4669	960	136	42	715	67	559	387	2935	3881
	4	5145	4410	734	98	25	552	59	402	233	2266	2901
	5	5200	4322	878	146	41	627	63	601	379	2573	3553
	6	5465	4534	931	121	49	700	60	498	459	2870	3827
	7	4740	3984	756	120	18	565	53	492	170	2315	2977
6.—12. Dez. 1909	K 1	3970	3158	810	124	26	601	60	509	240	2465	3214
	2	3900	3032	869	142	38	624	66	583	350	2558	3491
	3	3905	2976	928	133	39	699	57	543	367	2866	3776
	4	3690	2957	732	98	27	555	52	403	250	2276	2929
	5	3870	3006	862	140	35	640	48	575	326	2623	3524
	6	4265	3418	847	104	47	654	41	426	439	2682	3547
	7	3840	3066	772	119	16	595	42	489	149	2441	3079

Im Durchschnitt beträgt die Nahrungszufuhr bei den einzelnen Individuen:

Versuchsperson	Gesamtmenge g	Wasser g	Trockensubstanz g	Eiweiß g	Fett g	Kohlehydrate g	Asche g	Kalorien aus Eiweiß	Kalorien aus Fett	Kalorien aus Kohlehydraten	Kalorien aus Summa
Strafgefängnis											
A . . .	5568	4685	882·1	134·1	41·3	644·1	62·5	550	385	2641	3576
B . . .	6074	5195	879·5	130·9	39·7	651·0	57·6	537	370	2669	3576
C . . .	5872	4983	889·0	134·8	41·5	649·6	63·2	552	385	2664	3601
D . . .	6087	5253	832·8	125·6	40·0	608·7	58·5	515	372	2496	3382
E . . .	6028	5127	901·2	136·3	41·7	658·4	64·2	559	388	2700	3647
Mittel	5926	5049	877	132	41	642	61	543	380	2634	3557
Bezirksgefängnis.											
F . . .	4804	3951	852·7	126·5	34·3	632·7	59·3	519	319	2608	3446
G . . .	4020	3180	839·9	125·8	34·0	623·6	56·5	516	316	2557	3389
H . . .	4644	3794	849·3	126·7	34·1	630·4	58·3	520	317	2585	3422
I . . .	5238	4388	850·2	126·4	33·9	629·1	60·9	518	316	2580	3414
K . . .	3920	3088	831·6	123·0	32·5	623·9	52·2	504	303	2559	3366
Mittel	4525	3680	845	126	34	628	57	515	314	2578	3407

[1] Die Wochentage sind 1. Montag, 2. Dienstag usw.

In der Regel verzehrten die von mir untersuchten Gefangenen die verabreichte Kost vollständig. Nur ausnahmsweise wurde etwas Strömling zurückgelassen; C und D ließen während der Versuchsdauer 570 bzw. 535^g Brot und K 895^g Grütze zurück. Im großen und ganzen ist die Menge der genossenen Kost derjenigen der verabreichten gleich.

Die tägliche Nahrungszufuhr beträgt also bei den Gefangenen im Strafgefängnis durchschnittlich 3557 Kal. brutto. Am größten ist sie bei E mit 3647 Kal., am kleinsten bei D mit 3382 Kal. Im Bezirksgefängnis beträgt die Nahrungszufuhr durchschnittlich 3407 Kal. brutto mit einem Maximum von 3446 (F) und einem Minimum von 3366 (K) Kalorien.

Die Eiweißzufuhr beträgt bei den Gefangenen im Strafgefängnis durchschnittlich 132^g (Maximum 136^g E, Minimum 126^g D), bei den Gefangenen im Bezirksgefängnis 126^g (Maximum 127^g H, Minimum 123^g K).

Die Fettmenge beträgt im Strafgefängnis 41^g, im Bezirksgefängnis 34^g.

Die Kohlehydratmenge ist im Strafgefängnis 642^g, im Bezirksgefängnis 628^g.

Eine auf Grund von Durchschnittszahlen über die Zusammensetzung der verschiedenen Nahrungsmittel gemachte Berechnung ergab (vgl. S. 168), daß die Kost im Strafgefängnis 3732 Kal. brutto aus 148^g Eiweiß, 69^g Fett und 606^g Kohlehydraten, die im Bezirksgefängnis 3372 Kal. aus 134^g Eiweiß, 61^g Fett und 551^2 Kohlehydraten enthalten sollte. Die von mir untersuchten Individuen im Bezirksgefängnis haben also eine Kost genossen, deren Energiewert mit 35 Kal. den berechneten Wert überstieg, während die Energiezufuhr im Zuchthaus 175 Kal. kleiner war als berechnet. Die Gefängniskost hat also einen Energiewert, der mit dem berechneten aufs nächste übereinstimmt.

Eine derartige Übereinstimmung findet sich dagegen nicht in bezug auf die Verteilung der Energiezufuhr auf die einzelnen Nahrungsstoffe. Während die Kohlehydratmenge größer ist als die berechnete, ist die Menge von Eiweiß und noch mehr die von Fett kleiner als die berechnete.

Diese Tatsache erklärt sich zum Teil daraus, daß der täglich zu verabreichende Magerkäse gegen magere Milch ausgetauscht ist, zum Teil daraus, daß am Mittwoch die Hafergrütze durch Gerstengrütze ersetzt worden ist. Indessen spielen diese Umstände eine verhältnismäßig geringe Rolle, und die wesentlichste Ursache zur vorhandenen Differenz ist daher auf die chemische Zusammensetzung der verabreichten Kost zurückzuführen. In bezug auf das Strafgefängnis ist, wie schon bemerkt, die in den Tabellen aufgenommene Fettmenge in der Grütze möglicherweise etwas zu klein; wenn aber die Zusammensetzung der Grütze in derselben Weise wie oben in bezug auf das Bezirksgefängnis berechnet wird, vermehrt sich die mittlere tägliche Fettmenge im Strafgefängnis nur um etwa 2g.

Die Zusammensetzung des gekochten Mittagessens ist aus folgender Tabelle ersichtlich. Hierzu muß bemerkt werden, daß bei den berechneten Zahlen für die Zusammensetzung der Suppen das zum Verdicken benutzte Mehl ganz vernachlässigt ist, teils weil die betreffende Mehlmenge an und für sich ziemlich klein gewesen, teils weil sie nicht quantitativ angegeben worden ist.

Speise	Berechnet				Gefunden					Differenz Kal.
	Eiweiß g	Fett g	Kohlehydrate g	Kalorien brutto	Gesamtmenge g	Eiweiß g	Fett g	Kohlehydrate g	Kalorien brutto	
Strafgefängnis.										
Fleischsuppe . . .	40·8	16·6	133·1	869	1900	20·4	14·2	97·3	615	− 254
„ . . .	40·8	16·6	133·1	869	1820	17·9	8·0	62·6	405	− 464
Specksuppe . . .	28·0	37·3	168·6	1154	1640	16·0	19·1	97·0	641	− 513
Erbsensuppe . . .	39·0	37·7	73·5	812	1900	36·9	23·6	115·4	844	+ 32
„ . . .	39·0	37·7	73·5	812	1850	35·8	18·6	115·8	795	− 17
Gerstengrütze + 20g Butter	25·5	20·3	156·4	1014	1500	25·1	15·9	155·7	889	− 125
Gerstengrütze + 20g Butter	25·5	20·3	156·4	1014	1500	26·0	11·3	161·0	872	− 142
Summa	238·6	186·5	894·6	6544	—	178·1	110·7	804·8	5061	−1483
Bezirksgefängnis.										
Fleischsuppe . . .	42·3	14·8	168·6	1002	1356	13·7	1·3	97·8	469	− 533
„ . . .	42·3	14·8	168·6	1002	1220	21·2	6·0	83·2	484	− 518
Specksuppe . . .	21·3	31·6	133·1	928	1285	15·9	11·4	104·0	598	− 330
Erbsensuppe . . .	38·0	32·7	73·5	761	1300	45·0	12·6	130·6	837	+ 76
„ . . .	38·0	32·7	73·5	761	1250	36·0	26·3	108·5	837	+ 76
Gerstengrütze ohne Butter	23·0	3·0	142·0	704	1240	26·4	2·5	167·1	817	+ 113
Gerstengrütze ohne Butter	23·0	3·0	142·0	704	1490	30·5	2·9	207·3	1002	+ 298
Summa	227·9	132·6	901·3	5862	—	188·7	63·0	898·5	5044	− 818

Wie aus der Tabelle ersichtlich, weicht die Menge der im gekochten Mittagessen verabreichten Nahrungsstoffe in der Wirklichkeit von der berechneten wesentlich ab. So enthält die im Strafgefängnis verabreichte Fleischsuppe nur 20·4 bzw. 17·9g Eiweiß, 14·2 bzw. 8·0g Fett und 97·3 bzw. 62·6g Kohlehydrate gegen berechnete 40·8g Eiweiß, 16·6g Fett und 133·1g Kohlehydrate. Infolgedessen ist ihr Energiewert nur 615 bzw. 405 Kal. gegen berechnete 869 Kal. Die Fleischsuppe des Bezirksgefängnisses zeigt etwa dasselbe; indessen ist die Fettmenge hier noch kleiner, 1·3 bzw. 6·0g gegen berechnete 14·8g, und der Energiewert entspricht nur 469 bzw. 484 Kal gegen berechnete 1002 Kal. Auch der Gehalt der Specksuppe an Nahrungsstoffen ist wesentlich kleiner als der berechnete und dies gilt ganz besonders vom Fette. Der Energiewert der Specksuppe beträgt im Strafgefängnis 641, im Bezirksgefängnis 598 Kal., gegen berechnete 1154 bzw. 928 Kal.

Dagegen stimmt der Energiewert der verabreichten Erbsensuppe im großen und ganzen mit dem berechneten überein, nur ist auch hier der Fettgehalt wesentlich reduziert, im Strafgefängnis auf 23·6 bzw. 18·6g gegen 37·7g, im Bezirksgefängnis auf 12·6 bzw. 26·3 gegen 32·7g. Statt dessen ist die Menge der Kohlehydrate etwas vermehrt.

Vom Fett abgesehen, hat die Grütze im Strafgefängnis die berechnete Zusammensetzung; im Bezirksgefängnis ist sie reicher sowohl an Eiweiß als an Kohlehydraten.

Infolge dieser Umstände ist also die Kost, die in Form gekochten Essens den Gefangenen dargeboten wird, wesentlich geringer als die obige Berechnung ergab. Dadurch wird die wöchentliche Zufuhr im Bezirksgefängnis um 39g Eiweiß und 70g Fett = etwa 800 Kal. und im Strafgefängnis um 60g Eiweiß, 76g Fett und 90g Kohlehydrate = 1480 Kal. vermindert. Im letzteren wird statt dessen zweimal wöchentlich zum Abendbrot ein Brei verabreicht, wozu ein Teil des zur Bereitung von „Kalja“ und Verdicken von Suppen bestimmten Mehles verwendet wird, hierdurch wird der Nährwert des gekochten Essens um 23g Eiweiß und 82g Kohlehydrate erhöht.

Die Ursache des geringen Nahrungswertes der Fleisch- und Specksuppe liegt natürlich in einer minderwertigen Beschaffenheit der benutzten Rohwaren, des Fleisches und des Speckes. Dies zeigt wiederum, daß der wirkliche Nährwert eines gewissen Kostmaßes nur durch direkte Analyse bestimmt festgestellt werden kann.

Die Zusammensetzung einer Tagesportion von Brot geht aus folgender Tabelle hervor.

	Gesamt-menge g	Eiweiß g	Fett g	Kohle-hydrate g	Kalorien
Strafgefängnis:					
Berechnet	570	65·7	10·7	401·4	2015
Nach Analyse	731	77·5	5·5	484·8	2357
Differenz	+ 161	+ 11·8	− 5·2	+ 83·4	+ 342
Bezirksgefängnis:					
Berechnet	500	58·9	9·5	360·1	1805
Nach Analyse	783	66·8	5·2	445·0	2147
Differenz	+ 283	+ 7·9	− 4·3	+ 84·9	+ 342

Die verabreichte Brotmenge enthält also etwas mehr Eiweiß und Kohlehydrate, als die berechnete, was wohl dadurch bedingt ist, daß der Substanzverlust beim Brotbacken kleiner ist, als ich angenommen hatte. Dagegen ist der Fettgehalt des Brotes nur die Hälfte des berechneten. In Form von Brot werden 342 Kal. mehr verabreicht, als ich früher angenommen hatte, und hierdurch wird ein Ersatz für den kleineren Nährwert des gekochten Essens erhalten.

Der Nahrungswert (brutto) des Strömlings ist im Vergleich mit den von Almén angegebenen Zahlen:

Gefängnis	Berechnet: Gesamtmenge g	Berechnet: Eiweiß g	Berechnet: Fett g	Berechnet: Kalorien	Gefunden: Gesamtmenge g	Gefunden: Genossen g	Gefunden: Eiweiß g	Gefunden: Fett g	Gefunden: Kalorien	Differenz
Strafgefängnis . . .	150	16·5	10·5	165	150	113	21·4	6·8	151	− 14
Bezirksgefängnis . .	130	14·3	9·1	143	138	129	21·2	4·1	125	− 18

In der Form von Strömling haben meine Versuchsindividuen also mehr Eiweiß und weniger Fett genossen als berechnet war, und hierdurch ist die Kalorienzufuhr im Strömling um 14 bzw. 18 Kal. vermindert worden.

Eine besondere Erwähnung verdient endlich die Menge Flüssigkeit, welche meine Versuchspersonen im Essen und Getränk genossen haben. Bei den Gefangenen im Strafgefängnis beträgt sie durchschnittlich 5049 g pro Tag, bei denjenigen im Bezirksgefängnis 3680 g. Diese kolossalen Mengen entstammen zum größten Teile der „Kalja", welche in Mengen von 1050 bis 3000 (Bezirksgefängnis), bzw. 2000 bis 4000 ccm (Strafgefängnis) genossen wurde. Außerdem war das Mittagessen, insbesondere im Strafgefängnis, sehr reich an Wasser: die daselbst verabreichte Specksuppe enthielt auf 1900 ccm nur 188·5 g Trockensubstanz, und die Fleischsuppe bestand aus 1758 bzw. 1725 g Wasser und 142·3 bzw. 95·0 g Trockensubstanz. Die im Bezirksgefängnis verabreichte Suppe hatte dagegen einen Wassergehalt von nur etwa $^2/_3$ des des Zuchthauses.

Es ist ohne weiteres klar, daß eine so große Zufuhr von Flüssigkeit wegen der großen Anforderungen, die sie auf mehrere Organe, insbesondere den Kreislaufsapparat und die Nieren stellt, dem Körper nur schädlich sein muß. Es ist daher von der größten Bedeutung, daß die Flüssigkeitszufuhr in hohem Grade vermindert wird, teils durch eine wesentliche Verminderung der verabreichten „Kalja“, teils auch dadurch, daß der Wassergehalt des gekochten Essens erheblich vermindert wird, was seinerseits den Geschmack des Essens unzweifelhaft verbessern würde. Eine Verminderung der Kaljamenge würde indessen den Gefangenen wahrscheinlich nicht genehm sein, denn es ist keine ganz leichte Aufgabe, 700 g mehr oder weniger trockenen Brotes zu genießen, ohne dabei entsprechende Flüssigkeitsmengen zur Verfügung zu haben.

In seiner Untersuchung über die Ernährung der finnländischen Landbevölkerung hat Sundström in 12 Versuchen von je drei Tagen gefunden, daß die Ausnutzung der Trockensubstanz 91·9, des Stickstoffes 84·4, des Fettes 90·0, der Kohlehydrate 95·2 und der Kalorien 91·6 Proz. beträgt.

Die Zusammensetzung des Kotes bei meinen Versuchsindividuen war im Durchschnitt pro Tag folgende:

Gefängnis	Individuum	Trockensubstanz g	N g	Fett g	Kohlehydrate g	Asche g
Strafgefängnis	A. . . .	122·3	5·89	8·5	63·0	14·0
	B. . . .	119·6	5·10	7·6	64·7	15·5
	C. . . .	115·5	5·45	6·8	61·0	13·5
	D. . . .	123·6	5·91	8·9	62·4	15·3
	E. . . .	150·4	6·99	9·2	78·1	19·5
	Mittel	126	5·87	8	66	16
Bezirksgefängnis	F. . . .	94·6	3·86	7·8	51·3	11·4
	G. . . .	90·4	3·96	5·8	46·1	13·7
	H. . . .	95·0	4·05	6·8	50·8	12·1
	I	112·3	5·19	9·4	55·8	14·7
	K . . .	98·6	3·82	8·0	54·7	12·0
	Mittel	98	4·18	8	52	13

Der Kot enthält also durchschnittlich 5·87 (Strafgefängnis) bzw. 4·18g (Bezirksgefängnis) Stickstoff pro Tag. Diese Menge ist viel größer als die N-Menge, welche bei N-armer Kost im Kot erscheint, und muß also wesentlich der aufgenommenen Kost entstammen. Das Ätherextrakt des Kotes beträgt im Durchschnitt pro Tag 8g; das Nahrungsfett ist also im Darme gut ausgenutzt worden.

In Prozent der aufgenommenen Nahrungsstoffen beträgt der Verlust im Kot:

Gefängnis	Individuum	N-Substanz g	Fett g	Kohlehydrate g	Kalorien
Strafgefängnis	A	27·4	20·6	9·8	13·6
	B	24·4	19·1	9·9	13·1
	C	25·3	16·4	9·4	12·6
	D	29·4	22·3	10·3	14·6
	E	32·1	22·1	11·9	16·0
	Mittel	28·0	19·5	10·3	13·9
Arbeitsgefängnis	F	19·1	22·7	8·1	11·5
	G	19·7	17·1	7·4	10·2
	H	20·0	19·9	8·1	11·0
	I	25·6	27·7	8·9	13·2
	K	19·4	24·6	8·8	11·8
	Mittel	20·6	23·5	8·2	11·8
	Gesamtmittel	24·4	21·3	9·3	12·9

Von der genossenen N-Substanz sind also 72·0 bzw. 79·4 Proz. von den Kohlehydraten 89·7 bzw. 91·8, von den Kalorien 86·1 bzw. 88·2 Proz. im Darme ausgenutzt worden. Bei der N-Substanz ist der Verlust also sehr groß, und auch bei den Kohlehydraten muß er als ganz bedeutend bezeichnet werden; letzteres hängt unzweifelhaft mit dem großen Gehalt der Kost an Zellulose zusammen.

Der Verlust an Fett beträgt 19·5 bzw. 23·5 Proz. Die Zufuhr von Fett ist so klein gewesen, daß die dem Darm selbst entstammende Menge Ätherextraktes den prozentualen Fettverlust sehr in die Höhe treiben muß.

Von den aufgenommenen Kalorien sind nur 86·1 bzw. 88·2 Proz. ausgenutzt worden — also erheblich weniger als bei den von Sundström untersuchten Individuen und weniger, als ich oben angenommen habe.

Unter Beachtung des Kotes beträgt die Energiezufuhr bei den von mir untersuchten Individuen netto:

Gefängnis	Individuum	Nettoeinnahmen								
		Trockensubstanz g	Eiweiß g	Fett g	Kohlehydrate g	Asche g	Kalorien			
							Eiweiß	Fett	Kohlehydrate	Summa
Strafgefängnis	A . . .	759·8	97·3	32·8	581·1	48·5	399	306	2383	3088
	B . . .	759·9	99·0	32·1	586·3	42·1	406	299	2404	3109
	C . . .	773·5	100·7	34·7	588·6	49·7	412	322	2413	3147
	D . . .	709·2	88·7	31·1	546·3	43·2	364	289	2240	2893
	E . . .	750·8	92·6	32·5	580·3	44·7	380	302	2379	3061
	Mittel	751	96	33	576	46	392	304	2364	3060
Bezirksgefängnis	F . . .	758·1	102·4	26·5	581·4	47·9	420	246	2384	3050
	G . . .	749·5	101·0	28·2	577·5	42·8	414	262	2368	3044
	H . . .	754·3	101·4	27·3	579·6	46·2	416	254	2376	3046
	I . . .	737·9	94·0	24·5	573·3	46·2	385	228	2351	2964
	K . . .	733·0	99·1	24·5	569·2	40·2	406	228	2334	2968
	Mittel	747	100	26	576	45	408	244	2363	3015

Die tägliche Nahrungszufuhr netto beträgt also bei den Gefangenen im Strafgefängnis 3060 und bei denen im Bezirksgefängnis 3015 Kal. Nach dem oben Bemerkten dürfte der Nahrungsbedarf bei jenen auf 3300, bei diesen auf 3000 Kal. geschätzt werden können. Die Gefangenen im Strafgefängnis würden also eine zu kleine Nahrungszufuhr bekommen, während die Gefangenen im Bezirksgefängnis eine völlig ausreichende Kost erhalten würden.

Die ausgenutzte Eiweißmenge beträgt bei den Gefangenen im Strafgefängnis 96^g, bei den im Bezirksgefängnis 100^g; die Fettmenge ist 33 bzw. 26^g.

Die von meinen Versuchsindividuen ausgenutzte Eisweißmenge ist nicht besonders groß, kann aber keineswegs als abnorm niedrig bezeichnet werden. Dagegen ist die Fettmenge als viel zu niedrig zu bezeichnen.

Ein Vergleich der Kost in den beiden von mir untersuchten Gefängnissen ergibt folgendes:

Während die Bruttozufuhr nach meiner Berechnung (vgl. oben S. 168) im Strafgefängnis 360 Kal. mehr als im Bezirksgefängnis betragen sollte, und also die Differenz der Nettozufuhr etwa mehr als 300 Kal. sein würde, ist der tatsächliche Unterschied nur 45 Kal.

Ebenso sollte die Nettozufuhr von Eiweiß und Kohlehydrate im Zuchthause größer als im Bezirksgefängnis sein; tatsächlich ist aber die Menge ausgenutzten Eiweißes in diesem etwas größer als in jenem, während die Menge der ausgenutzten Kohlehydrate in beiden gleich groß ist. Die Ursache dazu liegt wohl wesentlich in der verschiedenen Zubereitung der Speisen, wie auch in dem schädlichen Einfluß der überaus großen Flüssigkeitsaufnahme im Zuchthause.

Die Menge und das spezifische Gewicht des Harns war bei meinen Versuchsindividuen durchschnittlich wie folgt:

Versuchsperson	Harnmenge ccm	Spez. Gew.	Harnmenge in Proz. der aufgenommenen Flüssigkeit
A	2344	1·020	50·0
B	4387	1·014	84·4
C	3707	1·017	74·4
D	4099	1·015	78·0
E	3724	1·017	72·6
F	3071	1·019	77·7
G	2156	1·023	67·8
H	2671	1·020	70·4
I	3417	1·020	77·9
K	2257	1·019	73·1
Mittel von A—E .	3652	1·017	72·3
Mittel von F—K .	2714	1·020	73·8

Wie ersichtlich, ist die tägliche Harnmenge sehr groß. Bei den Gefangenen im Strafgefängnis (A bis E) beträgt sie durchschnittlich 3652 ^{cm}, bei denen im Bezirksgefängnis 2714 ^{cm}. Die größte 24-stündige Harnmenge betrug 5360 ^{ccm} (B), die geringste 1440 ^{ccm} (A). Das höchste individuelle Mittel ist 4099 ^{ccm} (D).

Das spezifische Gewicht des Harns ist durchschnittlich 1·017 bzw. 1·020.

Die Harnmenge beträgt durchschnittlich 72·3 bzw. 73·8 Proz. der Menge der aufgenommenen Flüssigkeit.

Da die tägliche Harnmenge normal auf etwa 1500 ccm veranschlagt werden kann, muß die von meinen Versuchsindividuen gelassene als abnorm groß erachtet werden. Das spezifische Gewicht des Harns war aber etwa dasselbe wie bei normaler Harnmenge.

Die Ursache der großen Harnmenge liegt natürlich in den großen Flüssigkeitsmengen, die von den Gefangenen aufgenommen wurden. Daß die Nieren ihre Aufgabe trotzdem gut erfüllten, geht aus dem normalen Gesundheitszustand der Versuchsindividuen hervor. Es scheint indessen nicht unwahrscheinlich zu sein, daß die Nieren bei einer so anstrengenden Arbeit allmählich krank werden könnten, und es wäre daher sehr interessant zu wissen, wie oft Störungen in der normalen Nierentätigkeit bei Individuen vorkommen, die eine längere Zeit hindurch in unseren Gefängnissen beköstigt worden sind.

Der mittlere tägliche Stickstoffumsatz bei meinen Versuchsindividuen ist aus folgender Tabelle ersichtlich:

Versuchsperson	Stickstoff				
	in der Kost g	im Kot g	im Harn g	Summa g	Bilanz g
A	21·45	5·89	15·12	21·01	+ 0·44
B	20·94	5·10	15·93	21·03	− 0·09
C	21·84	5·45	13 21	18·66	+ 3·18
D	20·10	5·91	13·25	19·16	+ 0·94
E	21·81	6·99	14·74	21·73	+ 0·08
F	20·25	3·86	14·25	18·11	+ 2·14
G	20·13	3·96	13·46	17·42	+ 2·71
H	20·28	4·05	13·90	17·95	+ 2·33
I	20·22	5·19	14·91	20·10	+ 0·10
K	19·67	3·82	12·24	16·06	+ 3·61
Mittel von A—E .	21·23	5·87	14·45	20·32	+ 0·91
Mittel von F—K .	20·11	4·18	13·75	17·93	+ 2·18

Die Stickstoffbilanz variiert bei den einzelnen Individuen im Strafgefängnis im allgemeinen zwischen + 0·94 und — 0·09, nur für C ist sie + 3·18. Das Mittel ist + 0·91.

Von den Gefangenen im Bezirksgefängnis hat I eine Bilanz von + 0·10, K eine von + 3·61, die übrigen bzw. + 2·14, + 2·71 und + 2·33. Das Mittel ist + 2·18.

Die genossene Eiweißmenge ist also bei C, F, G, H und K entschieden größer als die zugrundegegangene gewesen. Die übrigen Individuen befanden sich etwa im N-Gleichgewicht.

Es ist etwas unerwartet, daß die Hälfte der untersuchten Individuen so große Stickstoffmengen ansetzten, und man könnte sich denken, daß entweder der N-Gehalt der genossenen Kost aus irgend einem Grunde zu hoch ausgefallen ist, oder auch daß die abgegebenen Mengen von Kot und Harn nicht vollständig gesammelt worden sind. Dagegen läßt sich indessen bemerken, daß der Stickstoffgehalt in einer Durchschnittsportion offenbar richtig angegeben worden ist, was dadurch bestätigt wird, daß fünf der Versuchsindividuen sich etwa im N-Gleichgewicht befanden. Wäre der Stickstoffgehalt der Kost tatsächlich niedriger als der hier angegebene gewesen, so hätten diese Individuen eine negative Stickstoffbilanz haben sollen, und dies ist doch kaum anzunehmen. Auch ist es nicht leicht, sich vorzustellen, daß fünf von den Versuchsindividuen die Gelegenheit gehabt hätten, auf irgend eine Weise Harn oder Kot zu entfernen und schließlich kann auch die Möglichkeit ausgeschlossen werden, daß die Harnmenge im Gefängnis fehlerhaft gemessen oder daß die ganze Portion für 24 Stunden nicht vor der Probeentnahme gemischt worden wäre.

Wir bleiben daher bei der Tatsache stehen, daß einige meiner Versuchspersonen Eiweiß in nicht geringen Mengen angesetzt hatten. In der Tat ist dies gar nicht merkwürdig, verzehrten doch diese Individuen eine Kost, die ihnen netto rund 3000 Kal. zuführte; diese Kalorienmenge mußte den Bedarf wesentlich übersteigen, da die Versuchsindividuen während der ganzen Zeit in der Zelle sich befanden.

Anhang.

I. Die chemische Zusammensetzung der Nahrungsmittel. Gramm pro Kilogramm Substanz.

Nahrungsmittel	Eiweiß	Fett	Kohlehydrate	Autor
Weizenmehl	120	15	720	Almén
Roggenmehl	115	20	700	„
Gerstengraupen, -mehl	115	15	710	„
Hafergraupen	130	60	660	„
Sagograupen	10	—	800	„
Buchweizen	102	19	717	König
Hirsegraupen	125	27	737	„
Makkaroni	110	13	737	Almén
Erbsen	230	19	525	„
Kartoffeln (0·65 spez. Gew.)	20	2	210	„
Gelbe Rüben (0·6 spez. Gew.)	12	2	90	„
Kohlrüben (0·6 spez. Gew.)	12	2	80	„
Gemüse, Suppenwurzeln	15	2	80	„
Kohl	20	2	50	„
Rosinen	20	5	560	„
Grobes, hartes Roggenbrot	117	21	712	„
Grobes, weiches Roggenbrot	77	13	467	„
Zucker	—	—	940	„
Sirup (1·3 spez. Gew.)	10	—	740	„
Bier mit 3·9 Vol.-Proz. Alkohol, 1 Liter	10	—	51	„
Ganze Milch	35	35	50	„
Abgerahmte Milch	35	7	50	„
Butter	7	850	7	„
Margarine	6	850	6	„
Magerkäse	360	65	60	„
Rindfleisch	170	100	—	„
Pferdefleisch	190	65	—	„
Speck, frisch	100	500	—	„
„ gesalzen	110	550	—	„
„ amerikanischer	80	700	—	„
Schweinefett	15	910	—	„
Schmalz	3	990	—	„
Butter	180	2	—	„
Gesalzener Hering	120	120	—	„
„ Strömling	110	70	—	„

II. Der Preis der Tagesportion in den Gefängnissen Finnlands in finnischen Mark (= 0·80 Rmk.)

	Nach dem Etat	1906	1907	1908
Strafgefängnis in Helsingfors . . .	0·40	0·33	0·33	0·40
„ „ Åbo	0·38	0·27	0·30	0·36
„ „ Tavastehus . . .	0·35	0·30	0·32	0·37
Arbeitsgefängnis in Wstrand . . .	0·40	0·30	0·37	0·43
Bezirksgefängnis „ Helsingfors . .	0·32	0·27	0·31	0·39
„ „ Åbo	0·30	0·27	0·30	0·36
„ „ Tavastehus . .	0·30	0·28	0·32	0·34
„ „ Wiborg . . .	0·30	0·28	0·29	0·33
„ „ St Michel . .	0·30	0·28	0·32	0·34
„ „ Kuopio . . .	0·30	0·31	0·37	0·40
„ „ Wasa . . .	0·30	0·33	0·34	0·39
„ „ Uleåborg . . .	0·30	0·38	0·44	0·46

Literatur.

1. Almén, Aug., *Huslig ekonomi och dess tillämpning på utspisningen vid allmänna inrättningar.* Stockholm 1902.

2. Atwater, W. O., The demands of the body for nourishment and dietary standards. *Report af Storrs Agricultural Experiment Station* 1902—1903. S. 123.

3. Chittenden, R. H., *Physiological economy in nutrition with special reference to the minimal proteid requirement of the healthy man.* New York 1904.

4. Ekholm, K., Studien über den Nahrungsbedarf des erwachsenen ruhenden Mannes. *Skand. Arch. f. Physiol.* 1900. Bd. XI. S. 1.

5. Hultgren, E. O. och Landergren, E., Studier i näringsfysiologi. *Nord. med. arkiv.* 1889. Bd. XXI. Nr. 8.

6. Dieselben, *Untersuchung über die Ernährung schwedischer Arbeiter bei frei gewählter Kost.* Stockholm 1891.

7. Hirschfeld, F., Beiträge zur Ernährungslehre des Menschen. *Arch. f. pathol. Anat.* 1888. Bd. CXIV. S. 301.

8. Klemperer, G., Untersuchungen über Stoffwechsel und Ernährung in Krankheiten. *Zeitschr. f. klin. Med.* 1889. Bd. XVI. S. 550.

9. König, J., *Chemie der menschlichen Nahrungs- und Genußmittel.* Berlin 1903.

10. Rubner, M., Über die Ausnützung einiger Nahrungsmittel im Darmkanale des Menschen. *Zeitschr. f. Biologie.* 1879. Bd. XV. S. 115.

11. Sivén, O., Über das Stickstoffgleichgewicht beim erwachsenen Menschen. *Skand. Arch. f. Physiol.* 1899. Bd. X. S. 91.

12. Sundström, S., Några undersökningar af födan i Finland. *Finska läkaresällskapets handl.* 1905. Bd. XLVII. S. 421.

13. Derselbe, Untersuchungen über die Ernährung der Landbevölkerung in Finnland. *Akad. Abhandl.* Helsingfors 1908.

14. Tigerstedt, R., *Grundsatser för utspisningen i allmänna anstalter.* Stockholm 1891.

15. Derselbe, Människans näringsbehof. *15:de skandinaviska naturforskaremötets förh.* Stockholm 1899.

16. Derselbe, De i Nordamerikas Förenta Stater under ledning af W. O. Atwater utförda undersökningarna om människans näring. *Hygiea.* 1903. S. 376.

17. Derselbe, Die Physiologie des Stoffwechsels. *Nagels Handbuch der Physiologie des Menschen.* 1905. Bd. I. S. 331.

18. Derselbe, Der Energiewechsel. *Oppenheimers Handbuch der Biochemie.* 1910. Bd. IV. Abt. 2.

19. Voit, C., *Untersuchung der Kost in einigen öffentlichen Anstalten.* München 1877.

20. Derselbe, Über die Kost eines Vegetariers. *Zeitschr. f. Biologie.* 1889. Bd. XXV. S. 232.

Über den Einfluß des Atropins und des Eserins auf den Stoffwechsel in der vorderen Augenkammer.

Von

Ernst V. Knape,

Assistenten an der Universitäts-Augenklinik zu Helsingfors.

(Aus dem physiologischen Institut der Universität Helsingfors.[1])

Einleitung.

Unsere Kenntnis des Stoffwechsels im Auge ist eine dürftige und dieses Thema ist nur wenig behandelt. Die qualitativen und quantitativen Untersuchungen, welche über die Zusammensetzung der Augenflüssigkeiten in normalem und pathologischem Zustande angestellt worden sind, gestatten nur eine oberflächliche Bekanntschaft und geben kein zusammenhängendes Bild über den Verbrauch von Nährstoffen im Auge. Es ist übrigens leicht einzusehen, warum unser Wissen über diesen Gegenstand ein so mangelhaftes ist, wenn wir bedenken, daß die Organe des Auges, welche ihre Nahrung aus den intraokularen Flüssigkeiten erhalten, für ihre Erhaltung so minimale Mengen von Stoffen verbrauchen, daß der Austausch nur ein außerordentlich kleiner sein kann, und aus diesem Grunde ist die Erforschung dieses Gebietes mit so großen Schwierigkeiten verknüpft.

Noch schlechter ist es aber mit unserer Kenntnis des Stoffwechsels im Auge bestellt, wenn letzteres unter der Einwirkung der gewöhnlichen Heilmittel steht. Mit Ausnahme von Wesselys Studien über die Einwirkung von subkonjunktivalen Kochsalzinjektionen und ferner einiger zerstreuter und wenig zusammenhängender Angaben über die Einwirkung von verschiedenen Reizungen auf die Immunitätsverhältnisse des Auges, ist das ganze Gebiet beinahe eine Terra incognita.

---

[1] Die Versuche über die Einwirkung von Atropin und Eserin auf den Übergang von Immunkörpern aus Serum in den Humor aqueus sind im hiesigen hygienischen Institut ausgeführt worden.

Eine lange Zeit beherrschten sozusagen die Fragen über den intraokularen Druck die experimentelle Ophthalmologie, und im Anschluß an die Glaukomhypothesen wurde der Druck in seiner Abhängigkeit vom Blutdruck studiert und unter Bedingungen, welche eine supponierte Wirkung auf die Produktion der Augenflüssigkeit und auf die Ausflußwege ausübten — in erster Linie Atropin und Eserin. Eine nur geringe Aufmerksamkeit schenkte man der chemischen Zusammensetzung der intraokularen Flüssigkeiten in ihrer Abhängigkeit von einer wechselnden Zusammensetzung des Blutes. War dies dennoch der Fall, so geschah es nur so weit, als man den Gang der Flüssigkeiten im Auge erforschen wollte, und man führte zu diesem Zwecke körperfremde Substanzen in das Blut ein, welche dann in der einen oder anderen Weise im Kammerwasser und im Glaskörper nachgewiesen wurden.

Aber während des Verlaufes der letzten Jahre gelang es, durch neuere Methoden die Grenzen für die Forschung auch auf dem Gebiete der Ophthalmologie bedeutend zu erweitern. Die physikalische Chemie und die Serologie haben in hohem Grade sowohl auf die rein physiologischen als auch auf die klinischen Anschauungen befruchtend eingewirkt, und schon kann man die Früchte auf dem Gebiete der Therapie reifen sehen.

Ich berichte hier über meine Studien über die Einwirkung des Atropins und des Eserins auf den Stoffwechsel im Kaninchenauge. Ich habe mich hier — unter Beachtung und Zusammenstellung der Resultate von früheren Forschern — hauptsächlich auf eigene Untersuchungen gestützt. Es ist nun ganz natürlich, daß ich bei meinen Studien auch Grenzgebiete meines Themas berühren mußte, und ebenso ist mir während des Verlaufes meiner Arbeit auch manche Antwort auf andere Fragen geworden, welche mir nicht zunächst zur Beantwortung vorschwebten.

I. Über die Einwirkung von Atropin und Eserin auf den Übergang von Salzen aus Blutserum in den Humor aqueus. Der osmotische Druck im Serum und im Humor aqueus.

Um mir eine Basis für die Bestimmung der eventuellen Veränderungen in der Salzkonzentration des Kammerwassers unter der Einwirkung von Atropin und Eserin zu schaffen, habe ich das Kammerwasser von einer Anzahl Kaninchen unter normalen Verhältnissen untersucht.

Da ich nun bei den Atropin- und Eserinuntersuchungen stets das eine Auge als Kontrollauge benutzte, war es notwendig, zuerst einmal die Grenzen für eventuelle Verschiedenheiten der Salzkonzentration zwischen dem rechten und linken Auge desselben Tieres kennen zu lernen. Aus der Literatur kann man in dieser Richtung keinerlei Angaben erhalten.

Ferner habe ich die Salzkonzentration im Serum der Versuchstiere bestimmt. Hierdurch erhielt ich Beziehungen zwischen dem Blute und den Augenflüssigkeiten und ein Bild der Funktion der sekretorischen Apparate bei der Regulierung des Stoffwechsels im Auge, soweit es die anorganischen Salze und das Wasser betrifft. Wie nun aus dem Folgenden hervorgeht, bin ich hierdurch imstande, auch einen Beitrag zu der Frage über das Verhältnis des osmotischen Druckes im Blute und im Augenwasser zu liefern, einer Frage, welche trotz vieler Untersuchungen noch offen ist.

Die Salzkonzentration im normalen Humor aqueus. Die Menge des Kammerwassers beim ausgewachsenen Kaninchen schätzt man im Durchschnitt auf 0·3 ccm oder etwas darunter. Um eine abnorme Zusammensetzung zu vermeiden, darf man die Kammer beim Herausnehmen des Wassers nicht vollkommen entleeren. Oft muß man sich mit 0·15 ccm begnügen. Bei einer so geringen Quantität ist es nun geradezu unmöglich, nach der Gefrierpunkts-, Blutkörperchen- oder Hämatokritmethode zu arbeiten, und es hätte für meine Untersuchungen keine verwendbaren Resultate ergeben, wenn ich das Kammerwasser von mehreren verschiedenen Tieren zusammengemischt hätte. Ich wählte deshalb die Bestimmung des elektrischen Leitvermögens, eine Methode, welche von Peters und seinem Schüler Niewert in die Ophthalmologie eingeführt ist.

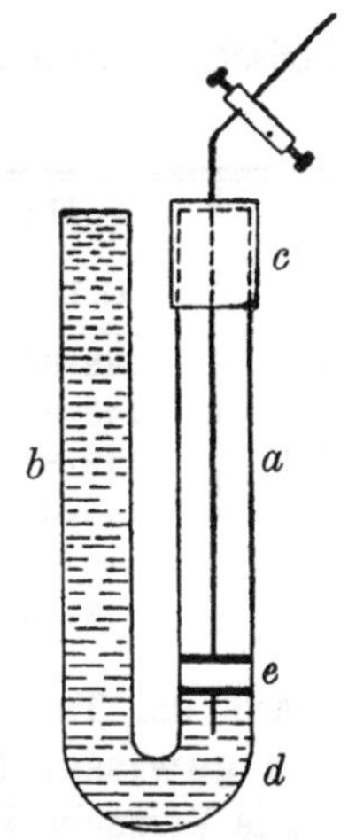

Fig. 1. Die Elektrode *d* ist in den Schenkel *a* eingeschmolzen. Der an die Elektrode *e* gelötete Platindraht geht durch den Deckel *c*, welcher abgehoben werden kann. Der Schenkel *b* ist mit Quecksilber gefüllt.

Das Kammerwasser wurde mit einer Pravazspritze etwa zwei Minuten nach der Kokaineinträufelung herausgenommen. Der Bulbus wurde niemals luziert, und die Sehne des Musculus rectus superior erst in dem Augenblick gefaßt, in welchem die Spritze eingeführt wurde. Hierdurch wurde jede unnötige Reizung vermieden.

Das von mir benutzte Widerstandsgefäß hatte folgendes Aussehen (Fig. 1).

Das Flüssigkeitsvolumen zwischen den Elektroden betrug 0·12 ccm Sämtliche Messungen sind bei 25 ° C ausgeführt.

Es ist zu beachten, daß jedes Prozent Eiweiß in einer Lösung das elektrische Leitvermögen — nach Bugarszky und Tangl — um 2·5 Proz. erniedrigt. Der Eiweißgehalt im Humor aqueus beträgt beim Kaninchen — berechnet nach 22 von Wessely gemachten Beobachtungen, wenn auch nach einer etwas unsicheren Methode — im Mittel 0·026 Proz. Dies entspricht einer Herabsetzung des elektrischen Leitvermögens um 0·065 Proz. Diese Verminderung übt jedoch keinen nennenswerten Einfluß auf die Resultate aus und wir können dieselbe deshalb übersehen. Bei Messungen des Blutserums mußte jedoch der gesuchte Wert aus den gefundenen mit Hilfe des Wertes für den Eiweißgehalt berechnet werden.

Tabelle 1 gibt die Resultate der Messungen von Kammerwasser aus normalen Augen wieder.

Tabelle I.

Elektrische Leitfähigkeit des Humor aqueus der normalen Kaninchenaugen bei 25° C.[1]

Versuch	Humor aqueus		Versuch	Humor aqueus	
	O.D.	O.S.		O.D.	O.S.
I	148·83	145·44	VII	148·83	148·83
II	148·83	148·83	VIII	148·83	152·57
III	148·83	152·57	IX	145·44	145·44
IV	145·44	142·10	X	148·83	152·57
V	142·10	142·10	XI	148·83	152·57
VI	148·83	148·83			

Aus der Tabelle ergibt sich: **Die Salzkonzentration ist in einem gewissen Moment nicht immer in beiden Augen gleich.**

Die Versuche II, V, VI, VII und IX ergeben denselben Wert für die beiden Augen, die übrigen etwas verschiedene Werte. Den größten Unterschied zeigen die Versuche III, VIII, X und XI mit einem um 2·5 Proz. höheren Werte in dem einen Auge als in dem anderen. Dieser Unterschied ist mit Sicherheit größer als die Versuchsfehler, und ist gleich der algebraischen Summe der physiologischen Variationen und der Versuchsfehler. Er ist das Maß für die Differenz im Leitungsvermögen der beiden Augen, welches wir in den folgenden Versuchen als physiologisches ansehen müssen.

---

[1] Aus Bequemlichkeit sind die Werte hier als auch in den folgenden Tabellen 10000 mal größer angegeben. Ich schreibe also z. B. 148·83 anstatt $\lambda_{25} = 148 \cdot 83 \times 10^{-4}$.

Die Salzkonzentration im Humor aqueus bei Atropinmydriasis und Eserinmyosis. Scalinci allein gibt einige Angaben über diesen Gegenstand. Er träufelte Atropin, Pilocarpin, Eserin, Scopolamin, Kokain und Adrenalin in Hundeaugen ein. Den Mittelwert $K(a)$ des Leitungsvermögens in allen diesen Versuchen vergleicht er mit dem Mittelwert von normalen Augen $K(b)$ und erhält

$$K(a) = 173 \times 10^{-4} \text{ (bei } 26^{\circ} \text{ C)}$$

$$K(b) = 170 \times 10^{-4} \text{ (bei } 35 \cdot 5^{\circ} \text{ C)}.$$

Die Angaben sind unklar. Aber in jedem Falle ist ein solcher Vergleich von wenig Wert und Scalinci ist kaum zu der Schlußfolgerung berechtigt, daß eine sehr leichte Abnahme des Leitvermögens nach der Einträufelung von mydriatischen, myotischen und anästhetischen Augenheilmitteln stattfindet. Er zieht alle Werte von diesen Versuchen zur Berechnung des Mittelwertes heran, „da zwischen den beiden Hauptgruppen von mydriatischen und myotischen Alkaloiden keine beträchtlichen Unterschiede vorhanden sind“.

Meine eigenen Untersuchungen haben folgendes ergeben.

Bei fünf Kaninchen wurde die Pupille im rechten Auge durch Einträufelung eines Tröpfchens von 1 prozent. Lösung Atrop. sulph. erweitert. Frühestens eine Stunde nach der letzten Einträufelung wurde das Kammerwasser herausgenommen und die Bestimmungen gemacht, wobei das linke Auge als Kontrollauge diente. Das Resultat geht aus folgender Tabelle hervor:

Tabelle II.

Elektrische Leitfähigkeit des Humor aqueus des atropinisierten Kaninchenauges bei 25° C.

Versuch	Kammerwasser	
	O.D. Atropinauge	O.S. Kontrollauge
I	133·86	136·89
II	150·40	146·79
III	143·35	143·35
IV	150·38	150·38
V	143·35	143·35

Die Versuche III, IV und V geben dieselben Werte für beide Augen. In Versuch I ist das Leitvermögen 2·3 Proz. niedriger in dem Atropinauge als in dem Kontrollauge, in Versuch II wieder

2·3 Proz. höher. Diese Werte fallen, wie wir oben gefunden haben, innerhalb der Grenzen für die normalen Variationen.

Bei fünf Kaninchen wurde die Myosis im rechten Auge durch Einträufelung eines Tröpfchens von einer 1 proz. Lösung Eserini sulph. erzielt. Frühestens eine Stunde nach der letzten Einträufelung wurden die Messungen vorgenommen. Das Resultat geht aus Tabelle III hervor.[1]

Tabelle III.

Elektrische Leitfähigkeit des Humor aqueus des eserinisierten Kaninchenauges bei 25° C.

Versuch	Kammerwasser	
	O.D. Eserinauge	O.S. Kontrollauge
I	136·89	143·35
II	136·89	136·89
III	140·15	143·35
IV	140·15	140·15
V	143·35	143·35

Die Versuche II, IV und V ergeben dieselben Werte für beide Augen. Der niedrigere Wert 2·3 Proz. für das Eserinauge in Versuch III fällt innerhalb der physiologischen Variationen. Abweichend ist der Versuch I mit einem 4·7 proz. kleineren Leitvermögen in dem eserinisierten Auge. Zieht man aber die übereinstimmenden Werte für die übrigen Versuche in Betracht, so zögere ich nicht, zu erklären, daß dieser Versuch entweder mit größeren Fehlern als die übrigen behaftet ist, oder auch auf einer ungewöhnlich großen physiologischen oder pathologischen Variation beruhen kann, und der Versuch beeinflußt sicher nicht die Regel, welche wir auf Grund der Tabellen aufstellen können.

Als Schlußresultate dieser Versuche geht also hervor: Die Salzkonzentration im Humor aqueus wird weder unter der Atropinmydriasis noch unter der Eserinmyosis verändert.

Da nun die Salzkonzentration von der Zufuhr von sowohl Salzen als auch Wasser aus dem Blut abhängt, so bedeutet die gefundene

[1] Hier will ich bemerken: Levin und Guillerin sind der Ansicht, daß „Katzen und Hunde stark, Kaninchen, Amphibien, Fische nur wenig, bezw. gar nicht auf das Eserin reagieren.“ „Abweichend hiervon“, sagen sie weiter, „gab v. Graefe an, daß Kaninchen stärker als Hunde davon beeinflußt werden.“ Ich habe in dieser Hinsicht freilich keine Vergleiche zwischen den einzelnen Tieren angestellt, kann aber bestätigen, daß Kaninchen kräftig gegen Eserin reagieren. Ein Tropfen einer 1 prozent. Lösung zieht in 10 Minuten die Pupille bis auf 1·5 bis 2·5 mm zusammen.

Stabilität in der Konzentration, daß Salze und Wasser unter der Einwirkung von Atropin oder Eserin abgesondert werden oder die Barriere zwischen Blut und Auge in demselben Verhältnis durchdringen wie im normalen Auge.

Über den osmotischen Druck im Humor aqueus und im Blutserum. Wie ich oben erwähnte, bestimmte ich das elektrische Leitvermögen nicht nur im Kammerwasser, sondern auch im Serum. Ich bespreche hier diese Untersuchungen, um dann später auf die Bedeutung zurückzukommen, welche dieselben für die Auffassung des Mechanismus in der Tätigkeit des sekretorischen Apparates haben.

Über den osmotischen Druck in den Augenflüssigkeiten wurde während der letzten Jahre lebhaft polemisiert, aber die Frage ist noch eine offene.

In der Literatur findet man folgende Angaben.

Dreser führte zwei Gefrierpunktsbestimmungen an post mortem herausgenommenen Kuhaugen aus und erhielt für das Kammerwasser $\Delta = -0 \cdot 60$ und $-0 \cdot 61$, für das Blut dagegen $\Delta = -0 \cdot 58$ und $-0 \cdot 59$.

Kunst wandte sowohl die Gefrierpunkts- als auch die Blutkörperchenmethode an und arbeitete mit Kuhaugen von Schlachttieren. Die erste Methode ergab für das Kammerwasser einen Wert, welcher einer 0·959 prozent. NaCl-Lösung entspricht, die zweite wieder für das Kammerwasser variierende Werte zwischen 1·01 prozent. und 0·94 prozent. NaCl-Lösung. Für Serum erhielt er den Wert 0·9 proz. NaCl-Lösung.

Manca und Deganello fanden nach der Blutkörperchenmethode für das Kammerwasser aus Ochsenaugen einen mittleren Wert, welcher einer 0·981 prozent. NaCl-Lösung entspricht, und für Serum den Wert 0·9 Proz.

Nach der Hämatokritmethode bestimmte Manca weiter den osmotischen Druck für das Kammerwasser und das Serum desselben Tieres. Er fand, daß, wenn man den Druck im Serum mit 100 (0·824 Proz. NaCl.) bezeichnet, der Wert für das Kammerwasser 113 (0·936 Proz. NaCl) beträgt.

Hamburger, welcher selbst mittels der Blutkörperchenmethode Untersuchungen am lebenden Pferd ausführte, will als feststehend anführen, daß der Humor aqueus einen höheren osmotischen Druck besitzt als das entsprechende Serum.

Zu einer hiervon abweichenden Ansicht gelangt Nuel in seiner Arbeit über die molekulare Konzentration in den intraokularen Flüssigkeiten in normalen Augen und in pathologischen Fällen. Er benutzte die Blutkörperchenmethode und fand bei Kühen, daß die Augenflüssigkeiten sechsmal dieselbe, und sechsmal eine niedrigere Konzentration als das entsprechende Serum hatten. Im Mittel war der Wert für das Serum 0·9372, und für die Augenflüssigkeiten (Humor aqueus, Humor vitreus gemischt) 0·9249. Ferner gibt er folgende Werte an:

Kalb . . .	0·896	: 0·885
Ochs . . .	0·84	: 0·84
Pferd . . .	0·9550	: 0·9589
Schaf . . .	0·9636	: 0·9636
Schwein . .	1·02045	: 0·96515
Mensch . .	0·8316	: 0·8316

Demnach mit zwei Abweichungen im wesentlichen die gleiche Konzentration in den Augenflüssigkeiten und im Blutserum.

Römer untersuchte diese Flüssigkeiten an der Kuh post mortem und zwar in jedem Falle die Augenflüssigkeiten und das Serum desselben Tieres. Er benutzte hierbei die Blutkörperchenmethode und fand, daß die zwei Flüssigkeiten in den meisten Fällen auf dieselben Werte eingestellt sind; manchmal hatte die erstere einen etwas höheren Wert als das letztere, oder es kann auch das Verhältnis umgekehrt sein.

Zu demselben Resultat und mit derselben Methode kam auch Rissling, dessen Untersuchungen an Pferden, Kälbern, Schafen und Schweinen ausgeführt sind.

Scalinci arbeitete mit Hunden und untersuchte kryoskopisch den Humor aqueus und das Serum desselben Tieres. Er findet für den ersteren $\Delta = -0{\cdot}66$ bis $-0{\cdot}62$, gegen $-0{\cdot}64$ bis $-0{\cdot}65$ für das letztere. Durch die Bestimmung des elektrischen Leitvermögens kam er auch zu höheren Werten für die molekulare Salzkonzentration im Humor aqueus. Diese letzteren Untersuchungen sind jedoch dermaßen kurz beschrieben, daß man dieselben nicht kritisch untersuchen kann.

Hertel wiederum spricht sich dahin aus, daß die Kammerflüssigkeit gleich der korrigierten Serumleitfähigkeit desselben Tieres ist. Ich werde später darauf zurückkommen.

Wie wir sehen, stehen also zwei Ansichten gegeneinander: Der osmotische Druck ist höher in den Augenflüssigkeiten als im Serum, und der osmotische Druck ist mit kleineren physiologischen Variationen in diesen beiden Flüssigkeiten gleich.

Eigene Untersuchungen. Der Gehalt an festen Bestandteilen im Humor aqueus bei Tieren steigt bis zu etwas über 1 Proz. (Leber). Der Gehalt an anorganischen Salzen beträgt hierin nach etwas wechselnden Angaben 0·85 bis 1 Proz. Es sind also die Elektrolyten, welche in der Hauptsache den osmotischen Druck bestimmen, und wir können, ohne größere Fehler zu begehen, die geringen Spuren Zucker und Harnstoff vernachlässigen, welche sich in der Flüssigkeit befinden. Dasselbe ist mit der Bedeutung der anorganischen Salze für den osmotischen Druck im Serum der Fall. Hieraus folgt, daß man aus dem elektrischen Leitvermögen Schlüsse über den osmotischen Druck ableiten kann, wenn man nur die Einwirkung der Eiweißstoffe auf das elektrische Leitvermögen gebührend in Betracht zieht.

Ich stellte zuerst eine große Reihe von Versuchen am Kammerwasser und Serum von demselben Tiere an. Die geringe Spur Eiweiß, welche das Kammerwasser enthält, kann man ohne weiteres vernachlässigen. Der Wert für das Serum muß aber korrigiert werden. Ich stützte mich hierbei anfangs auf die Literaturangaben. Hammarsten gibt den Mittelwert für Eiweiß in Kaninchenserum zu 6·25 Proz. und Abderhalden zu 5·35 Proz. an. Je nachdem ich nun den einen oder den anderen Wert meinen Korrekturen des Leitungsvermögens zugrunde legte, erhielt ich höhere oder niedrigere Werte für das Leitvermögen des Serums. Die Resultate wurden dadurch natürlich unzuverlässig. Ich bestimmte deshalb in jedem einzelnen Falle den Stickstoffgehalt des Serums mittels Kjeldahls Methode. 1 Proz. Eiweiß ($N \times 6{\cdot}25$) entspricht einer Verminderung von 2·5 Proz. im Leitvermögen. Das korrigierte Leitvermögen erhält man dann nach der Formel:

$$\lambda_c = \lambda \cdot \frac{100}{100 - 2{\cdot}5 \times a},$$

worin λ_c das gesuchte Leitvermögen, λ die gefundenen, und a die Eiweißprozente bedeutet.

Es sind nur wenige Versuche, aber alle geben gleiche Resultate, während die vielen Versuche, welche ich früher ausführte, unsichere und wechselnde Resultate ergaben.

Tabelle IV.
Elektrische Leitfähigkeit im Kaninchenserum und Humor aqueus bei 25° C.

Versuch	Serum			Humor aqueus	
	Leitfähigkeit ohne Korrektion	Eiweiß in Proz.	Leitfähigkeit nach Korrektion	O.D.	O.S.
I	122·09	6·6	146·22	148·83	148·83
II	122·09	6·7	146·74	148·83	152·57
III	114·99	6·2	143·89	145·44	145·44
IV	117·28	6·4	139·62	148·83	152·57
V	124·64	6·2	147·50	148·83	152·57

Auf Grund dieser Untersuchungen schließe ich mich denjenigen Autoren an, nach welchen das Kammerwasser einen höheren osmotischen Druck besitzt als das Serum desselben Tieres.

Sämtliche Forscher, welche das Kammerwasser mit der Glaskörperflüssigkeit verglichen haben, haben gefunden, daß der osmotische Druck in beiden gleich ist. Ich möchte deshalb in der obigen Zusammenfassung der Versuchsresultate das Wort „Kammerwasser" gegen „Augenflüssigkeiten" austauschen.

Wie vorhin betont wurde, resultierten Hertels Untersuchungen darin, daß das Leitvermögen des Kammerwassers gleich dem korrigierten Leitvermögen des Serums ist. Hertel machte diese Versuche an vier Augen bei einer Temperatur von 18° C. Der Mittelwert für das Leitvermögen des Kammerwassers ist nach diesen Untersuchungen = 132·35, der unkorrigierte Wert für Serum = 111·89 und der korrigierte 132·2, welch letzterer überraschend genau mit dem Wert für das Kammerwasser übereinstimmt.

Nun ist aber zu bemerken, daß Hertel die Korrektion auf Hammarstens Mittelwert für den Eiweißgehalt im Kaninchenserum basiert hat. Nehmen wir nun dagegen Abderhaldens Angabe (siehe oben) als Basis für die Korrektion, so kommen wir zu dem Werte 127 für Serum, demnach zu einer wesentlich niedrigeren Zahl für die letztgenannte Flüssigkeit als für das Kammerwasser. Die Versuche besagen deshalb nichts. Wir können auf diese Weise das Leitvermögen und den osmotischen Druck gleich oder höher als den im Serum finden. Dies beruht nur darauf, welcher Eiweißwert für die Korrektion benutzt wird.

Ich erwähnte vorhin, daß ich eine größere Anzahl Versuche — über 20 — ausgeführt habe, bei welchen ich das Leitvermögen im Kammerwasser und im Serum bestimmte, ohne daß ich in jedem einzelnen Falle den Eiweißgehalt feststellte. Diese Versuche geben nur ein unvollständiges Bild der Beziehungen zwischen der Salzkonzentration in den beiden Flüssigkeiten. Wenn aber nun auch die einzelnen Versuche irreführend sind, so geht doch aus denselben im großen und ganzen hervor, daß unter den nicht besonders bedeutenden Variationen in der Salzkonzentration bei verschiedenen Kaninchen ein steigender Salzgehalt im Serum einen steigenden Salzgehalt in den Augenflüssigkeiten zur Folge hat.

II. Über die Einwirkung von Atropin und Eserin auf den Eiweißgehalt im Humor aqueus.

Die genauesten Angaben über den Eiweißgehalt im Kammerwasser des Kaninchenauges verdanken wir Wessely. Er fand unter Anwendung von später zu beschreibenden Methoden in dem Auge des lebenden Kaninchens einen durchschnittlichen Eiweißgehalt von zirka 0·02 bis 0·025 Proz. Die niedrigsten Werte liegen zwischen 0·01 bis 0·02 Proz. und die höchsten zwischen 0·03 und 0·04 Proz.

Früher von anderen Autoren gefundene Zahlen sind nicht verwendbar, da bei diesen das Kammerwasser von toten Tieren benutzt wurde, und der Eiweißgehalt steigt wie bekannt post mortem sehr schnell. (Merkwürdigerweise — wie Wessely bemerkt — nennt Hamburger noch im Jahre 1899 das Kammerwasser eine „eiweißfreie Salzlösung".)

Die quantitative Bestimmung des Eiweißes in einer schwachen Lösung, von welcher dem Untersuchenden nur etwa 0·1 bis 0·15^{ccm} zur Verfügung stehen, ist mit den größten Schwierigkeiten verknüpft, denn hier lassen uns die gewöhnlichen Methoden — wie Kjeldahls Stickstoffbestimmung oder die Ausfällung und Wägung — vollkommen im Stich, und ebenso unvollkommen erweist sich die Farbenreaktion nach Adamkiewicz und die von Jesner geprüfte Methode, den Eiweißgehalt mittels des Polarisationsapparates zu bestimmen.

Wessely versuchte die Schwierigkeit dadurch zu beseitigen, daß er gewisse bestimmte Verdünnungen von Blutserum herstellte und nach Fällung mit Essigsäure, Ferrocyankalium oder Esbachs Reagens das Eiweiß „schätzungsweise" in nach genau derselben Methode behandeltem Kammerwasser bestimmt. Die erhaltenen Resultate sind oben angeführt.

Mit dieser Methode habe ich indessen keine befriedigenden Resultate erhalten. Die Serumverdünnungen wurden an Hand der Kjeldahl-Stickstoffbestimmungen ausgeführt. Wie nun Wessely selbst bemerkt, wurden die Schätzungen bei höherem Eiweißgehalt weniger genau. Aber auch bei Verdünnungen in den Grenzen 0·09 bis 0·01 Proz. ergab der Vergleich mit der Skala so unsichere Resultate, daß man oft zwischen 0·02 und 0·07 Proz. erheblich schwankte.

Aus diesem Grunde suchte ich nach anderen Methoden zur Bestimmung des Eiweißes und beschloß, da es mir bei meinen Versuchen nur auf relative Werte ankam, auf den Vorschlag Prof. Tigerstedts dieselben vermittelst der Viskosität zu bestimmen.

Die Substanzen im Kammerwasser, welche von Einfluß auf die

Viskosität sein können, sind Salze und Eiweiß. Wie ich früher festgestellt hatte, verändert sich die Konzentration des Salzes im Kammerwasser nicht unter der Einwirkung von Atropin oder Eserin. Deshalb kann ich hier den ersten der beiden Faktoren — die Salze — sofort eliminieren. Eine Vermehrung oder Verminderung der Viskosität des Kammerwassers unter dem Einflusse von Atropin oder Eserin hängt also von dem größeren oder geringeren Eiweißgehalt ab.

Soviel mir bekannt ist, hat früher nur Scalinci Versuche in dieser Richtung mit denselben Methoden angestellt.

Seine Resultate sind die folgenden:

$$t(a) = 1\ 51\tfrac{2}{5}'', \qquad t(b) = 1\ 52\tfrac{3}{5}'',$$

wo $t(a)$ bedeutet das Mittel der Ausflußzeit für normale Augen, und $t(b)$ das Mittel der Ausflußzeit für Augen, welche einer Behandlung mit Atropin, Scopolamin, Kokain, Pilocarpin, Eserin oder Adrenalin ausgesetzt worden waren. Diese Bestimmungen, zu welchen Humor aqueus aus Hundeaugen benutzt wurde, waren bei einer Temperatur von 37° C angestellt worden.

Aus diesen Mittelwerten zieht Scalinci die Schlußfolgerung, daß Myotica und Mydriatica den Gehalt an Proteinstoffen im Humor aqueus erhöhen.

Meine Bestimmungen führte ich mit einem Viskosimeter nach Ostwald aus. Die Versuchstemperatur betrug bei allen Versuchen 23° C. Das mit der Pravazspritze unter allen Kautelen herausgenommene Kammerwasser wurde mit destilliertem Wasser im Verhältnis 1 : 20 verdünnt und 2^{ccm} dieser Lösung zu jeder Bestimmung angewendet. Bezüglich der näheren praktischen Einzelheiten verweise ich auf Ashers Darstellung in Tigerstedts Handbuch der physiologischen Methodik.

In der Formel für den inneren Reibungskoeffizienten befindet sich auch der Wert für das spezifische Gewicht. So interessant es nun auch gewesen wäre, den Wert für die innere Reibung in jedem einzelnen Falle zu kennen, und dann diese untereinander vergleichen zu können, so verzichte ich doch hierauf aus zwei Gründen:

Bei den äußerst kleinen Flüssigkeitsmengen, welche ich zur Verfügung hatte, war es praktisch schwer ausführbar, zuerst das spezifische Gewicht und dann darauf mit derselben Menge die innere Reibung zu bestimmen; außerdem genügten die Werte für die Ausflußzeit als Maß der Viskosität völlig meinen Zwecken.

Die in den Tabellen aufgezeichneten Werte sind das Mittel aus je 5 Ablesungen.

Folgende Tabelle möge die Notwendigkeit einer äußerst genauen Temperaturkonstanz veranschaulichen.

Tabelle V.

Einfluß der Temperatur auf die Ausflußzeit. Kammerwasser in Verdünnung 1 : 20.

Versuch	Ausflußzeit in Sekunden bei	
	23° C	24° C
I	88	86·2
II	88	86·4
III	88·5	86·2
IV	89·7	87·2
V	88·5	86·6
VI	88·4	86·6

Die Empfindlichkeit der Methode ergibt sich aus nachstehendem Versuch: Bei drei jungen Kaninchen wurde 10 Tage vor dem Versuche die vordere Linsenkapsel des linken Auges durch einen zirka 1 ^{mm} langen Riß beschädigt. Die Linse zeigte nach dieser Zeit von der Läsion nur einen schmalen Streifen von der angegebenen Länge ohne irgend welche quellende Massen. Von dem nun entnommenen Kammerwasser zeigte das aus dem beschädigten Auge herstammende stets die höheren Werte.

Tabelle VI.

Einfluß der Linsenläsion auf die Viskosität des Kammerwassers. Verdünnung 1 : 20. Temperatur 23° C.

Ausflußzeit in Sekunden	
Auge mit Linsenläsion O.S.	Kontrollauge O.D.
88·3	87
90	88·2
89·3	87·6

Für meine Untersuchungen über den relativen Eiweißgehalt nach Atropin- oder Eserineinträufelungen hatte ich nötig, eventuelle Ungleichheiten des Eiweißgehaltes der beiden Augen desselben Tieres zu kennen; mit anderen Worten: die physiologischen Variationen (plus Versuchsfehler). Die größte Abweichung zeigt Versuch VI (Tabelle VII) mit einer 0·7 Sekunden längeren Ausflußzeit für das linke Auge als für das rechte.

Tabelle VII.

Ausflußzeit des normalen Kammerwassers in Verdünnung 1:20.
Temperatur: 23° C.

Versuch	Ausflußzeit in Sekunden	
	O.D.	O.S.
I	87·5	87·3
II	87·6	87·4
III	87·9	87·7
IV	87·9	88
V	87·9	88·2
VI	89·1	88·4
VII	87	87·6

Über den Einfluß des Atropins auf den Eiweißgehalt im Humor aqueus. Mit Ausnahme der oben angeführten Untersuchungen Scalincis gibt es in der Literatur keine Angaben über dieses Thema.

Bei meinen Versuchen träufelte ich einen Tropfen einer 1 prozent. Lösung Atrop. sulph. in den Konjunktivalsack des rechten Auges und untersuchte dann den Humor aqueus nach Verlauf von verschiedenen Zeiten, wie dies aus Tabelle VIII hervorgeht. Hierbei beobachtete ich auch die Größe der Pupille. Selbstverständlich mußte die Beobachtung der Pupille in jedem Falle für jedes Auge bei einer möglichst gleichen Beleuchtung geschehen. Bemerken möchte ich, daß das Kaninchen, nach meinen Beobachtungen, eine etwas längliche Pupille mit größtem vertikalen Durchmesser hat. Dies tritt am deutlichsten hervor in der Myosis, ehe dieselbe ihr Maximum erreicht hat. Die Größe der Pupille habe ich deshalb z. B. mit 4 bis 5^{mm} angegeben. Diese Werte beanspruchen keine mathematische Genauigkeit, sind aber für meine Zwecke hinreichend genau.

In den Versuchen I, III, IV, VI und VIII ist die Ausflußzeit etwas länger und die Viskosität also etwas größer in dem mit Atropin behandelten Auge als im Kontrollauge, in den Versuchen II, V, VII und XI dagegen kleiner. Der Versuch IX zeigt denselben Wert für beide Augen.

Tabelle VIII.

Ausflußzeit des Kammerwassers bei Atropinmydriasis.

Verdünnung 1 : 20. Temperatur 23° C.

Versuch	Wie lange Zeit nach dem Eintröpfeln des Atropins	Ausflußzeit in Sekunden		Bemerkungen über die Pupillengröße
		Atropinauge O.D.	Kontrollauge O.S.	
I	10 Min.	87·7	87·6	Beide Pupillen gleichgroß 4—5 mm. Rechts rigid.
II	20 „	87·8	83·4	Pupille O.D im vollen Mydriasis 8—9 mm; O.S. 4—5 mm.
III	30 „	87·4	87·3	„
IV	40 „	87·7	87·6	„
V	60 „	87·4	88·3	„
VI	1 Std. 30 Min.	88·1	87·7	„
VII	12 Std.	88·3	88·4	„
VIII	„	88·5	88·3	Pupille O.D. 2—2·5 mm, O.S. 3—4 mm.
IX	„	88·7	88·7	Pupillen gleichgroß 3—4 mm.
X	„	87·9	88·1	„

Dies stimmt mit dem Verhalten im normalen Auge überein. Bisweilen ist die Viskosität in dem einen Auge etwas höher, bisweilen etwas niedriger als in dem anderen, aber immer liegen die Werte innerhalb der Grenzen der früher gefundenen physiologischen Variationen. Ich ziehe deshalb aus den Versuchen die Schlußfolgerung, daß das Atropin von keinem Einflusse auf die Viskosität des Humor aqueus ist. Nun wissen wir, wie schon früher hervorgehoben, daß auch die Salzkonzentration bei der Atropinmydriasis nicht verändert wird. Hieraus folgt, daß der Eiweißumsatz im Humor aqueus quantitativ nicht durch Atropin beeinflußt wird.

Über die Einwirkung des Eserins auf den Eiweißgehalt im Humor aqueus. Außer Scalincis oben mehrfach angeführter Arbeit gibt die Literatur noch folgende Angaben bei der Einwirkung von Eserin.

Bei seinen Versuchen über „Reizübertragung von einem Auge zum anderen“ fand Wessely im Kammerwasser nach einer Eserin- oder Pilocarpineinträufelung eine nicht sehr erhebliche aber immer deutliche Eiweißvermehrung von 0·05 bis 0·1 Proz. gegen 0·015 bis 0·01 Proz. auf der normalen, bzw. mydriatischen Seite.

Ferner erwähnt Leber, daß er bei der Einwirkung des Eserins das Kammerwasser fibrinreicher gefunden hatte.

Bei meinen Veruchen wurde 1 Tropfen in einer 1 prozent. Lösung Eserini salicyl. in den Konjunktivalsack des rechten Auges eingeträufelt. Die Messungen sind in Tabelle IX zusammengestellt. Hier ist zu bemerken, daß verschiedene Tiere verschieden auf dieselbe Menge Eserin reagieren. Während so z. B. im Versuche IX beide Pupillen bereits nach 12 Stunden gleichgroß sind, zeigt der Versuch XIII noch nach 24 Stunden ungleich große Pupillen.

Tabelle IX.

Ausflußzeit des Kammerwassers bei Eserinmyosis. Verdünnung 1 : 20. Temperatur 23° C.

Versuch	Wie lange Zeit nach dem Eintropfen d. Eserins	Ausflußzeit in Sekunden		Bemerkungen
		O.D. Eserinauge	O.S. Kontrollauge	
I	10 Min.	88·5	88·6	O.D. 2 mm, O.S. 4—5 mm.
II	20 „	88·7	88	„ „ „ „
III	30 „	89·4	88·8	O.D. 2·5 mm, O.S. 3—4 mm.
IV	40 „	88·4	88·2	O.D. 1·5 mm, O.S. 3—4 mm.
V	50 „	89	88·5	O.D. 1·5 mm, O.S. 4—5 mm.
VI	60 „	89·7	88·5	O.D. 1·5 mm, O.S. 3·5 mm.
VII	1 St. 30 Min.	89·2	88·4	O.D. 2·5 mm, O.S. 4—5 mm.
VIII	5 „ 30 „	89·6	89	O.D. 2 mm, O.S. 4—5 mm.
IX	12 St.	87·2	87·2	Pupillen gleichgroß, 3—4 mm.
X	12 „	88·5	88·3	O.D. 2—2·5 mm, O.S. 3—4 mm.
XI	12 „	87·9	88·1	Pupillen gleichgroß, 3—4 mm.
XII	12 „	88·1	87·8	O.D. 3—4 mm, O.S. 5—6 mm.
XIII	24 „	88·4	88	„ „ „ „
XIV	24 „	88·2	88·7	Pupillen gleichgroß, 3—4 mm.

Zehn Minuten nach der Einträufelung sind die Werte für beide Augen noch ziemlich dieselben. Aber schon von 20 Minuten an liegt der Wert für das Eserinauge bedeutend höher als für das Kontrollauge, aber, und dies ist hervorzuheben, nur so lange, als das Eserin einen Einfluß auf die Pupille ausübt.

Zu dem oben Gesagten kann noch bemerkt werden, daß sich der Unterschied zwischen der Ausflußzeit für das Eserinauge und das Kontrollauge innerhalb der physiologischen Variationen und der Grenzen der Versuchsfehler hält. Es wäre deshalb nicht möglich, aus einem oder einigen Versuchen eine Schlußfolgerung zu ziehen. Da aber in der Serie bei den Versuchen von 20 Minuten an aufwärts der Wert für jedes Eserinauge, in welchem die Pupille in der Myosis ist, höher als das entsprechende Kontrollauge ist, so ist es deutlich, daß sich eine Vermehrung des Eiweißgehaltes vorfindet.

Als Resultat obiger Untersuchungen ergibt sich: 20 Minuten nach einer Eserineinträufelung in den Konjunktivalsack ist der Eiweißgehalt im Humor aqueus vergrößert und diese Vergrößerung verbleibt, solange die Pupille in der Myosis ist.

Hieraus folgt nicht, daß die Myosis an und für sich diesen Einfluß auf den Eiweißgehalt ausüben würde. Die Größe der Pupille oder richtiger die Sphinkterkontraktion ist nur als ein Indikator für die Einwirkung des Eserins auf die Gewebe zu betrachten. In einem späteren Kapitel werde ich auf dies Verhalten zurückkommen.

III. Über die Einwirkung des Atropins und Eserins auf den Übergang von Immunkörpern aus Serum in das Kammerwasser, den Humor aqueus.

a) Typhusagglutinine.

1. Aktive Immunisierung. Sämtliche Forscher, welche sich mit der Frage nach dem Übergang von Immunkörpern vom Serum in das Kammerwasser beschäftigt haben, stimmen darin überein, daß die intakte Barriere in normalen Augen kein vollkommenes Hindernis für den Durchgang der Agglutinine ist (Römer, Wessely, Widal, Rymowitsch, A. Leber u. a. m.). Auch betreffs der Konzentration dürfte Einstimmigkeit darüber herrschen, daß der Titer im Kammerwasser bedeutend niedriger ist als im Serum, und ferner auch darüber, daß derselbe bei entzündeten Zuständen im Auge sowie auch bei Reizungen, durch Punktion, subkonjunktivale Injektionen usw. bedeutend steigt.

Zu diesen Forschern steht Salus in scheinbarem — aber auch nur in scheinbarem — Gegensatz. Er fand die Agglutinine nicht in dem ersten Kammerwasser, obgleich er „hoch immunisierte Individuen“ untersuchte. Hierüber sagt er selbst: „Es ist diese Differenz zwischen meinen Versuchen und den übereinstimmenden Angaben der Autoren betreffs der Agglutination offenbar darauf zurückzuführen, daß ich wegen der geringen Menge des zur Verfügung stehenden menschlichen Kammerwassers gezwungen war, mit Verdünnungen zu arbeiten, bei denen oft auch beim Tiere Agglutinine nicht mehr nachweisbar sind (1 : 50).“ Demnach sprechen seine Versuche nicht gegen die früheren Autoren.

Ich teile in folgendem meine eigenen Erfahrungen in dieser Richtung mit.

Typhusagglutinine im Serum und im Kammerwasser des intakten Auges. Bei den Versuchen, welche ich über die Einwirkung des Atropins und des Eserins auf den Übergang von Immunkörpern aus dem Blut in das Auge anstellte, benutzte ich stets das eine Auge als Kontrollauge. Ich erhielt auf diese Weise auch Angaben über den Übergang von Immunkörpern im intakten Auge. Die Versuche sind in Tabelle X zusammengestellt und nach dem steigenden Titer für Serum geordnet.

Das Kammerwasser wurde mit der Pravazspritze in der Kokainanästhesie unter allen Vorsichtsmaßregeln entnommen: der Bulbus wurde nicht luxiert, die Sehne fur den Rectus superior wurde erst in dem Augenblick gefaßt, in welchem die Nadel eingeführt werden sollte, und die Kammer wurde nicht völlig entleert.

Bei der Bestimmung des Titers habe ich folgende Verdünnungen gewählt: 1:1, 1:2, 1:5, 1:7, 1:10, 1:12 usw. Die Intervalle sind groß, wurden aber in erster Linie durch die kleine Menge Kammerwasser bedingt, welche vom Versuchstiere — Kaninchen — erhalten wurde. Es erschien mir als am besten, die Verdünnungen nach der Tropfmethode herzustellen, wobei man natürlich darauf achten muß, daß stets dieselbe Pipette bei allen Parallelversuchen benutzt wird. In jedem Falle sind die Intervalle bei meinen Versuchen nicht größer, als daß dieselben ein deutliches Bild der quantitativen Verhältnisse geben.

Bei sämtlichen Immunisierungen wurde derselbe Typhusstamm verwendet. Bei den Agglutinationsversuchen wurden 0.5 ccm derselben Bouillonkultur benutzt.

Tabelle X.

Typhusagglutinine im Serum und im Kammerwasser des intakten Auges. Aktive Immunisierung.

Versuch	Serum agglutiniert noch bei einer Verdünnung von:	Kammerwasser agglutiniert noch bei einer Verdünnung von:	Versuch	Serum agglutiniert noch bei einer Verdünnung von:	Kammerwasser agglutiniert noch bei einer Verdünnung von:
I	1 : 10	0	XIII	1 : 1000	1 : 7
II	1 · 10	0	XIV	1 : 1000	1 : 10
III	1 : 100	1 : 1	XV	1 : 1000	1 : 7
IV	1 : 200	0	XVI	1 : 1000	1 : 10
V	1 : 200	0	XVII	1 : 1000	1 : 10
VI	1 : 200	1 : 1	XVIII	1 : 1000	1 : 10
VII	1 : 200	1 : 1	XIX	1 : 1000	1 : 5
VIII	1 : 500	1 : 2	XX	1 : 1000	1 : 7
IX	1 : 500	1 : 2	XXI	1 : 1000	1 : 10
X	1 : 500	1 : 5	XXII	1 : 2000	1 : 10
XI	1 : 700	1 : 7	XXIII	1 : 10000	1 : 10
XII	1 : 1000	1 : 10			

Wie aus der Tabelle hervorgeht, muß im Serum ein Titer von 1:100 oder 1:200 vorhanden sein, ehe das Typhusagglutinin im Kammerwasser nachgewiesen werden kann. Die Menge der Typhusagglutinine im Kammerwasser steigt darauf — im großen und ganzen — mit der Menge im Serum, aber doch nur bis zu einer gewissen Grenze.

Nun könnte der Einwurf erhoben werden, daß das Kammerwasser einen hemmenden Einfluß auf die Agglutination ausübt. Dies untersuchte ich derart, daß Immunsera in zwei Parallelserien verdünnt wurden. Jedem Röhrchen der einen Serie wurde ein Tropfen normales Kammerwasser gegeben und in der anderen Serie ein Tropfen einer 0·9 prozent. NaCl-Lösung. Vier Versuche wurden mit den Immunsera von Titern 1:7, 1:100, 1:700 und 1:10000 gemacht. In jeder Serie ging die Agglutination gleich weit. Hieraus folgt, daß das Kammerwasser bei dieser Versuchsanordnung nicht hindernd auf die Agglutination einwirkt. Der niedrigere Agglutiningehalt im Auge bei den oben erwähnten Versuchen ist also der Tätigkeit des sekretorischen Apparates im Auge, den Stoffübergang vom Serum zu regulieren, zuzuschreiben.

Die Einwirkung des Atropins auf den Übergang der Typhusagglutinine vom Serum in das Kammerwasser. In den Konjunktivalsack des rechten Auges wurde ein Tropfen einer 1 prozent. Lösung von Atrop. sulph. eingeträufelt. Zwei Stunden nach der Einträufelung wurde das Kammerwasser entnommen. Das Resultat ergibt sich aus der Tabelle XI, in welcher, wie in allen anderen, die Versuche nach steigenden Titern für Serum geordnet sind.

Tabelle XI.
Typhusagglutinine im Kammerwasser bei Atropinmydriasis.
Aktive Immunisierung.

Versuch	Serum agglutiniert noch bei einer Verdünnung von:	Kammerwasser agglutiniert noch bei einer Verdünnung von:	
		O.D. Atropinauge	O.S. Kontrollauge
I	1:10	0	0
II	1:100	1:1	1:1
III	1:100	0	0
IV	1:100	0	0
V	1:100	1:1	1:1
VI	1:100	0	0
VII	1:200	1:1	1:1
VIII	1 200	1:1	1 · 1
IX	1:200	1:1	1:1

Tabelle XI (Fortsetzung).

Versuch	Serum agglutiniert noch bei einer Verdünnung von:	Kammerwasser agglutiniert noch bei einer Verdünnung von:	
		O. D. Atropinauge	O. S. Kontrollauge
X	1 : 200	1 : 2	1 : 2
XI	1 : 200	1 : 7	1 : 7
XII	1 : 200	1 : 1	1 : 1
XIII	1 : 500	1 : 5	1 : 5
XIV	1 : 500	1 : 2	1 : 5
XV	1 : 1000	1 : 7	1 : 7
XVI	1 : 1000	1 · 10	1 : 10
XVII	1 : 10000	1 : 10	1 : 10

Wie man aus der Tabelle ersieht, ist der Titer des Atropinauges und der des Kontrollauges gleich. Eine Ausnahme ist vorhanden: bei einem Titer von 1:500 im Serum ergibt das Atropinauge 1:2 und das Kontrollauge 1:5. Diese Abweichung fasse ich als eine Zufälligkeit auf und schließe daher aus den Versuchen, daß die Atropinmydriasis ohne Einwirkung auf den Übergang von Typhusagglutininen aus dem Serum in das Kammerwasser ist.

Die Einwirkung des Eserins auf den Übergang von Typhusagglutininen aus Serum in das Kammerwasser. Die Versuchsanordnung war dieselbe wie in den vorhergehenden Versuchen, nur an Stelle des Atropins wurde ein Tropfen einer 1 prozent. Lösung Eserini salicyl. eingeträufelt. Die Resultate ersieht man aus Tabelle XII.

Tabelle XII.
Typhusagglutinine in Kammerwasser bei Eserinmyosis.
Aktive Immunisierung.

Versuch	Serum agglutiniert noch bei einer Verdünnung von:	Kammerwasser agglutiniert noch bei einer Verdünnung von:	
		O. D Eserinauge	O. S. Kontrollauge
I	1 : 1	0	0
II	1 : 10	1 : 2	0
III	1 : 70	0	0
IV	1 : 100	1 : 2	1 : 1
V	1 : 100	1 : 1	0
VI	1 : 100	0	0
VII	1 : 200	1 : 2	0

Tabelle XII (Fortsetzung).

Versuch	Serum agglutiniert noch bei einer Verdünnung von:	Kammerwasser agglutiniert noch bei einer Verdünnung von:	
		O.D. Eserinauge	O.S. Kontrollauge
VIII	1 : 200	1 : 2	1 : 2
IX	1 : 200	1 : 2	1 : 1
X	1 : 200	1 : 1	0
XI	1 : 500	1 : 20	1 : 2
XII	1 : 700	1 : 20	1 : 2
XIII	1 : 700	1 : 7	1 : 2
XIV	1 : 700	1 : 7	0
XV	1 : 1000	1 : 5	1 : 5

Ein Blick auf die Tabelle zeigt, daß das Eserinauge in den meisten Fällen einen höheren Agglutiningehalt zeigt als das Kontrollauge und zwar manchmal bis 10 mal höher. Von besonderem Interesse sind die Versuche, bei welchen in dem Kammerwasser aus dem Kontrollauge keine Agglutinine nachgewiesen werden konnten, wohl aber in dem aus dem Eserinauge.

Ich habe ebenfalls versucht, ob das Eserin an und für sich agglutinierend wirkt, was ja a priori sehr unwahrscheinlich ist. Zu $0 \cdot 5^{\text{ccm}}$ Typhusbouillon wurde ein Tropfen Eserinlösung von folgender Konzentration hinzugefügt: 1 : 100, 1 : 1000, 1 : 10000, 1 : 100000. Das Resultat war negativ, es entstand keine Agglutination in der Bouillon. Wir können demnach sagen, daß unter der Eserinmyosis eine größere Menge Typhusagglutinine aus dem Serum in das Kammerwasser als in einem intakten Auge übergeht.

2. Passive Immunisierung. Mit passiver Immunisierung habe ich ebenfalls einige Versuche angestellt, welche aber keine guten Resultate ergaben. Die Menge der Immunkörper, welche auf diese Weise den Tieren einverleibt wurden, scheint nicht groß genug gewesen zu sein, um im Kammerwasser nachgewiesen werden zu können. Vielleicht würde Serum von höher immunisierten Tieren bessere Resultate ergeben.

Typhuskaninchenserum wurde intravenös in Kaninchen injiziert. Die Versuchsanordnung und die Resultate ergeben sich aus Tabelle XIII.

Das einzige positive Resultat zeigt der letzte Versuch mit einer Agglutinationswirkung in dem eserinisierten Auge noch bei einer Ver-

Tabelle XIII.
Typhusagglutinine im Kammerwasser bei Atropin- oder Eserineinwirkung.
Passive Immunisierung.

Aktives Serum eingespritzt		Das Tier wurde getötet nach:	Atropin oder Eserin im O.D.	Titer in den Flüssigkeiten des passiv immunisierten Tieres		
Menge	Titer			Serum	O.D.	O.S.
23 ccm	1 : 1000	48 Stunden	Atropin	1 : 100	0	0
25	1 : 1000	48 „	Eserin	1 : 20	0	0
15	1 : 1000	18 „	Atropin	1 : 70	0	0
15	1 : 1000	8 „	„	1 : 10	0	0
23	1 : 1000	8 „	Eserin	1 : 100	1 : 7	0

dünnung von 1 : 7, während das Kammerwasser des Kontrollauges nicht einmal unverdünnt agglutiniert.

Wenn aber auch dieser Versuch in derselben Richtung wie die oben angeführten bei aktiver Immunisierung geht, so berechtigt derselbe doch in keiner Weise zu einer Verallgemeinerung.

b) Hämagglutinine.

Die Literatur gibt keine Aufschlüsse über den Übergang von Hämagglutininen aus Serum in das Kammerwasser weder im normalen Auge noch unter pathologischen Verhältnissen.

Bei meinen Versuchen habe ich dreimal, mit einer Woche Zwischenraum, intravenös in Kaninchen 1 ccm Hammelblut eingespritzt. Die Resultate für das intakte Kontrollauge bei den Atropin- und Eserinversuchen sind in Tabelle XIV zusammengestellt.

Tabelle XIV.
Hämagglutinine im Kammerwasser des intakten Auges.
Aktive Immunisierung.

Versuch	Serum agglutiniert noch bei einer Verdünnung von:	Kammerwasser agglutiniert noch bei einer Verdünnung von:
I	1 : 100	0
II	1 : 200	0
III	1 : 500	1 : 10
IV	1 : 700	1 : 2
V	1 : 700	1 · 5
VI	1 : 1000	1 : 7
VII	1 : 1000	1 : 7
VIII	1 : 1000	1 : 7
IX	1 : 1000	1 : 5
X	1 : 2000	1 : 10
XI	1 : 2000	1 : 5
XII	1 : 5000	1 : 7

Eigentümlicherweise gibt es kein regelmäßiges Verhältnis zwischen der Menge von Hämagglutininen im Serum und im Kammerwasser. Die individuelle Verschiedenheit scheint in dieser Beziehung ziemlich groß zu sein. Bei einem Titer von 1 : 100 und 1 : 200 konnte im Kammerwasser noch keine Agglutination nachgewiesen werden. Der Übergang von Hämagglutininen war erst dann nachweisbar, als der Titer auf 1 : 500 gestiegen war, zeigte sich aber da bei einer Verdünnung von 1 : 10. Im übrigen stieg der Titer im Kammerwasser nicht über 1 : 10 bei dieser Versuchsanordnung.

Hämagglutinine im Kammerwasser bei Atropinmydriasis. Zwei Stunden nach der Einträufelung eines Tropfens einer 1 prozent. Lösung von Atrop. sulph. wurde das Kammerwasser entnommen. Die Resultate sind in der Tabelle XV zusammengestellt.

Tabelle XV.

Hämagglutinine im Kammerwasser bei Atropinmydriasis.
Aktive Immunisierung.

Versuch	Serum agglutiniert noch bei einer Verdünnung von:	Kammerwasser agglutiniert noch bei einer Verdünnung von:	
		O.D. Atropinauge	O.S. Kontrollauge
I	1 : 500	1 : 10	1 : 10
II	1 : 700	1 : 1	1 : 2
III	1 : 1000	1 : 7	1 : 7
IV	1 : 1000	1 : 7	1 : 7
V	1 : 2000	1 : 5	1 : 5
VI	1 : 5000	1 : 7	1 : 7

Die Titer im Atropinauge und im Kontrollauge sind gleich, wenn man von dem kleinen Unterschied im zweiten Versuche absieht. Als Regel gilt daher, daß die Atropinmydriasis keinen Einfluß auf den Übergang von Hämagglutininen aus Serum in das Kammerwasser ausübt.

Hämagglutinine im Kammerwasser bei Eserinmyosis. Zwei Stunden nach der Einträufelung eines Tropfens einer 1 prozent. Lösung Eserini salicyl. wurde das Kammerwasser entnommen. Die Resultate gehen aus Tabelle XVI hervor.

Tabelle XVI.
Hämagglutinine im Kammerwasser bei Eserinmyosis. Aktive Immunisierung.

Versuch	Serum agglutiniert noch bei einer Verdünnung von:	Kammerwasser agglutiniert noch bei einer Verdünnung von:	
		O.D. Eserinauge	O.S. Kontrollauge
I	1 : 100	1 : 1	0
II	1 : 200	1 : 1	0
III	1 : 700	1 · 50	1 : 5
IV	1 : 1000	1 : 7	1 : 5
V	1 : 1000	1 : 10	1 : 7
VI	1 : 2000	1 : 20	1 : 10

In den beiden ersten Versuchen ist der Titer im Serum so niedrig, daß in dem Kammerwasser des Kontrollauges keine Hämagglutinine nachgewiesen werden können. Wohl aber agglutiniert das unverdünnte Kammerwasser aus dem Eserinauge. In den folgenden Versuchen ist der Titer ebenso in dem Eserinauge höher als im Kontrollauge. Wir können also folgende Regel ableiten: Unter der Eserinmyosis gehen größere Mengen Hämagglutinine vom Serum in das Kammerwasser über, als im normalen Auge.

c) Hämolytische Amboceptoren.

Einer der am meisten umstrittenen Punkte in der Lehre von den Immunitätsverhältnissen des Auges ist die Frage darüber, ob hämolytische Amboceptoren in das intakte Auge übergehen oder nicht. Die Frage erhielt ihr besonderes Interesse, als Römer seine Hypothese über die Cytotoxine als Ursache zum Katarakt aufstellte. Nach Römer gehen die Agglutinine und die Präzipitine normal in das Kammerwasser über. „Aber dies ist für Körper von Amboceptorenbau mit zwei funktionell verschiedenen Haptophorengruppen nicht der Fall.“ Wird dagegen der sekretorische Apparat im Auge aus irgend einer Ursache beschädigt, so hört das Retentionsvermögen auf, lehrt Römer, und die Lenticotoxine, welche echte Cytotoxine vom Bau der Amboceptoren sein sollen, gehen in das Kammerwasser ein und schädigen die Linse.

Wessely verneint ebenfalls die Anwesenheit des Hämolysins in normalem Kammerwasser auch bei hoch immunisierten Tieren (Rinderblut in Kaninchen). Dagegen konnte er diese Immunkörper im Kammerwasser 30 Minuten nach einer subkonjunktivalen Kochsalzinjektion und nach der Parazentese konstatieren.

A. Leber dagegen weist bakteriologische Choleraamboceptoren in dem ersten Kammerwasser nach. Wie jedoch Salus bemerkt, ist Lebers Darstellung in diesem Punkte etwas unklar.

Salus hat die hierher gehörenden Fragen revidiert und gelangt zu dem Resultat, daß Agglutinine und Antitoxine leicht, etwas schwerer die Bakteriolysine und in kleinster Menge die Hämolysine übergehen.

Auch Mijashita tritt gegen Römer auf: „Römers Behauptung, daß Amboceptoren nicht in das normale Kammerwasser übergingen, sei falsch. Das normale Kammerwasser des Kaninchens enthält nur sehr wenig Eiweiß, $^1/_{250}$ vom Gehalt des normalen Blutserums, also kann die Menge der eventuell im Kammerwasser vorhandenen Amboceptoren nur sehr gering, ihr Nachweis nur sehr schwierig sein. Bei Anwendung hochgradig hämolytischer Sera (Titer = $^1/_{1000}$ bis $^1/_{2000}$) konnte Verfasser nachweisen, daß in das erste Kammerwasser ca. $^1/_{1000}$ vom Amboceptorengehalt des betreffenden Blutserums übergeht.

Als ich meine Versuche über den Eintritt der Hämolysine in das Auge begann, immunisierte ich Kaninchen mit Meerschweinchenblut. Die Versuche ergaben ein negatives Resultat; ich erhielt niemals Hämolyse mit dem Kammerwasser. Dies beruhte ohne Zweifel darauf, daß ich den Titer im Serum nicht genügend hoch erhielt. Erst nachdem ich dazu überging, Kaninchen mit Hammelblut zu immunisieren, gelang es mir, in dem Kammerwasser hämolytische Amboceptoren nachzuweisen.

Die Tiere wurden dreimal mit 1 ccm Hammelblut mit einer Woche Zwischenraum immunisiert. Bei den Versuchen wurden 0·5 ccm einer 5 prozent. Aufschlemmung von Hammelblut benutzt.

Die Frage nach dem Vorkommen von hämolytischen Komplementen im Kammerwasser ist von mehreren Forschern untersucht worden und kann als positiv gelöst betrachtet werden (Römer, Wessely, Sweet, zur Nedden, Mijashita), wenn auch frühere Forscher das Vorhandensein derselben auch nach Parazentese verneint haben (Metschnikoff und Levaditi). Da es aber nicht in meinem Interesse lag, diese Frage aufzunehmen, inaktivierte ich das Kammerwasser jedesmal, und ebenso die Sera, und fügte nach der Ausprüfung 0·3 ccm normales Kaninchenserum in der Verdünnung 1 : 4 hinzu. Dabei wurden nicht Komplementsera benutzt, die nach Prüfung Amboceptoren in solcher Menge enthielten, daß Hämolyse auch ohne Zusatz von Immunsera oder Kammerwasser eintrat.

Das hämolytische System bestand also aus: Hammelblut (0·5 ccm einer 5 proz. Aufschwemmung) + die gesuchten Amboceptoren (ein Tröpfchen des Serums oder Kammerwassers in verschiedenen Verdünnungen) + normales Kaninchenserumkomplement (0·3 ccm einer Verdünnung 1 : 4).

Hämolytische Amboceptoren im Serum und Kammerwasser des intakten Auges. In der Tabelle XVII habe ich die Resultate für das intakte Kontrollauge aus den Atropin- und Eserinversuchen zusammengestellt. Ferner enthält die Tabelle zwei andere in den Tabellen XVIII und XIX nicht verzeichnete Versuche. Ich habe auf die gebräuchlichen Bezeichnungen „beginnende Hämolyse“ oder „mäßige Hämolyse“ verzichtet und nur „komplette Hämolyse“ geschrieben, welche die kleinste Amboceptorenmenge angibt, die noch komplette Hämolyse bewirkt. Die Versuche sind auch hier nach steigendem Titer für Serum geordnet.

Tabelle XVII.
Hämolytische Amboceptoren im Kammerwasser des intakten Auges.
Aktive Immunisierung.

Versuch	Serum. Komplette Hämolyse noch bei einer Verdünnung von:	Kammerwasser. Komplette Hämolyse noch bei einer Verdünnung von:
I	1 : 100	0
II	1 : 200	1 : 1
III	1 : 1000	0
IV	1 : 1000	1 : 10
V	1 : 1000	1 : 10
VI	1 : 1000	1 : 10
VII	1 : 1000	1 : 7
VIII	1 : 1000	1 : 7
IX	1 : 2000	1 : 2
X	1 : 5000	1 : 2
XI	1 : 7000	1 : 5
XII	1 : 10000	1 : 5
XIII	1 : 10000	1 : 7
XIV	1 : 10000	1 : 10

Was hier sofort in die Augen fällt, ist der geringe Parallelismus zwischen dem Titer im Serum und dem Titer im Kammerwasser. So z. B. gibt bei einem Titer im Serum von 1 : 1000 das Kammerwasser in drei Fällen den Titer 1 : 10, in zwei Fällen 1 : 7 und 0 in einem Falle. Serum mit dem Titer 1 : 200 gibt für das Kammerwasser 1 : 1, Serum mit dem Titer 1 : 5000 gibt 1 : 2. Das ist dieselbe Unregelmäßigkeit wie bei den Hämagglutinationsversuchen. Dies zu untersuchen, ist aber nicht mein Objekt.

Ich schließe mich Salus, Axenfeld und Mijashita darin an,

daß hämolytische Amboceptoren aus dem Serum in das Kammerwasser des intakten Auges übergehen.

Hämolytische Amboceptoren im Kammerwasser bei Atropinmydriasis. Betreffs Immunisierung und Versuchsanordnung verweise ich auf obiges. Zwei Stunden nach der Atropineinträufelung wurde das Kammerwasser herausgenommen. Die Resultate sind in Tabelle XVIII zusammengestellt.

Tabelle XVIII.
Hämolytische Amboceptoren im Kammerwasser bei Atropinmydriasis.
Aktive Immunisierung.

Versuch	Serum. Komplette Hämolyse noch bei einer Verdünnung von:	Kammerwasser. Komplette Hämolyse noch bei einer Verdünnung von:	
		O.D. Atropinauge	O.S. Kontrollauge
I	1 : 1000	1 : 10	1 : 10
II	1 : 1000	1 : 10	1 : 10
III	1 : 1000	1 : 10	1 : 10
IV	1 : 1000	1 : 7	1 : 7
V	1 : 7000	1 : 5	1 : 5
VI	1 : 10000	1 : 7	1 : 5
VII	1 : 10000	1 : 7	1 : 7

Der Titer für das Kammerwasser des Atropinauges ist der gleiche wie im Kontrollauge. Die Atropinmydriasis ist von keiner Einwirkung auf den Übergang von hämolytischen Amboceptoren aus dem Serum in das Kammerwasser.

Hämolytische Amboceptoren im Kammerwasser bei Eserinmyosis. Immunisierung und Versuchsanordnung wie oben. Zwei Stunden nach der Eserineinträufelung wurde das Kammerwasser entnommen. Die Resultate gehen aus der Tabelle XIX hervor.

Tabelle XIX.
Hämolytische Amboceptoren im Kammerwasser bei Eserinmyosis.
Aktive Immunisierung.

Versuch	Serum. Komplette Hämolyse noch bei einer Verdünnung von:	Kammerwasser. Komplette Hämolyse noch bei einer Verdünnung von:	
		O.D. Eserinauge	O.S. Kontrollauge
I	1 : 100	1 : 7	0
II	1 : 200	1 : 7	1 : 1
III	1 : 1000	1 : 70	1 : 7
IV	1 : 2000	1 : 20	1 : 2
V	1 : 5000	1 : 20	1 : 2
VI	1 : 10000	1 : 20	1 : 10

Die Resultate gehen alle in derselben Richtung: Unter der Eserinmyosis geht eine größere Menge hämolytischer Amboceptoren aus dem Serum in das Kammerwasser über als in normalen. Der Titer ist in den oben erwähnten Versuchen ungefähr 10 mal höher im Eserinauge als im Kontrollauge.

Eine Beobachtung möchte ich hier noch erwähnen. Während das normale, vorsichtig herausgenommene Kammerwasser nicht gerinnt, sieht man bisweilen das Kammerwasser von einem Auge in Eserinmyosis nach einigen Minuten geronnen. War das Tier immunisiert, so trat immer Gerinnung in der Flüssigkeit des Eserinauges auf. Diese Erscheinung war so konstant, daß ein Blick auf das Reagensglas genügte, um entscheiden zu können, ob man mit Humor aqueus von dem eserinisierten Auge zu tun hatte. Atropin übt dagegen keinen Einfluß auf die Fibrinmenge des Kammerwassers aus.

Obgleich therapeutische Betrachtungen außerhalb des Gebietes dieser Untersuchungen liegen, kann ich doch nicht unterlassen, hier einen Umstand zu erwähnen, welcher sich ungezwungen aus den oben besprochenen Versuchen über den Einfluß des Eserins auf die Immunitätsverhältnisse des Auges ergibt.

Die befördernde Wirkung des Eserins auf den Übergang der Immunkörper aus dem Blute in das Kammerwasser führt uns zu dem Schlusse, daß die Indikationen für die Anwendung des Heilmittels weiter genommen werden müssen als rein mechanisch (Myosis erzeugend und Druck erniedrigend). Wenn die Schutzkörper überhaupt etwas bedeuten sollen — und das muß als festgestellt betrachtet werden —, so muß ihr Vorkommen in größerer oder geringerer Menge bei der Heilung krankhafter Zustände im Auge von Bedeutung sein. Dies gilt besonders, wenn wir mit Augenkrankheiten zu tun haben, welche von Allgemeinerkrankungen abhängig sind, oder bei der Einverleibung von Heilsera in den Organismus, die auf das Auge wirken sollen.

Dies alles eröffnet neue Perspektiven für die Anwendung des Eserins. Es sind deshalb weitere Untersuchungen, sowie klinische Beobachtungen erforderlich.

Ich hoffe später auf dieses Thema zurückkommen zu können.

Ich beutze diese Gelegenheit, um Herrn Professor Dr. Laitinen und Herrn Privatdozenten Dr. Streng für ihre freundliche Unterstützung bei den in diesem Abschnitt zusammengestellten Versuchen meinen besten Dank auszusprechen.

III. Über die Einwirkung des Atropins und des Eserins auf den Übergang des Fluoreszeins vom Blut in den Humor aqueus.

Nachdem Ehrlich gezeigt hatte, daß das Fluoreszein, wenn es in den Kreislauf eingeführt wird, aus den Gefäßen in die vordere Kammer übertritt, wurde dieser Farbstoff von vielen Forschern auf dem Gebiete der Ophthalmologie zu den verschiedensten Zwecken angewendet; am allermeisten jedoch, um den Flüssigkeitsstrom im Auge zu studieren.

Gegen die Verwendung des Fluoreszeins trat dann Leber wiederholt ein, indem er darauf aufmerksam machte, daß der Austritt des Farbstoffes aus der Iris nur ein nichtssagender Diffusionsvorgang sei. Die Farbe diffundiere so leicht und durchdränge die Gewebe so schnell, daß irgend welche Schlußfolgerungen über die Richtung des Flüssigkeitsstromes oder die Geschwindigkeit desselben nicht gezogen werden können. Später gilt dann das Fluoreszein in der Literatur als eine ungemein leicht diffundierbare Substanz.

Gegen diese Auffassung spricht jedoch vielerlei. Löhlein ließ 100^{ccm} einer 1 Promille Serumlösung, welche Jodkalium, Ferrocyankalium und Fluoreszein enthielt, durch tierische Blasenmembran gegen Wasser diffundieren. Die nach 20 Stunden erreichten Konzentrationen waren:

für Jodkalium	1 : 20000
„ Ferrocyankalium . .	1 : 40000
„ Fluoreszein	1 : 70000

Die Diffusion war also für Fluoreszein am geringsten unter den drei Substanzen. Die Auffassung über das außerordentliche Diffusionsvermögen des Fluoreszeins ist nur durch die ganz außergewöhnlich starke Färbekraft entstanden. (Nachweisbar noch bei einer Verdünnung 1 : 2000000.)

Gegen die Versuche Löhleins (und er ist sich auch wohl dessen bewußt) kann mit Recht bemerkt werden, daß dieselben an toten Membranen ausgeführt worden sind.

Entscheidend jedoch für die Anwendbarkeit des Fluoreszeins in obiger Hinsicht ist das verschiedene Verhalten des Farbstoffes in verschiedenen Organen. Es ist hinreichend erwiesen, daß das Fluoreszein, in die Blutbahn eingeführt, in verschiedenen Konzentrationen in den einzelnen Geweben, Höhlungen und Flüssigkeiten auftritt, oder auch in anderen vollständig unnachweisbar ist, wie z. B. in der Cerebrospinalflüssigkeit. Und, was nun das Auge selbst anbelangt, so wissen wir ja, daß, während die Iris des intakten Kaninchenauges bedeutende Mengen Fluoreszein durchläßt, auch nicht die geringste wahrnehmbare Spur aus dem bedeutend blutreicheren Ziliarkörper austritt. Daß wir es hier mit einem vitalen Prozeß zu tun haben, ist sicher, und die Behauptung Lebers, daß der Austritt des Fluoreszeins ein nichtssagender Diffusionsprozeß sei, darf daher nicht als entscheidend gelten.

Einen stärkeren oder schwächeren Eintritt dieses Farbstoffes aus der Blutbahn in das Auge müssen wir nun dem Zustande der Gefäße zuschreiben, der Größe der produzierenden Fläche, oder eventuellen Veränderungen des intraokularen Druckes. Diese Frage werde ich im letzten Kapitel eingehender behandeln. Hier möchte ich nur, ohne den Mechanismus zu berühren, meine Untersuchungen über die Einwirkung des Atropins und Eserins auf den Übergang des Fluoreszeins vom Blute ins Kammerwasser mitteilen.

Die Tiere erhielten intravenös ca. 5^{cg} Fluoreszeinkalium pro Kilo (5 prozent. Lösung). Um den Gehalt an Farbstoff im Kammerwasser beurteilen zu können, stellte ich mir eine Serie wässeriger Vergleichslösungen von fallender Konzentration 1 proz. bis 0·0001 proz. her. Im allgemeinen sind die stärkeren Verdünnungen nicht mehr mit den zu Gebote stehenden geringen Mengen Kammerwasser vergleichbar.

Hierbei ist zu bemerken, daß man äußerst sorgsam darauf zu achten hat, daß man nicht den ganzen Inhalt der Kammer nimmt, denn bei dem verminderten Drucke stürzen grünliche Wolken durch die Pupille. Ferner muß man aus der Spritze den letzten Tropfen entfernen, welcher in der Nadel geblieben ist, ehe man die aspirierte Flüssigkeit in das Reagensglas bringt.

Mit einer feinen Pipette mißt man nun die Menge Kammerwasser, nimmt dann die gleiche Menge Vergleichslösung und bringt diese Flüssigkeiten in kleine Reagensgläser von ganz gleichen Dimensionen. Die Farbe wird dann bei guter Tagesbeleuchtung gegen schwarzen Hintergrund beurteilt.

Diese schon früher von Wessely benutzte Methode ist, wie alle kolorimetrischen Methoden, ziemlich unsicher. Nimmt man jedoch genügend große Intervalle zwischen den Verdünnungen, und macht man keinen Anspruch darauf, absolute Werte zu erhalten, so gewinnt man doch befriedigende Resultate.

Die Tabelle XX zeigt den Fluoreszeinübergang im normalen Auge und veranschaulicht, daß bei demselben Tiere die Menge, welche während einer gewissen Zeit, 5 bis 25 Minuten, eingetreten ist, in jedem Auge die gleiche oder beinahe die gleiche ist. Dagegen treten bei verschiedenen Tieren ganz bedeutende individuelle Abweichungen auf. Eine halbe Stunde oder auch nach Verlauf längerer Zeit nach der Einspritzung erhielt ich eigentümlicherweise mehr variierende Werte, welche ich hier ausschließe, da bei meinen Atropin- und Eserinversuchen das Kammerwasser stets zehn Minuten nach der Injektion herausgenommen wurde. Die während der ersten fünf Minuten eintretende Quantität war wieder eine so geringe, daß die Schätzung unsicher war, wobei noch zu bemerken ist, daß hier der Zeitunterschied, welcher entsteht, wenn man das Kammerwasser zuerst aus dem einen und darauf aus dem anderen Auge herausnimmt, den Fluoreszeingehalt merklich beeinflußt.

Tabelle XX.

Übertritt des Fluoreszeins aus dem Blute in das Kammerwasser des normalen Auges nach intravenöser Einspritzung.

Das Kammerwasser wurde herausgenommen nach	Fluoreszeingehalt des Kammerwassers in Proz.		Bemerkungen
	O.D.	O.S.	
5 Minuten	?	?	Wegen des geringen Gehaltes nicht bestimmbar.
7 „	0·02	0·02	
10 „	0·1 –[1]	0·1 –	
10 „	0·02	0·02	
15 „	0·02 +[1]	0·02 +	
15 „	0·02	0·02	
20 „	0·1 –	0·1 –	
20 „	0·02	0·02	
25 „	0·02 +	0·1 –	

In seinen Untersuchungen über den Flüssigkeitswechsel im Auge erwähnt Ulrich, daß er die Ehrlichsche Linie in dem Eserinauge stärker bemerkt hätte. Dieselbe Beobachtung machte dann auch Wessely. Snellen träufelte Atropin in das eine Auge des Kaninchens und Eserin in das andere. „Sehr deutlich“ — sagt er — „trat dann die Fluoreszeinfärbung rascher und mächtiger auf in der vorderen Kammer des mit dem Myotikum behandelten Auges.“ Diese Versuche besagen indessen wenig, da aus denselben nicht hervorgeht, ob das Atropin den Eintritt des Fluoreszeins hinderte oder das Eserin denselben beförderte, oder auch ob beide Faktoren gleichzeitig zu dem Resultate beitrugen.

[1] 0·1 – bedeutet etwas weniger als 0·1 Proz., 0·02 + bedeutet etwas mehr als 0·02 Proz.

Tabelle XXI.

Übertritt des Fluoreszeins aus dem Blute in das Kammerwasser bei Atropinmydriasis.

Intravenöse Fluoreszeineinspritzung.

Wieviel Minuten nach dem Einträufeln des Atropins die Fluoreszeineinspritzung vorgenommen wurde	Zeit, welche nach der Einspritzung des Fluoreszeins und der Entnahme des Kammerwassers verfloß	Fluoreszeingehalt des Kammerwassers in Proz.		Bemerkungen
		O.D. Atropinauge	O.S. Kontrollauge	
10 Minuten	10 Minuten	0·02	0·02	Pupillen gleich groß, 4 bis 5 mm. Ehrlichsche Linie gleich stark O.A.
20 "	" "	0·02	0·02	Pupillen O.D. 9 mm, O.S. 6 mm. Kammerwasser gleichmäßig gefärbt O.A.
30 "	" "	0·01 −	0·01 +	Pupillen O.D. 9 mm, O.S. 6 mm. Kammerwasser gleichmäßig gefärbt O.A.
30 "	" "	0·01	0·02 +	Pupille O.D. 8 bis 9 mm, O.S. 4 bis 5 mm. Keine Ehrlichsche Linie O.D., starke Linie O.S.
45 "	" "	0·1	0·2	Pupille O.D. 9 mm, O.S. 5 mm. Stärkere Ehrlichsche Linie links.
1 Stunde	" "	0·01 +	0·02	Pupille O.D. 8 bis 9 mm, O.S. 4 bis 5 mm. Keine Ehrlichsche Linie O.D., starke Linie O.S.
12 "	" "	0·02	0·1	Pupille O.D., 8 bis 9 mm, O.S. 4 bis 5 mm. Keine Ehrlichsche Linie O.D., starke Linie O.S.
12 "	" "	0·02	0·02	Pupille O.D. 4 bis 5 mm, O.S. 3 bis 4 mm. Schmale Ehrlichsche Linie O.A.

Tabelle XXII.

Übertritt des Fluoreszeins aus dem Blute in das Kammerwasser bei Eserinmyosis.
Intravenöse Fluoreszeineinspritzung.

Wie viele Minuten nach dem Einträufeln des Eserins die Fluoreszeineinspritzung vorgenommen wurde	Zeit, welche nach der Einspritzung des Fluoreszeins und der Entnahme des Kammerwassers verfloß	Fluoreszeingehalt in Proz. Eserinauge O.D.	Fluoreszeingehalt in Proz. Kontrollauge O.S.	Bemerkungen
Gleichzeitig	10 Minuten	0·1	0·1	Pupillen gleich groß. Schmale Ehrlichsche Linie tritt gleichzeitig in O.A. auf.
5 Minuten	„ „	0·1 –	0·1 –	Pupille O.D. 2 bis 3 ^{mm}, O.S. 5 bis 6 ^{mm}; Ehrlichsche Linie stärker O.D., tritt früher auf als im O.S.
10 „	„ „	0·2 +	0·1	Pupille O.D. 1 ^{mm}, O.S. 5 bis 6 ^{mm}. Aus den mittleren Partien der Iris O.D. tritt Fluoreszein aus; Pupille gleichmäßig gefärbt. Schmale Ehrlichsche Linie O.S. Kammerwasser O.D. koaguliert in Reagensglase.
15 „	„ „	0·1 +	0·1 –	Pupillen = vorigem Versuch. Die Ehrlichsche Linie tritt mächtiger und schneller auf im O.D. als im O.S.
20 „	„ „	0·2	0·1	Pupillen = vorigem Versuch. Aus der mittleren Partie der Iris O.D. tritt Fluoreszein aus; Pupille gleichmäßig gefärbt. Schmale Ehrlichsche Linie O.S.
25 „	„ „	0·1 +	0·1 –	Pupillen = vorigem Versuch. Die Ehrlichsche Linie tritt mächtiger und schneller auf im O.D. als im O.S.
30 „	„ „	1·0	0·01	Gleich vorigem Versuch. Kammerwasser O.D. koaguliert im Reagensglase.
45 „	„ „	0·1	0·01	Gleich vorigem Versuch.
1 Stunde	„ „	0·1	0·1	Gleich vorigem Versuch.
1 „	„ „	0·1	0·02	Gleich vorigem Versuch. O.D.: Fluoreszein tritt aus der Iris überall hervor. O.S.: Schwache Färbung des Kammerwassers.
5 „	„ „	0·02 +	0·02 –	Pupille O.D. 3 bis 4 ^{mm}, O.S. 5 bis 6 ^{mm}. Ehrlichsche Linie gleich O.D.

Übertritt des Fluoreszeins bei Atropinmydriasis. Die Versuche sind in der Tabelle XXI zusammengestellt.

Aus derselben geht hervor, daß in den meisten Fällen in die Atropinaugen, nachdem sich die Pupille vergrößert hat, eine kleinere Menge Fluoreszein eintritt, als in die Kontrollaugen. Die Ehrlichsche Linie war im Atropinauge öfter schwächer und trat auch später auf als im Kontrollauge, oder blieb auch vollständig aus. Dieser Unterschied war so lange merkbar, als die Atropinwirkung ausgesprochen bestand.

Übertritt des Fluoreszeins bei Eserinmyosis. Die Versuche sind in Tabelle XXII zusammengestellt. In dem myotischen Auge zeigt sich der Farbstoff früher als in dem Kontrollauge und dies entweder in der Form einer kräftigen Ehrlichschen Linie, oder auch in der Form von kleinen Tropfen, welche an der Iris heraustreten. Die Gesamtmenge Fluoreszein, welche innerhalb einer gewissen Zeit eindringt, ist bei der Eserinmyosis größer als normal.

Kurz gesagt: Die Atropinmydriasis verlangsamt, die Eserinmyosis dagegen beschleunigt den Übergang des Fluoreszeins aus dem Blute in die vordere Kammer.

IV. Über den Mechanismus der Einwirkung des Atropins und des Eserins auf den Stoffwechsel in der vorderen Kammer.

In den vorhergehenden Kapiteln habe ich nachgewiesen:

a) daß weder Atropin- noch Eserineinträufelungen in das Auge von irgend welchem Einfluß auf die Salzkonzentration im Humor aqueus sind, d. h. der sekretorische Apparat sondert das Wasser und die Salze ab oder läßt sie hindurch in demselben Verhältnis unter der Einwirkung der Heilmittel als unter normalen Verhältnissen;

b) daß der Übergang des Fluoreszeins bei der Einwirkung des Atropins vermindert, bei der des Eserins erhöht wird;

c) daß die Totalmenge des Eiweißes im Humor aqueus unter der Eserineinwirkung erhöht wird, während das Atropin in dieser Hinsicht keinen Einfluß ausübt;

d) daß das Eserin den Übergang von Typhusagglutininen, Hämolysinen und hämolytischen Amboceptoren vom Serum in den Humor aqueus befördert, während das Atropin diesen Vorgang nicht influiert.

Diese Schlußfolgerungen gelten natürlich nur in dem Falle, daß der intraokulare Druck im normalen Auge vom Atropin und Eserin nicht verändert wird. Wir werden weiter unten finden, daß dies auch der Fall ist.

Es sind viele Versuche über die Geschwindigkeit des Flüssigkeitswechsels im Auge vermittels Einführung von Lebers Filtrationsmanometer in die vordere Kammer von lebenden oder toten Tier- oder Menschenaugen angestellt worden. Es erscheint mir doch nicht berechtigt, aus den an toten Tieren erhaltenen Resultaten Schlüsse auf den Zustand in vivo zu ziehen, und ich kann Leber nicht beipflichten, wenn er sagt: „dasselbe wasan lebensfrischen toten Augen erfolgt, muß auch während des Lebens vor sich gehen.“ Aber auch Versuche am lebenden Tier lassen zu viele Fehlerquellen offen, um zuverlässig zu sein. Ich stimme mit Wessely überein, wenn er sagt:

„So einfach es nämlich ist, am geöffneten, d. h. mit einem Manometer unter gleichbleibendem Druck (also am besten mit einem Filtrationsmanometer) in Verbindung stehenden Auge festzustellen, ob bei bestimmten Eingriffen eine Vermehrung oder Verminderung der Kammerwasserproduktion statt hat, so schwer ist der analoge Nachweis für das geschlossene Auge zu führen. Daß die Verhältnisse im letzteren Falle nicht mit denen im ersteren gleichzusetzen sind, liegt auf der Hand, denn das eine Mal ändert sich nur der Druck innerhalb der intraokularen Gefäße und der Augendruck bleibt konstant, während das andere Mal mit der Blutdruckänderung auch eine analoge Augendruckänderung einhergeht. Nun hängt aber die Menge der abgesonderten Augenflüssigkeiten nach unseren heutigen Kenntnissen ausschließlich von der extra- und intravaskularen Druckdifferenz ab, und es wäre daher a priori nicht auszuschließen, daß im geschlossenen Auge stets das gleiche Verhältnis zwischen beiden gewahrt bliebe. Nun kennen wir aber schon für das normale Auge die Differenz zwischen dem Blutdruck in den absondernden Kapillaren und dem Druck der Augenflüssigkeiten nicht genau. Denn der intraokulare Druck stellt zwar eine bekannte, der Kapillardruck aber nur eine ganz ungefähr abschätzbare Größe dar. Um wie viel schwieriger wird die Frage daher für abnorme Füllungs- und Kontraktionszustände der intraokularen Gefäße! Hier fehlt uns überhaupt jeder Anhalt für die Beurteilung des in ihnen herrschenden Druckes.“

Ich will hier auch die Methode berühren, welche Bosch benutzte, um die Strömungsgeschwindigkeiten in der vorderen Kammer zu studieren. Er träufelte Chlorlithiumlösung in den Konjunktivalsack von Kaninchen ein und versuchte mittels des Spektroskopes den Zeitpunkt zu bestimmen, in welchem das resorbierte Salz aus dem Humor aqueus verschwindet. Wenn man nun bedenkt, daß der Nachweis der letzten Lithiummenge in keiner Weise die Geschwindigkeit für die neueingetretene Flüssigkeitsmenge indiziert — die neue Flüssigkeit verdünnt während des Versuchs die alte —, so ist doch der in dieser Weise erzielte Nachweis der letzten Spur Lithium ziemlich unsicher. Ich habe in einer anderen, nicht vollendeten Arbeit Gelegenheit gehabt, mich mit spektroskopischen Untersuchungen der Linse zu befassen, und dabei gefunden, daß Lithium normal vorkommt beim Menschen, Kaninchen, Hühnern, Meerschwein und Fröschen.[1] Außerdem ist es äußerst schwer zu bestimmen, wenn Spuren von Lithium vorkommen, wenn man, wie Bosch tat, den untersuchten Stoff auf Platin in der Bunsenflamme verbrennt. Hat man einmal geglühtes Platin in Berührung mit einem Lithiumsalz gehabt, so verbleiben Spuren des Lithiums mit unerhörter Hartnäckigkeit auf dem Platin, trotz wiederholter und längerer Ausglühungen und Waschungen. Ich kann deshalb die von Bosch angegebene Methode nicht als genügend ansehen.

Nun entsteht die Frage: Wie bewirken Atropin und Eserin Veränderungen der Eiweißumsetzung?

Folgende Faktoren kommen in Betracht:

Der intraokulare Druck. Wenn nun auch unser Wissen betreffs des Mechanismus für den Übergang der Stoffe aus dem Blut in die Augenflüssigkeiten höchst mangelhaft ist, so wissen wir doch, daß die Differenz zwischen dem intraokularen und dem kapillaren Drucke eine große, wenn auch nicht die einzige Rolle spielt.

Eine vermehrte oder verminderte Blutzufuhr in den Gefäßen des produzierenden Organes, hier beruhend auf einer lokalen Dilatation oder Kontraktion.

Veränderungen in dem Endothel der Kapillaren und dadurch bedingte größere oder geringere Permeabilität bzw. vitale Sekretion.

Veränderungen in der Größe der produzierenden Fläche.

Um nun diese drei letzten Fragen eingehender beleuchten zu können, müssen wir indessen wissen, wo der produzierende Apparat im Auge liegt, oder, schärfer begrenzt für die vorliegenden Betrachtungen: wo wird das Kammerwasser abgesondert?

Ich will nun der Reihe nach diese Fragen erörtern und befinde mich damit innerhalb einiger wichtiger Streitfragen in der Physiologie des Auges.

---

[1] Aus diesem Anlaß will ich den von Bence Jones ausgeführten und oft zitierten Untersuchungen betr. den Durchgang des Lithiums durch die Gewebe des Auges keine größere Bedeutung beilegen.

a) Über die Einwirkung des Atropins und des Eserins auf den intraokularen Druck.

Darüber, daß Atropin, in ein glaukomatöses Auge eingeträufelt, den intraokularen Druck in der Regel noch vermehrt, gibt es nur eine Meinung. Über die Einwirkung des Heilmittels auf ein normales Auge gehen aber die Ansichten auseinander.

Man kann letztere in folgende Gruppen zusammenfassen:

1. Der intraokulare Druck wird nicht beeinflußt (Laqueur).
2. Der intraokulare Druck sinkt (Adamük, Wegner, Pflüger, Dor, Grünhagen).
3. Der intraokulare Druck steigt (Höltzke, Graser, Stöcker).
4. Der intraokulare Druck steigt zuerst, sinkt aber darauf (Golowin).
5. Der intraokulare Druck sinkt zuerst, steigt aber darauf (Krückman).
6. Der intraokulare Druck sinkt im Glaskörper, steigt aber in der vorderen Kammer (Weber).

Ebenso durchaus widersprechend sind die Ergebnisse der Beobachtungen über die Einwirkung des Eserins auf normale Augen, während die druckerniedrigende Wirkung des Heilmittels auf glaukomatöse Augen nicht mehr bezweifelt wird.

Die experimentellen und klinischen Beobachtungen über die Einwirkung des Eserins auf den intraokularen Druck im normalen Auge können in folgende Gruppen zusammengefaßt werden:

1. Der intraokulare Druck wird nicht beeinflußt (Laqueur, v. Hippel, Grünhagen).
2. Der intraokulare Druck steigt (Adamük, Pflüger).
3. Der intraokulare Druck sinkt (Lucius, Höltzke, Graser, Stöcker, Krückmann, Grönholm).
4. Der intraokulare Druck sinkt in der vorderen Kammer, steigt aber in dem Glaskörper (Weber).

Sieht man die hierhergehörige Literatur kritisch durch, so findet man bald, daß mehrere Forscher nach unzuverlässigen Methoden gearbeitet haben und hierbei Apparate benutzten, welche gute Resultate nicht ergeben konnten. So z. B. Adamük und Lucius, und auch das von Hippel und Grünhagen verwendete Manometer ließ viel zu wünschen übrig. Weber arbeitete mit einem Tonometer, welches auf Kornea angewandt unsichere Resultate gibt, aber noch viel schlechtere Resultate liefert, wenn es auf Sklera angewendet wird, um den Druck im Glaskörper zu messen. Dasselbe gilt auch für alle früheren Tonometeruntersuchungen (Pflüger, Dor, Monnik, Snellen, Burchard, Golowin u. a. m.).

Krückmann suchte den intraokularen Druck nach der Atropin- oder Eserineinträufelung durch die größere oder geringere Empfindlichkeit der Kornea zu bestimmen (Reizhaarmethode). Diesen Versuchen muß aber jede Beweiskraft abgesprochen werden. Ebensowenig beweiskräftig sind die Versuche und die klinischen Beobachtungen betreffs der Regeneration der Kornealgeschwüre unter Einwirkung von Atropin und Eserin (Reinhardt). Ferner haben auch die Versuche, Veränderungen in den Krümmungsradien der Kornea auf entsprechende Veränderungen im intraokularen Druck zu beziehen, zu keinem zuverlässigen Resultat geführt.

Laqueur baut seine Schlußfolgerungen hauptsächlich auf Deduktionen aus klinischen Beobachtungen. Er erwähnt auch Kaninchenversuche, doch ohne die Versuchsmethoden anzugeben.

Bei meinen eigenen Untersuchungen habe ich sowohl af Schultens als auch Lebers Manometer benutzt. Von diesen beiden ziehe ich dasjenige von af Schulten als das einfachere und leichter zu handhabende vor. Eine wesentliche Verbesserung erzielt man durch die Einschaltung eines Glashahnes, um den gegen das Auge liegenden Schenkel des Manometers nach Belieben schließen und öffnen zu können. Lebers Kanüle wurde in jedem Falle unter Beobachtung aller Vorsicht in die vordere Kammer eingeführt. Die Nullpunktbestimmung wurde mit größter Sorgfalt vorgenommen und ebenso wurde während des ganzen Versuches darauf geachtet, daß sich die Pulsationsbewegungen an der Quecksilbersäule des Manometers zeigten, oder, wenn der Druck gegen Ende des Versuches besonders niedrig war, wurde die Permeabilität der Kanülen derart konstatiert, daß ein momentaner minimaler Druck auf das obere Augenlid ausgeübt wurde, wobei ein gut brauchbarer Apparat sofort einen Ausschlag gibt. Blieb der Ausschlag aus oder war derselbe infolge von Koagulation nur sehr schwach, so wurde der Versuch abgebrochen. Dies trifft häufiger bei den Eserin- als bei den Atropinversuchen ein und beruht auf dem erhöhten Fibringehalt. Alle Tiere waren kurarisiert.

Bei den Versuchen wurde das eine Auge als Kontrollauge benutzt und das Heilmittel in das andere eingeführt. Eine Bedingung ist natürlich, daß der Druck in beiden Augen derselbe ist oder daß die Grenzen für die physiologischen Variationen und die Versuchsfehler bekannt sind.

Grönholm, welcher derartige Versuche angestellt hat, sagt: „Der intraokulare Druck ist unter normalen Verhältnissen fast gleich in beiden Augen des Tieres. Die Unterschiede betragen nur 2^{mm} Hg, selten und dann nur einige Minuten lang 3 bis 4^{mm} Hg."

Meine eigenen Untersuchungen in dieser Richtung ergeben dasselbe Resultat. Hier will ich bemerken, daß, je sorgfältiger man bei der Bestimmung des Nullpunktes die Lage der Kanüle im Verhältnis zu derjenigen des Auges beachtet, und je besser das Tier kurarisiert ist, desto öfter erhält man den Druck in beiden gleich. Die Morphiumchloroformnarkose gibt nicht so gute Resultate wie die Kurarisierung.

In der Hauptsache in dieser Frage mit Grönholm übereinstimmend, will ich jedoch glauben, daß eine beobachtete Druckdifferenz von 2 bis 3^{mm} Hg nicht nur innerhalb der physiologischen Variationen, sondern auch innerhalb der Fehlergrenzen fällt. Eine kurze höhere Steigerung in dem einen Auge beruht auf unvollständiger Narkose.

Von den von mir ausgeführten Versuchen teile ich die folgenden mit.

Atropinversuch I (siehe Fig. 2).

Kaninchen. Kurare. Nachdem der Druck konstant geworden, und Ruhe nach der Einführung der Kanülen eingetreten ist, zeigen die Manometer in jedem Auge 20^{mm} Hg.

Tabelle XXIII.

Zeit	Druck in mm Hg im		Bemerkungen
	O.D.	O.S.	
11·25	20	20	Atropin wird eingeträufelt in O. D Pupillargröße 5—6^{mm} O.A.
11·30	20	20	
11·35	19	19	
11·40	18	18	Pupillargröße: 6—7^{mm} O.D., 5—6^{mm} O.S.
11·45	18	17	
11·50	18	18	
11·55	18	17	Pupillargröße: 6—7^{mm} O.D., 4—5^{mm} O.S.
12	17	17	
12·5	17	16	Pupillargröße: 7—8^{mm} O.D., 3—4^{mm} O.S.
12·10	15	17	
12·15	17	24	
12·20	16	20	
12·25	15	17	
12·30	15	17	
12·35	15	17	
12·40	15	16	Pupillargröße unverändert.

Nachdem der intraokulare Druck, welcher bei Beginn des Versuches stark schwankte, 15 Minuten lang konstant und in beiden Augen

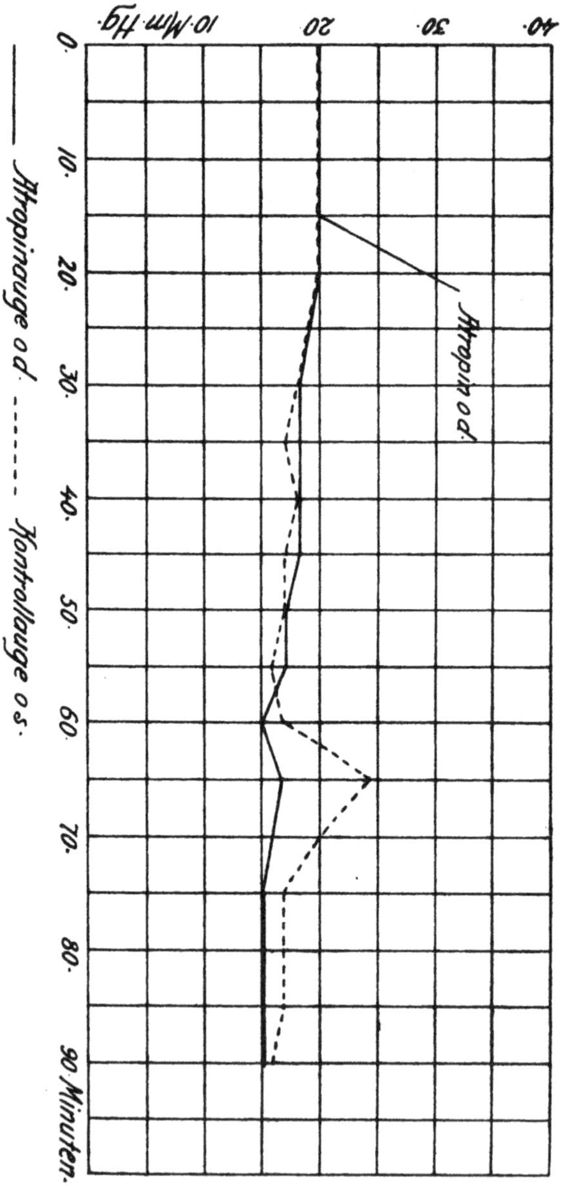

Fig. 2.

auf derselben Höhe war, wurde in das rechte Auge Atropin eingeträufelt. Beide Kurven laufen darauf parallel und in derselben Höhe, bis aus unbekannter Ursache eine plötzliche Steigerung von 17^{mm} Hg bis auf 24^{mm} Hg im Kontrollauge auftritt. Diese nimmt jedoch bald wieder ab und gegen Ende des Versuches liegt die Kurve des Atropinauges 1^{mm} unter der des Kontrollauges. Der geringe Unterschied in der Höhe der Kurven, und dann der Umstand, daß sich die Kurven oft schneiden, deutet darauf hin, daß die Differenzen innerhalb der physiologischen Variationen und der Fehlergrenzen fallen.

Der im ganzen während des Versuches sich von 20^{mm} Hg auf 15 bzw. 16^{mm} verringernde Druck ist wahrscheinlich auf entsprechende Veränderungen im Blutdrucke zurückzuführen. Die Atropinkurve hat einen auffallend gleichmäßigen Verlauf.

Atropinversuch II (siehe Fig. 3).

Kaninchen. Kurare. Nachdem sich der Druck nach der Einführung der Kanülen ausgeglichen hat, zeigen beide Manometer 23^{mm} Hg.

Tabelle XXIV.

Zeit	Druck in mm Hg im O.D.	Druck in mm Hg im O.S.	Bemerkungen
9·35	23	23	Atropin wird eingeträufelt in O.D.
9·40	23	25	Pupillengröße 5—6^{mm} O.A.
9·45	24	26	Pupillengröße 8—9^{mm} O.D., 5—6^{mm} O.S.
9·50	24	26	Pupillengröße 10—11^{mm} O.D., 6—7^{mm} O.S.
9·55	22	25	
10	22	24	
10·5	20	24	
10·10	20	21	
10·15	20	20	
10·20	19	20	
10·25	18	20	
10·30	18	20	
10·35	18	19	
10·40	17	18	
10·45	16	18	
10·50	15	18	
10·55	15	17	
10	16	17	Pupillengröße unverändert.

Zehn Minuten nach dem Konstantwerden des Druckes in beiden Augen wurde Atropin in das rechte Auge eingeträufelt. Die Kurven laufen während des Versuches ohne größere Abweichungen ziemlich parallel. Die Atropinkurve liegt meistens 2^{mm} tiefer als die des

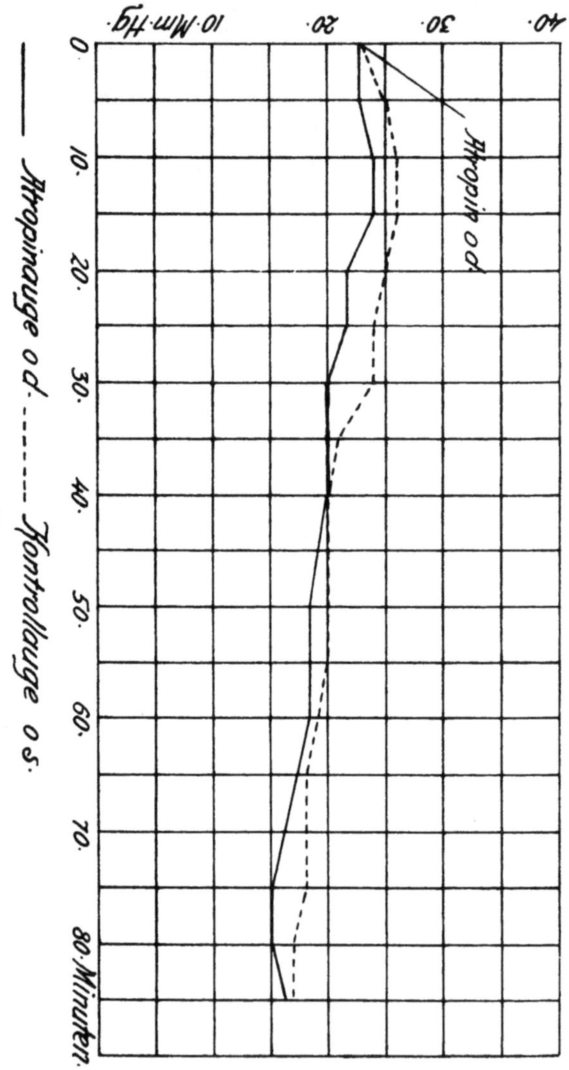

Fig. 3.

Kontrollauges, die Kurven schneiden sich aber auch bisweilen. Die größte Abweichung, 4^{mm} Hg, tritt 30 Minuten nach der Atropineinträufelung ein, aber 5 Minuten später beträgt der Unterschied nur noch 1^{mm} Hg und nach weiteren 5 Minuten treffen sich die Kurven. Am Ende des Versuches liegt die Atropinkurve 1^{mm} unter der des Kontrollauges. Die geringen Unterschiede mit Ausnahme des einzigen genannten Punktes fallen innerhalb der physiologischen Variationen und der Fehlergrenzen.

Die übrigen von mir angestellten Versuche sind eindeutig. Ich finde also, daß der intraokulare Druck in einem normalen Auge durch Atropin nicht beeinflußt wird.

Über die Eserinversuche gibt nachstehendes Protokoll Aufschluß:

Eserinversuch I (siehe Fig. 4).

Kaninchen. Kurare. Nachdem sich der Druck nach der Einführung der Kanülen ausgeglichen und in beiden Augen gleichgestellt hat, zeigen die Manometer 12^{mm} Hg. Die Herztätigkeit ist bei Beginn des Versuches schwach.

Tabelle XXV.

Zeit	Druck in mm Hg im		Bemerkungen
	O.D.	O.S.	
8	13	12	Das Herz arbeitet sehr schlecht. Pupillengröße 6—7^{mm} O. A.
8·5	12	12	Eserin O.D. Pupillengröße unverändert.
8·10	13	12	
8·15	12	11	Pupillengröße: 3—4^{mm} O.D., 6—7^{mm} O.S.
8·20	19	12	Pupillengröße: 2—3^{mm} O.D., 6—7^{mm} O.S.
8·25	24	12	
8·30	26	17	Das Herz fängt an kräftig zu arbeiten.
8·35	26	17	
8·40	23	16	
8·45	17	17	
8·50	20	18	
8·55	22	20	
9	22	21	
9·5	23	23	Pupillengröße: 2—3^{mm} O.D., 6—7^{mm} O.S.
9·10	21	22	
9·15	21	22	
9·20	20	19	
9·25	18	18	
9·30	18	19	Eserin O.D.
9·35	18	18	
9·40	17	17	
9·45	16	16	
9·50	15	15	Pupillengröße: 2—3^{mm} O.D., 6—7^{mm} O.S.

10 Minuten nach der Eserineinträufelung tritt eine starke Steigerung des Druckes ein und nach Verlauf von 30 Minuten treffen sich die

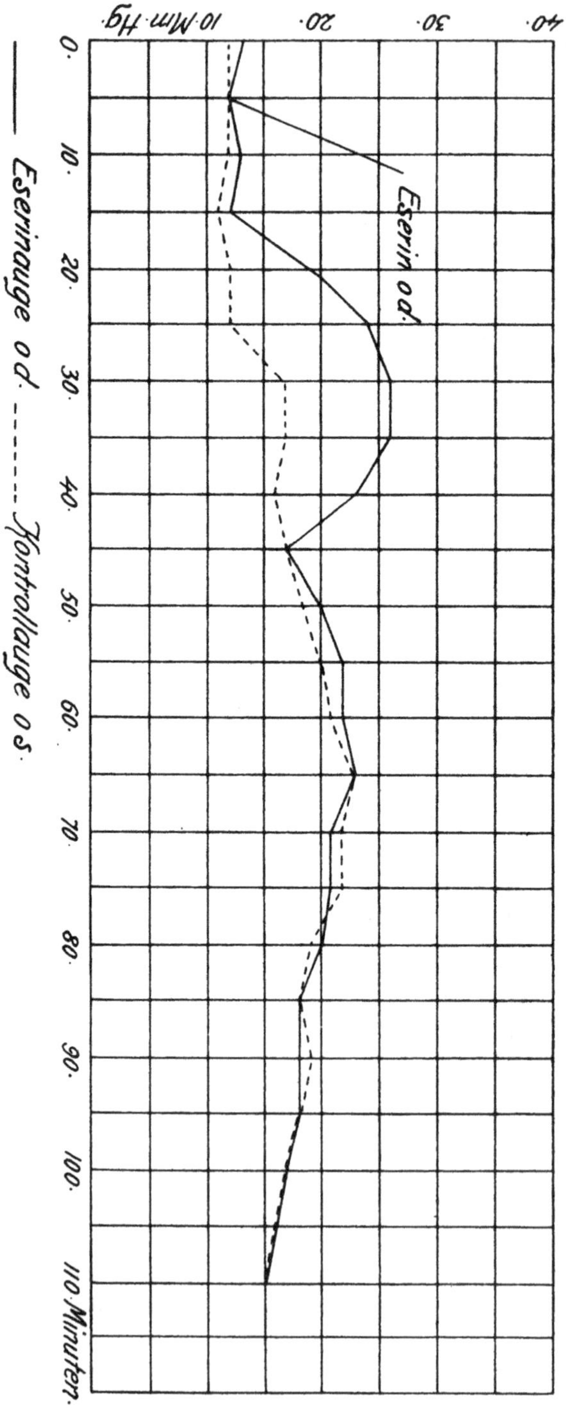
0. 10. Mm. Hg. 20. 30. 40.
0. 10. 20. 30. 40. 50. 60. 70. 80. 90. 100. 110. Minuten.
Eserin o d.
Eserinauge o d. ------ Kontrolauge o s.

Fig. 4.

Kurven, wonach sie dann fast parallel verlaufen, wobei das Eserinauge manchmal einen 2^{mm} Hg höheren und manchmal einen 2^{mm} Hg niedrigeren Druck zeigt als das Kontrollauge, bis schließlich beide Kurven während der letzten 15 Minuten des Versuches in derselben Höhe verlaufen.

Eserinversuch II (siehe Fig. 5).

Kaninchen. Kurare. Nachdem sich der Druck nach der Einführung der Kanülen beruhigt hat, zeigen beide Manometer 29^{mm} Hg.

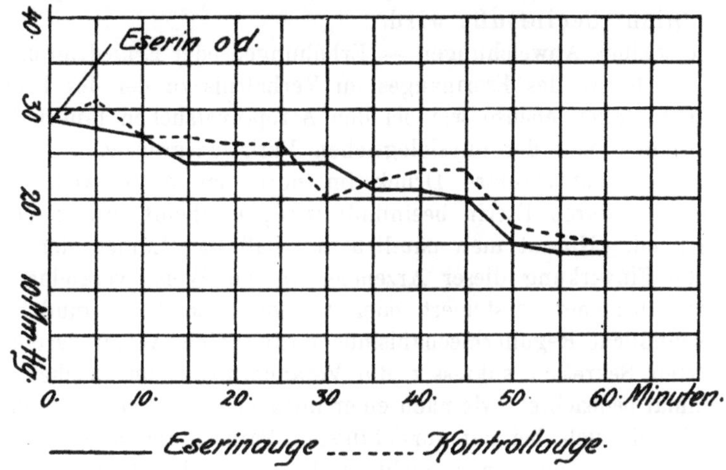

Fig. 5.

Tabelle XXVI.

Zeit	Druck in mm Hg im O.D.	Druck in mm Hg im O.S.	Bemerkungen
11·50	29	29	Eserin. Pupillengröße: 6—7 O.D., 5—6 O.S.
11·55	28	31	
12	27	27	
12·5	24	27	Pupillengröße: 2—3 O.D., 5—6 O.S.
12·10	24	26	
12·15	24	26	
12·20	24	20	
12·25	21	22	
12·30	21	23	
12·35	20	23	
12·40	15	17	
12·45	14	16	
12·50	14	15	Pupillengröße: 2—3 O.D., 5—6 O.S.

Der intraokulare Druck schwankt längere Zeit nach der Einführung der Kanülen. Nachdem sich derselbe beruhigt und in beiden Augen auf denselben Wert eingestellt hat, wurde das Eserin eingeträufelt. Eine primäre Drucksteigerung entsteht im Eserinauge nicht. Die Kurve desselben verläuft bald höher, bald niedriger als die Kurve des Kontrollauges, bis die Kurve des Eserinauges während der letzten 15 Minuten des Versuches 2 bis 1 ^{mm} unter derjenigen des Kontrollauges bleibt.

Auch die übrigen Versuche sind eindeutig und resultieren darin, daß der intraokulare Druck in einem normalen Auge durch Eserin nicht beeinflußt wird.

Die kleinen Abweichungen — Erhöhungen oder Erniedrigungen — welche die Kurve des Eserinauges im Verhältnis zu der des Kontrollauges zeigt, fallen ebenso wie bei den Atropinversuchen innerhalb der Versuchsfehler oder der physiologischen Variationsgrenzen.

Daß der intraokulare Druck im normalen Auge weder durch Atropin noch durch Eserin beeinflußt wird, erscheint mir keineswegs überraschend. Nimmt man nämlich an, daß das Lumen der Gefäße durch die Einwirkung dieser Arzeneien in der Weise verändert wird, daß die Blutmenge gesteigert oder verringert wird, so muß der im Auge befindliche Reguliermechanismus mittels einer verminderten oder vermehrten Sekretion sukzessiv die Veränderungen ausgleichen. Hat man einmal beobachtet, wie nach einer intravenösen Fluoreszeininjektion der Farbstoff auch bei der vorsichtigsten Parazentese in der Kammer hervorquillt, so kann man nicht umhin über den feinen Reguliermechanismus seine Betrachtungen anzustellen. Auf den Verlust des kleinsten Tropfens bei der Parazentese reagiert sofort der sekretorische Apparat mit einer erhöhten Tätigkeit. Wir dürfen auch nicht vergessen, daß sich die Hüllen des Bulbus auch der inneren Spannung anpassen. — Dies bezieht sich natürlich auf normale Augen.

Bei den Eserinversuchen habe ich einerseits nach der Einträufelung eine schnell vorübergehende Steigerung des intraokularen Druckes beobachten können, während andererseits diese auch manchmal ausbleibt. Grönholm hat eine ähnliche Steigerung bei Katzen bemerkt, wogegen sie bei seinen Versuchen beim Kaninchen ausblieb.

In den oben beschriebenen Versuchen ist die Einträufelung des Atropins bzw. Eserins nur einmal gemacht. Ich habe die Experimente auch in der Weise variiert, daß die Einträufelung mehrmals im Verlaufe des Versuches erfolgte, und manchmal auch anstatt des Eserins Rubreserin benutzt. Eine wiederholte Einträufelung übt keinen Einfluß auf den Druck aus und ebenso bewirkt das Rubreserin keine stärkere primäre Erhöhung des Druckes als das Eserin.

Ist in einem Auge eine vorübergehende primäre Steigerung entstanden, und ist dann der Druck wieder auf das Druckniveau des Kontrollauges zurückgegangen, so verursacht eine wiederholte Einträufelung keine neue Druckerhöhung.

Auf die in der Literatur diskutierte Frage über die Größe der Pupille und den Druck werde ich nicht näher eingehen, da ich zu der Schlußfolgerung gekommen bin, daß in normalen Kaninchenaugen keine Drucksteigerung weder bei Mydriasis noch bei Myosis entsteht.

Kaum einer der Forscher, welche sich mit der Frage über den Einfluß des Atropins oder Eserins auf den intraokularen Druck beschäftigten, hat es versäumt, Betrachtungen anzustellen oder auch Schlußfolgerungen zu ziehen über die Natur und Pathogenese des Glaukoms.

Von der Einwirkung des Atropins oder Eserins auf normale Augen Schlußfolgerungen in bezug auf glaukomatöse Erscheinungen zu ziehen, ist aber nicht möglich. Denn es spielen bei pathologischen Zuständen zu viele unbekannte Faktoren mit (der Zustand der Blutgefäße, Nerveneinfluß, die Zusammensetzung der Augenflüssigkeiten, usw.). Spekulationen und theoretische Deduktionen fallen hier in das Gebiet der losen Vermutungen.

b) Wo wird das Kammerwasser abgesondert?

Will ich die Einwirkung des Atropins und des Eserins auf die Gefäße des das Kammerwasser produzierenden Apparates studieren, so muß ich vor allen Dingen erst einmal wissen, welches dieser Apparat ist. Die Frage ist eine alte Streitfrage, welche wieder durch C. Hamburgers Publikationen neu entflammt ist.

Nach Leber wird das Kammerwasser durch den Ziliarkörper abgesondert, und heute hat wohl diese Lehre noch die zahlreichsten Anhänger.

Hamburger hat kürzlich wieder die Ansicht Lebers scharf angegriffen, und schließt sich dabei eng an die von Ehrlich früher vertretene Ansicht an. Auch auf die Gefahr hin, weitläufig zu werden, will ich hier in Kürze Hamburgers Kritik und Untersuchungen über diesen Punkt referieren, indem ich Zitate aus seinem Aufsatz anführe.

„Die Gründe, mit denen die führende Rolle des Ziliarkörpers durch Leber fundiert wird, sind kurz zusammengestellt folgende:

1. Der Ziliarkörper besitze vermöge seines großen Gefäßreichtums und seiner ausgedehnten Gesamtoberfläche gerade denjenigen Bau, der bei einem sezernierenden Organ vorausgesetzt werden müsse; — ganz

gewiß, nur folge daraus weder, daß er einzig und allein, noch daß er kontinuierlich sezerniert; denn auch die Iris ist ein von Blutgefäßen strotzendes Organ."

Hier will ich sowohl gegen Leber als auch gegen Hamburger einwenden, daß der Ziliarkörper wohl einen großen Gefäßreichtum besitzt, aber daß die Gefäße, wie Wahlfors bemerkt, doch von vorzugsweise venöser Natur sind, und der Ziliarkörper kann demnach kaum dazu bestimmt sein, ein sezernierendes Organ par excellence zu sein. Ich kann auch nicht finden, daß Hamburger mit seiner Behauptung Recht hat, daß die Iris ein von Blutgefäßen strotzendes Organ sei. Bei einer histologischen Untersuchung sieht man oft große Flächen der Iris, welche ganz erstaunlich spärlich mit Gefäßen versehen sind. Es ist aber nicht die Anzahl der Gefäße, sondern deren Art, welche die sekretorische Funktion bestimmt. Man könnte wohl auch übrigens annehmen — mit Hinsicht auf die langsame Saftströmung, welche unter normalen Verhältnissen im Auge vor sich geht —, daß hier ein großer sekretorischer Apparat nicht erforderlich ist. Wie dem nun auch sei, so ist der venöse Gefäßreichtum des Ziliarkörpers keine Stütze für Lebers Annahme, und es ist auch die relative Armut an Gefäßen in der Iris a priori kein Hindernis für ihre Rolle als sezernierendes Organ.

2. „Bei angeborener Iridermie und nach Verlust der Iris durch Verletzung werde der Augendruck bisweilen ganz normal gefunden, folglich sei die Iris an der Kammerwassersekretion unbeteiligt." Diesem Argument Lebers hielt Hamburger mit Recht entgegen: „Als ob es nicht der allertäglichste Vorgang wäre, daß der Verlust eines Organes durch Mehrleistung von seiten des anderen ausgeglichen wird."

3. „Deutschmann riß Iris und Ziliarkörper zusammen aus dem Auge heraus und fand, daß alsdann die gesamte intraokulare Flüssigkeit versiegt, indem das Auge schließlich nur noch die getrübte Linse und die abgelöste Netzhaut enthält. Hieraus schloß und schließt Leber nach wie vor, daß der Ziliarkörper das normale Kammerwasser produziert. — Was beweist dann", sagt Hamburger, „dieser geradezu wunderliche Versuch? Denn woher soll noch intraokulare Flüssigkeit kommen, wenn beide strittige Gebilde entfernt sind?"

4. „Der sogen. klinische Beweis. Bei ringförmiger Irislinsenverwachsung tritt in vielen Fällen Drucksteigerung ein, woraus Leber wiederum folgert, daß nur der Ziliarkörper sezerniere; sein Sekret sammle sich eben in der Hinterkammer an und erzeuge das sekundäre Glaukom. Wäre Lebers Ansicht richtig — wonach vom Ziliarkörper längstens $^1/_2$ bis 1 Stunde ein Flüssigkeitsquantum geliefert wird, groß genug,

um die Vorderkammer zu füllen — so müßte hier das sekundäre Glaukom rasch und stürmisch entstehen, binnen wenigen Stunden, was aber bekanntlich nie oder höchstens ganz vereinzelt der Fall ist. Gewöhnlich vergehen Jahre, ja, das Glaukom kann völlig ausbleiben."

In diesem Punkte kann ich mich nicht Hamburger anschließen, denn es ist unmöglich, zu wissen, wann die Verwachsung total ist. Man kann sich sehr wohl denken, daß kleine Spalträume, welche unmöglich klinisch nachweisbar sind, lange Zeit hindurch, vielleicht jahrelang, vorhanden sind. Aber Hamburger hat unzweifelhaft recht, wenn er sagt: „Freilich mag zugegeben werden, daß aus dieser Absonderung unter krankhaften Verhältnissen noch nicht ohne weiteres auf Sekretion auch in der Norm geschlossen werden kann. Völlig unbegreiflich ist es, daß Leber hieraus einen Beweis gegen die sekretorische Kraft der Iris herleitet."

5. „Der Greeffsche Versuch: Blasenbildung am Ziliarkörper nach Punktion der Hornhaut. Der Versuch bestätigt", bemerkt Hamburger, „die zuerst von Ehrlich gemachte wichtige Beobachtung, daß die Regeneration des Humor aqueus unzweifelhaft eine Funktion des Ziliarkörpers ist. Auf die Herkunft des physiologischen Kammerwassers gestattet dies aber zunächst noch keinen Rückschluß, denn das physiologische ist an Eiweiß arm, das regenerierte strotzend reich."

6. „Freilegung der Iris und Vergleich ihrer Sekretion mit der des Ziliarkörpers."

7. „Die Hornhaut wird abgetragen und in die Pupille ein Metallröhrchen so eingeschoben, daß der Pupillarrand fest zwischen zwei kleine Metallplatten geklemmt werden kann; das Röhrchen führt zu einem Manometer von intraokularer Druckhöhe. Der Versuch mißlang fast stets, nur in einem Falle sah Leber den Druck im Manometer um einige Millimeter steigen."

Hamburger nennt nun diese beiden letzten Versuche aus gutem Grunde für nichtssagend in bezug auf die Absonderung vom normalen Kammerwasser. Mir erscheinen die Versuche als so grob und mit so schweren Läsionen des Auges verbunden, daß denselben keine Beweiskraft zuerkannt werden kann.

„8. Der embryologische Beweis: Es war in früher Zeit behauptet worden, daß beim Fötus sich die Vorderkammer erst bilde, wenn die Pupillarmembran im Schwinden sei, also erst dann, wenn durch Löcher in der Scheidewand das Ziliarsekret Zutritt nach vorn habe." Hamburger verneint auch diesen Beweis auf Grund seiner eigenen Untersuchungen. Ich möchte noch zufügen, daß die Zirkulationsverhältnisse während des Fötallebens von denjenigen bei erwachsenen

Tieren so grundverschieden sind, daß man keine Schlüsse im Sinne des „Beweises“ ziehen kann.

„Das sind die Gründe, aus welchen Leber die Auffassung herleitet: das intraokulare Sekretionsorgan schlechtweg sei einzig der Ziliarkörper. Keines dieser Argumente besitzt nach meiner Überzeugung irgend welche Beweiskraft; beweisen einzig und allein — und zwar durch Ehrlich resp. auch durch Greef — daß der Ziliarkörper das abgelassene Kammerwasser erneuert; daß er „die stetige und unmerkliche Erneuerung desselben“ zu leisten habe, ist nicht nur nicht erwiesen, sondern es ist sogar im höchsten Grade wahrscheinlich, daß — in physiologischen Zeiten — die Absonderung der Ziliarfortsätze und das Kammerwasser wenig oder nichts miteinander zu tun haben — so paradox es klingen mag.“

Geht man ohne irgend eine vorhergefaßte Meinung an das Thema heran, so muß man Hamburger in vieler Hinsicht Recht geben. Kein einziger der als Beweise angeführten Gründe dafür, daß der Ziliarkörper das sekretorische Organ für normales Kammerwasser sei, ist überzeugend. Wenn aber nun keines der angeführten Argumente darauf hindeutet, daß das normale Kammerwasser von dem Ziliarkörper produziert wird, so bleibt nur noch die Annahme übrig, daß die Iris die Quelle dieser Flüssigkeit ist. Eine Annahme ist und bleibt jedoch stets eine Annahme und braucht Beweise.

Auch diesen Beweis hat Hamburger zu bringen versucht dadurch, daß er indigoschwefelsaures Natron in die Blutbahn einführte, den Farbstoff im Auge ausfällte und denselben dann mikroskopisch nachwies. Er kommt dabei — ebenso wie Ehrlich — zu dem Resultat, daß die Iris, und zwar ausschließlich die Iris, das normale Kammerwasser beim Kaninchen produziert.

Da es für mich notwendig war, mir eine eigene Überzeugung zu verschaffen, prüfte ich den Gegenstand aufs neue und benutzte dabei das von Chrzonszcevsky zuerst angewandte und dann von Heidenhain mit so vielem Erfolge bei seinen Studien über die Funktion der Nieren benutzte indigoschwefelsaure Natron. Hamburger hat die Methode für das Studium des Auges ausgearbeitet; ich bin mit kleinen Modifikationen seinen Angaben gefolgt.

Eine 2 prozent. Lösung des Stoffes läßt man 48 Stunden stehen und filtriert sie dann vor der Verwendung. Die Kaninchen erhalten intravenös 30 bis 50 ccm ganz nach der Größe. Während der Injektion — dieselbe muß recht langsam erfolgen — färbt sich die Nase, die Lippen und die sichtbaren Schleimhäute blau. Nach Verlauf von 20 bis 60 Minuten wurden die Augen enukleiert, schnell äquatorial halbiert, darauf wurde der Glaskörper entfernt und die vordere Hälfte des Auges in absoluten Alkohol gelegt, welcher mehrere Male im Verlauf der ersten halben Stunde gewechselt wurde. Die Linse wurde herausgenommen. Nach 24 Stunden machte ich die Uvea vorsichtig frei, entfernte alle eventuell vorhandene Feuchtigkeit mit absolutem Alkohol und bettete das Präparat in Paraffin ein (Zedernöl — Ligroin — Paraffin). Der Schnitt wurde auf den Objektträger mit Nelkenöl-Kollodium aufgeklebt, um jede Berührung mit Wasser zu vermeiden.

Wenn das indigoschwefelsaure Natron mit absolutem Alkohol in Berührung kommt, so wird es augenblicklich in kleinen Körnern ausgefällt und kann so nicht weiter in die Gewebe diffundieren. Dieser Farbstoff ist für das Studium des Stromes der Flüssigkeiten im Auge besser verwendbar als z. B. das viel benutzte Ferrocyankalium.

Es liegt aber etwas Launenhaftes über den Versuchen. Manchmal erhält man gute Resultate, manchmal jedoch fallen die Resultate aus unbekannter Veranlassung negativ aus. Es gelang mir aber doch überzeugende Präparate zu erhalten, und diese lieferten mir dieselben Bilder, wie sie Hamburger erhielt. Wenn nun aber auch die mikroskopischen Präparate ähnliche waren, so kann ich mich doch nicht Hamburgers Erklärung der Befunde anschließen. Er schreibt:

„Wird das Tier mit Farbstoff geradezu überschwemmt (40 bis 50 ccm in 2 prozent. Lösung), so trifft man blaue Gefäßwände sowohl im Ziliarkörper als in der Iris; niemals fand ich die Iris farbstofffrei, sofern der Ziliarkörper ihn aufwies. Wohl aber umgekehrt: durch sorgfältige Dosierung bekommt man Bilder, deren Ziliarkörper nichts, deren Iris hingegen noch deutlich Farbstoff enthält. Wird die Injektion mehr und mehr verringert, bis auf wenige Kubzentimenter, so finden sich schließlich weder in der Iris, noch im Ziliarkörper blaue Gefäßwände oder freie blaue Körnchen — während die Niere auch bei diesen kleinen Dosen noch deutlich gefärbt ist.“

Aus diesen Befunden zieht nun Hamburger den Schluß, daß es die Iris und ausschließlich die Iris ist, welche das Kammerwasser produziert. Ich habe weder aus meinen eigenen Präparaten, noch aus seiner oben angeführten Beschreibung gefunden, daß dieselben zu einem anderen Schlußsatz berechtigen, als zu folgendem: Das ausgefällte indigoschwefelsaure Natron markiert einen Flüssigkeitsstrom sowohl aus den Irisgefäßen als auch, wenn auch in geringerem Grade, aus den Gefäßen des Ziliarkörpers. Es ist wohl zutreffend, daß man manchmal Bilder erhält, welche eine Blaufärbung nur in der Iris zeigen, erhält aber das Tier genügend Farbstoff, so zeigen auch die Gefäße des Ziliarkörpers diese Erscheinung.

Ich kann deshalb nichts anderes finden, als daß das Kammerwasser sowohl von der Iris als, wenn auch in geringerem Grade, von dem Ziliarkörper produziert wird.

Auch die Fluoreszeinversuche zeigen, nach meiner Anschauung, daß der Humor aqueus in erster Linie von der Iris erzeugt wird. Ich habe bei der großen Menge von intravenösen Injektionen den Farbstoff bei intakten Augen niemals aus der Pupille heraustreten sehen. Dagegen habe ich oft kleine grüne Tröpfchen aus der Irisoberfläche hervortreten sehen; dieselben vergrößerten sich und vermischten sich mit dem Kammerwasser, ehe noch die Ehrlichsche Linie auftrat. Die von Leber gegen die Beweiskraft der Fluoreszeinversuche angeführten Gründe kann ich, wie schon früher hervorgehoben, nicht unterstützen. Wäre Lebers Ansicht richtig, daß das Fluoreszein nicht die Stromrichtung angebe, sondern beinahe widerstandslos kreuz und quer durch die Gewebe diffundiere, so müßte man sich fragen: warum diffundiert es denn nicht durch den intakten Ziliarkörper? Die Fluoreszeinversuche scheinen mir direkt entgegen Lebers Ansicht besonders instruktiv zu sein, nicht zum wenigsten deshalb, da sie die Beobachtung eines völlig unberührten Auges gestatten.

c) Über die Einwirkung des Atropins und Eserins auf die Augengefäße.

Über die Wirkung des Atropins auf die Gefäße gehen die Ansichten in der Literatur auseinander. Folgende Zitate von Heinz illustrieren dies: „Unter den Alkaloiden besitzt das Atropin zweifellos eine Wirkung auf die Gefäßnerven. Jedoch sind die Meinungen über die Wirkung des Atropins auf die Gefäße sehr verschieden. Nach Bartholow bewirkt das Atropin in Dosen über 10^{mg} erst eine mäßige Kontraktion, darauf eine starke Dilatation der Gefäße. Letztere haben auch Lemaitre und Minnot gesehen. Eine vermehrte Tonizität der Gefäßmuskeln nach kleinen Dosen Atropin will Meuriot beobachtet haben; dagegen würde nach größeren Dosen die Tonizität vernichtet. Nach den mikroskopischen Untersuchungen von Pantelejeff (an der Froschschwimmhaut) findet nach Atropin eine deutliche Erweiterung der Gefäße statt. Beyer gibt nach den Untersuchungen an Fröschen an, daß das Atropin die Gefäße erst kontrahiere und darauf erweitere. Von Leeser wird die Ansicht vertreten, daß das Atropin einen Reiz auf die Gefäßmuskulatur der Iris ausübe und durch Kontraktion der Irisgefäße die Pupille erweitere.“

Hiernach zu urteilen, sind die Ansichten ziemlich geteilt, was wohl zum Teil darauf beruht, daß die einzelnen Forscher verschiedene Stromgebiete untersucht und dann auch ferner mit verschiedenen Tierklassen experimentiert haben. Unter solchen Verhältnissen kann man sich also über ein Divergieren der Ansichten nicht weiter wundern. Wir wollen nun sehen, was die Ophthalmologen sagen.

Lewin und Guillery, welche in ihren Aussprüchen über diesen Punkt etwas unklar sind, sind der Ansicht, daß das Atropin bei Tieren eine Dilatation der Gefäße in der Konjunktiva hervorruft. Nach denselben Verfassern werden auch die Irisgefäße dilatiert. Früher haben bereits Wegner und Coccius dieselbe Beobachtung gemacht, der letztere jedoch in pathologischen Fällen. Gegen diesen steht, wie genannt, Leeser, welcher eine Kontraktion der Irisgefäße behauptet.

Schneller versuchte eventuelle Veränderungen in den Chorioidal- und Retinalgefäßen des Kaninchens zu messen, und sagt darüber: „Die Durchmesser der Gefäße vor der Erweiterung durch Atropin und nach derselben verhielten sich durchschnittlich wie 99 : 100 (10 : 11·1).“ Aber die von ihm benutzte Methode — Messung des Luftbildes hinter einer konvexen Linse und Berechnung der wirklichen Größe des Gefäßes — scheint mir doch mit so vielen Fehlern behaftet zu sein, daß der Wert 99 : 100 weit in die Fehlerquellen fällt.

v. Hippel, Grünhagen und Jegerow fanden die Retinalgefäße von Atropin unberührt.

Meine eigenen Beobachtungen haben folgendes ergeben.

Einem Kaninchen wurde ein Tropfen einer 1 prozent. Atropinlösung in den Konjunktivalsack eingeträufelt. Das Auge wurde mit 13 Dioptrien Konvexlinse beobachtet, welche für diesen Zweck genügend vergrößert. Ich will noch hervorheben, daß man gut tut, nicht ein großes Gefäß in der Konjunktiva zu beobachten, sondern ein solches, welches gerade noch deutlich erkennbar ist. Eine Kontraktion läßt ein solches verschwinden, eine Dilatation ist sofort bemerkbar.

Innerhalb weniger als einer Minute nach der Einträufelung werden die oberflächlichsten Gefäße dilatiert; solche, welche unsichtbar waren, treten hervor und die ganze Konjunktiva rötet sich. Pulsation ist bisweilen in größeren Gefäßen sichtbar. Diese Dilatation erhöht sich langsam im Verlauf von 20 Minuten und die Rötung geht auf die episkleralen Lagen über. Die Erscheinung hält sich mehrere Stunden lang konstant.

Die Gefäße in der Iris müssen beim Albinokaninchen beobachtet werden. Es ist am besten, ein Gefäß in dem Circulus iridis major zu beobachten, denn die radial gegen die Sphinkter gehenden Gefäße werden bei der Mydriasis unsichtbar.

10 Minuten nach der Einträufelung ist der Sphinkter rigid. Die Gefäße in der Iris sind dilatiert und mehrere vorher unsichtbare Gefäße treten nun deutlich hervor. Nach weiteren 5 Minuten wird der Circulus iridis major zum größten Teile hinter dem Skleralrande von der verdickten Iriswurzel verdeckt. Die Erscheinung hält sich mehrere Stunden konstant. Die Dilatation geht früher zurück als die Mydriasis.

Ich versuchte auch die Gefäße im Augenhintergrund vermittels des ausgezeichneten Ophthalmoskopes von af Schultén zu beobachten. af Schultén beschreibt auch einen Apparat, um die Größe des Luftbildes messen, und so u. a. das Kaliber der Gefäße schätzen zu können. Ein einfacheres Verfahren scheint mir aber folgendes zu sein, welches in dem Falle anwendbar ist, wenn man nur relative Werte zu erhalten wünscht:

Nachdem das Gefäß eingestellt ist, klebt man einen schmalen Papierstreifen auf den Konkavspiegel, welcher das Bild des Fundus aufnimmt, und zwar neben die Stelle, wo sich das Bild des Gefäßes zeigt. Der Streifen muß an einem Ende etwas schmäler sein, an dem anderen etwas breiter, und muß außerdem an der einen Langseite einige hakenförmige Einschnitte haben, welche dazu dienen, diejenige Stelle auf dem Streifen zu markieren, wo die Breite des Papierstreifens der Breite des Gefäßes entspricht. Man findet in jedem einzelnen Falle sehr leicht, wie breit der Streifen geschnitten werden muß. Die Methode erlaubt bei einiger Übung recht genaue Schätzungen.

In dieser Weise habe ich den Augenhintergrund nach der Atropineinträufelung beobachtet, konnte aber keine Gefäßveränderung im Verlaufe von zwei Stunden bemerken.

Schon a priori muß man es für ausgeschlossen halten, daß sich die Gefäße im Fundus verändern, wenn die eingeträufelte Atropinmenge nicht größer ist als die in der Therapie gewöhnlich angewendete. Bei der Einträufelung in den Konjunktivalsack geht doch ein Teil durch den Tränenstrom verloren, ein anderer Teil wird durch die Lymphgefäße der Konjunktiva weggespült, und der Teil, welcher bis zur vorderen Kammer kommt und auf die Iris einwirkt, geht wohl zum größten Teil mit dem Flüssigkeitsstrom aus dem Auge. Wie wenig eventuell durch den Glaskörper geht und den Hintergrund erreicht, kann man nun leicht vermuten — wenn überhaupt etwas dorthin gelangt, was ziemlich unwahrscheinlich ist. Es kann deshalb nicht überraschen, daß die Beobachtungen ein negatives Resultat ergeben.

Wir finden demnach bei der Einträufelung von Atropin in den Konjunktivalsack eine Gefäßdilatation in der Konjunktiva und der Iris.

Die in der Therapie gebräuchlichen Dosen sind von keiner Einwirkung auf die Gefäße des Augenhintergrundes.

Betreffend den Einfluß des Eserins sind die Angaben in der Literatur beschränkter als für das Atropin.

Heintz führt an, daß das Heilmittel im allgemeinen die Gefäße verengt.

Über das Auge findet man folgende Angaben:

Laqueur gibt eine Verengerung der Gefäße in der Konjunktiva an und behauptet ebenso wie Ulrich, daß das Heilmittel die Irisgefäße ausdehnt. Nach Grönholm werden die intraokularen Gefäße kontrahiert und setzt das Eserin die Blutmenge des Kaninchenauges um $^1/_2$ bis $^1/_4$ herab. Hierzu kommt er durch die von Leber inaugurierten Filtrationsversuche. Grönholm beobachtete auch die Retinalarterien mit af Schulténs Ophthalmoskop, kommt aber zu keinen sicheren Resultaten. v. Hippel, Grünhagen und Jegorow, welche früher versuchten, die Retinalgefäße zu beobachten, fanden dieselben unberührt von der Einträufelung des Eserins in den Konjunktivalsack.

Der Vollständigkeit wegen erwähne ich noch Mohrs etwas abenteuerliche Angabe: er sah während der Eserinmyosis die Retinal- und Chorioidalgefäße schlingernde, wurmförmige Bewegungen ausführen.

Meine eigenen Beobachtungen sind folgende.

Eine Minute nach der Einträufelung des Eserins in den Konjunktivalsack ist die Schleimhaut bleich, und Gefäße, welche deutlich bemerkbar waren, sind nun verschwunden. Nach 15 Minuten läßt die stärkste Kontraktion nach, aber noch nach einer Stunde haben die Gefäße nicht ihre frühere Größe wieder erlangt.

Es ist von großem Interesse, die Kontraktion in den oberflächlichen Lagen der Konjunktiva zu verfolgen. Sie beginnt mit einer Einschnürung an einer gewissen Stelle des Gefäßes, oder auch an einigen verschiedenen Stellen desselben, und schreitet nach und nach in den beiden Richtungen des Gefäßes fort. Dies beruht wahrscheinlich darauf, daß der Punkt des mehr oder weniger gebogenen Gefäßes, welcher am oberflächlichsten liegt, zuerst von dem Eserin getroffen wird.

Was nun die Iris betrifft, so tritt augenblicklich nach der Eserineinträufelung eine primäre schwache Kontraktion der Pupille als Folge des Reizes ein. 7 bis 12 Minuten später ist die Pupille in starker Myosis und die Gefäße in der Iris dilatiert. Diese Dilatation verbleibt so lange, als die Myosis anhält.

Während also die Gefäße in der Konjunktiva vom Eserin kontrahiert werden, erweitern sie sich in der Iris. Wie kann nun diese so ungleiche Wirkung erklärt werden? Die Fläche der Iris vergrößert sich dadurch, daß der Sphinkter durch die Einwirkung des Eserins sich kontrahiert, und die Blutzufuhr wird erleichtert. Diese Zufuhr ist so groß, daß sie der Tendenz zur Kontraktion, welche die Gefäße unter der Einwirkung des Eserins sonst haben, entgegenarbeitet. Dazu kommt noch die Reizung, welche in der Iris durch den Schließmuskelkrampf entsteht, mit den erhöhten Anforderungen an den Stoffwechsel.

Auch in pathologischen Fällen sieht man ja bei kontrahiertem Sphinkter, daß die Iris mehr blutgefüllt bleibt, wenn man Eserin in das Auge einträufelt. Der erhöhte Reiz spielt die Hauptrolle.

Ich habe ebenfalls den Einfluß des Eserins auf iridektomierte Kaninchenaugen beobachtet. In diesen ist die Sphinkterkontraktion sehr gering unter der Einwirkung des Eserins, die Größe der Irisfläche verändert sich nur wenig und die Hyperämie ist kaum bemerkbar.

Daß jedoch die Gefäße der Iris zur Kontraktion gebracht werden können, wenn nur die Eserinwirkung genügend kräftig ist, zeigen folgende Versuche. Mit einer Pravazspritze wurden am Kaninchen einige Tropfen einer 1 prozent. Lösung Eserini salicyl. unter die Konjunktiva nahe des Limbus eingeführt. Als sich die Pupille zusammenzog, erweiterten sich die Gefäße im Circulus iridis major, und mehrere vorher unsichtbare Gefäße, welche radial zum Sphinktergebiete ziehen, wurden sichtbar. Aber 10 Minuten nach der Injektion, als die Pupille von der Größe eines Stecknadelkopfes war, fingen die radialen Gefäße an unsichtbar zu werden und verschwanden in wenigen Minuten. Ebenso kontrahierten sich die großen Gefäße an der Wurzel der Iris. Damit aber diese Erscheinung hervortreten soll, sind größere Dosen Eserin erforderlich als die in der Therapie gebräuchlichen.

Auch die Gefäße im Augenhintergrund habe ich an iridektomierten Kaninchen mit af Schulténs Ophthalmoskop untersucht. Irgend welche sichtbare Veränderungen traten nicht hervor.

Wir finden also für die in der Therapie gebräuchlichen Dosen, daß bei der Atropineinträufelung in den Konjunktivalsack die Gefäße in der Konjunktiva und der Iris dilatiert werden. Bei der Eserineinträufelung werden die Gefäße in der Konjunktiva kontrahiert und die der Iris dilatiert. In beiden Fällen erhalten wir eine aktive Hyperämie in der Iris. Die Gefäße im Augenhintergrund werden nicht merkbar beeinflußt.

Ich habe versucht, tiefer in die Frage über die Einwirkung des

Atropins und Eserins auf die Gefäße einzudringen und habe deshalb an einer Anzahl Augen mikroskopische Untersuchungen angestellt, welche unter Atropinmydriasis und Eserinmyosis fixiert waren. Dabei habe ich vor allem die Endothelzellen studiert. Aber vergeblich. Alles was ich fand, war, daß die Irisgefäße sowohl in Atropin- als auch besonders in Eserinaugen bedeutend weiter waren als in normalem Zustande. Und dies war mir schon vorher bekannt. Einige konstante Endothelveränderungen war ich nicht imstande zu finden.

d) Über Veränderungen der Kammerwasser erzeugenden Fläche.

In der Myosis ist die Irisfläche größer, in der Mydriasis dagegen kleiner. Damit ist aber noch nicht gesagt, ob die das Kammerwasser erzeugende Fläche in jenem Falle größer sei als in diesem, denn das Kammerwasser stammt ja aus den Gefäßen, und wir wissen ja nicht, ob sich die Gesamtfläche derselben ebenfalls mit der veränderten Flächengröße der Iris verändert. Es ist zurzeit unmöglich, bestimmt zu sagen, welche Einwirkung die Größe der Irisfläche auf die Produktion des Kammerwassers hat. Nur so viel sollte sicher sein, daß eine größere Fläche wohl eine größere Menge Flüssigkeit absondern, aber keine durchgreifende qualitative Veränderungen hervorrufen kann. Sollte also die Flächengröße der Iris einen Einfluß auf die Erzeugung des Kammerwassers haben, so muß dieser Einfluß nur ein nebensächlicher sein, und nichts mit dem veränderten Eiweißgehalt zu tun haben.

Ich kehre nun zu meinen Betrachtungen über den Mechanismus bei der Einwirkung des Atropins und des Eserins auf den Stoffwechsel in der vorderen Augenkammer zurück. Aus den unter den Punkten a) bis d) besprochenen Untersuchungen geht hervor:

1. Der intraokulare Druck wird durch Atropin oder Eserin nicht verändert. Deshalb können die früher gefundenen Veränderungen in der Zusammensetzung des Kammerwassers unter der Einwirkung dieser Heilmittel nicht von den Druckverhältnissen abhängig sein.

2. Sowohl bei der Atropin- als auch bei der Eserineinwirkung entsteht in der Iris, welche das hauptsächlichste Organ für die Produktion des Kammerwassers ist, eine aktive Hyperämie mit erhöhter Blutzufuhr. Da nun infolge der beiden Heilmittel Hyperämie entsteht, kann diese nicht der Grund für die Verschiedenheiten in der Zusammensetzung des Kammerwassers bei der Atropinmydriasis und der Eserinmyosis sein.

3. Wir haben demnach den Mechanismus in den Gefaßwänden, oder näher bestimmt, in der Funktion der Endothelzellen zu suchen. Die gefundenen Veränderungen, welche das Atropin und das Eserin in der Produktion und Zusammensetzung des Kammerwassers bewirken, hängen also von einer durch diese Heilmittel veränderten vitalen Tätigkeit der Endothelzellen der Gefäße ab. Daß möglicherweise die Größe der Oberfläche der Iris eine Rolle spielen kann, verneine ich nicht, aber dies muß unter allen Umständen — wie oben hervorgehoben — von untergeordneter Bedeutung sein.

Ich habe in dem Vorhergehenden vermieden, über eine „Sekretion" oder „Transsudation" des Kammerwassers zu sprechen, und nur gesagt, daß das Kammerwasser von den Gefäßen der Iris und des Ziliarkörpers produziert wird. Es würde mich zu weit von meinem Thema entfernen, wenn ich näher auf diese alte Frage eingehen würde, trotzdem meine Untersuchungen mir ein einheitlich bearbeitetes und reichliches Material liefern. Ich werde in einer späteren Arbeit, mit deren Ausarbeitung ich beschäftigt bin, auf diese Frage zurückkommen.

Zusammenfassung.

Die Salzkonzentration im Humor aqueus wird weder in Atropinmydriasis noch in Eserinmyosis verändert; d. h. Salz und Wasser werden unter der Einwirkung von Atropin oder Eserin in demselben Verhältnis abgesondert wie in normalem Auge.

Ein höherer Salzgehalt im Serum hat einen höheren Salzgehalt in den Augenflüssigkeiten zur Folge.

Die Augenflüssigkeiten besitzen einen höheren osmotischen Druck als das Blutserum desselben Tieres.

Der totale Eiweißumsatz im Humor aqueus wird quantitativ nicht durch Atropin beeinflußt, wohl aber vergrößert durch Eserinmyosis.

Die Viskosität des Kammerwassers ist in Atropinmydriasis normal, erhöht in Eserinmyosis, und die Erhöhung ist von dem gesteigerten Eiweißgehalte abhängig.

Die Atropinmydriasis ist von keiner Einwirkung auf den Übergang von Typhusagglutininen, Hämagglutininen und hämolytischen Amboceptoren (Hammelblut in Kaninchen) aus Serum in das Kammerwasser. Dagegen wird die Menge dieser Immunkörper im Kammerwasser bei der Eserinmyosis beträchtlich vermehrt, zuweilen bis zu dem Zehnfachen des Kontrollauges.

Alle diese Immunkörper gehen aus dem Serum auch in das intakte Auge über, doch nur bis zu einer gewissen Grenze, welche weit unterhalb des Titers im Serum bleibt.

Die individuellen Variationen in bezug auf den Übergang sind außerordentlich groß, besonders in betreff der Hämagglutinine und der hämolytischen Amboceptoren.

Da nun auch die hämolytischen Amboceptoren in das intakte Auge übergehen, so muß ich, anschließend an A. Leber, Salus und Mijashita, Römers Gesetz, oder richtiger Hypothese, über die Cytotoxinretentionen im Ziliarkörper für nicht zutreffend betrachten, und den theoretischen Grund für seine Katarakthypothese für unhaltbar bezeichnen.

Während das normale Kammerwasser kein Fibrin enthält, gerinnt das Kammerwasser von Augen in Eserinmyosis sehr oft, und immer wenn die Augenflüssigkeit von aktiv immunisierten Tieren mit eserinisiertem Auge stammt. Atropin übt keinen Einfluß auf den Fibringehalt des Humor aqueus aus.

Die befördernde Wirkung des Eserins auf den Übergang der Immunkörper vom Blute zu dem Kammerwasser zwingt uns zu dem Schluß, daß die Indikationen für die Anwendung des Heilmittels weiter genommen werden müssen als rein mechanisch (Myosis erzeugend und druckerniedrigend). Das gilt vor allem, wenn wir bei gewissen Augenkrankheiten Heilsera dem Körper einverleiben.

Die Atropinmydriasis verlangsamt, die Eserinmyosis dagegen beschleunigt den Übergang des Fluoreszeins aus dem Blute in die vordere Kammer.

Der intraokulare Druck wird in normalen Augen weder von Atropinmydriasis noch von Eserinmyosis beeinflußt. Die Pupillengröße übt keine Einwirkung auf den Druck dieser Augen.

Bei der Atropineinträufelung werden die Gefäße in der Konjunktiva und der Iris dilatiert. Bei der Eserineinträufelung werden die Gefäße in der Konjunktiva kontrahiert und die der Iris dilatiert. In jedem Falle erhalten wir eine aktive Hyperämie in der Iris. Die Gefäße im Augenhintergrund werden nicht merkbar influiert.

Das Kammerwasser wird sowohl von der Iris als auch, wenn auch in geringerem Grade, von dem Ziliarkörper produziert.

Die gefundenen Veränderungen, welche das Atropin und das Eserin in der Produktion und Zusammensetzung des Kammerwassers bewirken, hängen von einer durch diese Heilmittel veränderten vitalen Tätigkeit der Endothelzellen der Gefäße ab.

Literatur.

Abderhalden, *Lehrbuch der physiologischen Chemie.* II. Aufl. Wien 1909.

Adamük, De l'action de l'atropine sur la pression intraoculaire. *Ann. d'oculist.* 1870. Bd. LXIII.

Asher, in *Tigerstedts Handb. der physiol. Methodik.* Bd. I.

Bence Jones, On the Passage of crystalloids into and out of the vascular and non-vascular textures. *Proceedings Roy. Soc.* London 1865.

Bosch, Bijdrage tot de kennis van den duur der vochtververscbing in de voorste oogkamer bij het konijn. *Academisch proefschrift.* Amsterdam 1904.

Bugarszky u. Tangl, Physikalisch-chemische Untersuchungen über die molekularen Konzentrationsverhältnisse des Blutserums. *Pflügers Arch. f. d. gesamte Physiol.* 1898. Bd. LXXII.

Dreser, Über Diurese und ihre Beeinflussung durch pharmakologische Mittel. *Arch. f. experim. Pathol. u. Pharmakol.* 1892. Bd. XXIX.

Dor, Über Ophthalmomanometrie. *Arch. f. Ophthalm.* 1868. Bd. XIV. 1.

Ehrlich, Über provozierte Fluoreszeinerscheinungen am Auge. *Deutsche med. Wochenschr.* 1882.

Golowin, Ophthalmometrische Untersuchungen. Inaug.-Dissert. Moskau. 1895. Ref. im *Arch. f. Augenheilk.*, Bd. XXXI und *Ophthalm. Jahresber.* 1895.

Graser, Manometrische Untersuchungen über den intraokularen Druck und dessen Beeinflussung von Atropin und Eserin. *Arch. f. experim. Patholog. u. Pharmakolog.* 1883. Bd. XVII.

Grönholm, Experimentelle Untersuchungen über die Einwirkung des Eserins auf den Flüssigkeitswechsel und die Zirkulation im Auge. *Arch. f. Ophthalm.* 1900. Bd. XLIX.

Hamburger, J., *Osmotischer Druck und Ionenlehre.* Wiesbaden 1902.

Hamburger, C., Über die Saftströmung des Auges. *Klin. Monatsbltt. f. Augenheilk.* 1910. Bd. XLVIII.

Hammarsten, *Lehrbuch der physiologischen Chemie.* Wiesbaden 1895.

Heinz, *Handbuch der experimentellen Pathologie und Pharmakologie.* Jena 1906.

Hertel, Untersuchungen über die elektrische Leitfähigkeit des Auges. *Arch. f. Ophthalm.* 1909. Bd. LXIX.

v. Hippel u. Grünhagen, Über den Einfluß der Nerven auf die Höhe des intraokularen Druckes. *Arch. f. Ophthalm.* 1868, Bd. XIV und 1869, Bd. XV.

Höltzke, Experimentelle Untersuchungen über den Druck in der Augenkammer. *Arch. f. Ophthalm.* 1883. Bd. XXIX.

Jegorow, Über den Einfluß der langen Ziliarnerven auf die Erweiterung der Pupille. *Arch. f. Anat. u. Physiol.* 1886. Physiol. Abt.

Kohlrausch u. Holborn, *Das Leitvermögen der Elektrolyte.* Leipzig 1898.

Krückmann, Über die Sensibilität der Hornhaut. *Arch. f. Ophthalm.* 1895. Bd. XLI.

Kunst, Farbenzerstreuung und osmotischer Druck einiger brechenden Medien des Auges. *Inaug.-Dissert.* Freiburg i. B. 1895.

Laqueur, Über Atropin und Physostigmin und ihre Wirkung auf den intraokularen Druck. *Arch. f. Ophthalm.* 1877. Bd. XXIII.

Leber, A., Immunitätsverhältnisse der vorderen Augenkammer. *Arch. f. Ophthalm.* 1906. Bd. LXIV.

Leber, Th., Die Zirkulations- und Ernährungsverhältnisse des Auges. *Graefe-Sämischs Handbuch der gesamten Augenheilkunde.* Zweite Auflage. Leipzig 1903.

Levaditi, Contribution à l'étude de l'anémie expérimentale état de la cytase hämolytique dans le plasma des animaux normaux. *Ann. de l'instit. Pasteur.* 1902. Bd. XVI.

Lewin u. Guillery, *Die Wirkungen von Arzneimitteln und Giften auf das Auge.* Berlin 1905.

Löhlein, Pharmakodynamische Gesetze im Stoffwechsel des Auges und seinen Beziehungen zum Gesamtstoffwechsel. *Arch. f. Augenheilk.* 1910. Bd. LXV.

Manca u. Deganello, La forza osmotica dell'hum. *Arch. di Ottalm.* 1898. Zit. nach Rissling.

Mijashita, Über den Hämolysingehalt des Kaninchen-Kammerwassers vor und nach Reizungen des Auges. *Klin. Monatsbltt. f. Augenheilk.* 1909. Bd. XLVII.

Derselbe, Über die Immunitätsverhältnisse in der vorderen Augenkammer, XVI. internation. med. Kongreß in Budapest. *Zeitschr. f. Augenheilk.* 1910. Bd. LXV.

Mohr, Noch einmal das Eserin. *Arch. f. Ophthalm.* 1877. Bd. XXIII.

zur Nedden, Experimentelle Untersuchungen über das Vorkommen bakterizider Substanzen im Auge nicht immunisierter Individuen. *Arch. f. Ophthalm.* 1907. Bd. LXV.

Niewerth, Die elektrische Leitfähigkeit des Humor aqueus. *Inaug.-Dissert.* Rostock 1904.

Nuel, 18. Sitzung der Soc. Belge d'ophtalm. zu Lüttich. 11. Juni 1905. Zit. nach Rissling.

Peters, Weitere Beiträge zur Pathologie der Linse. *Klin. Monatsbltt. f. Augenheilk.* 1901. Bd. XL.

Pflüger, Beiträge zur Ophthalmotonometrie. *Arch. f. Augen- u. Ohrenheilk.* 1872. Bd. II. Zit. nach Levin u. Guillery.

Reinhardt, Vorderer Kammerdruck und Substanzverluste der Cornea unter Atropin und Eserin. *Inaug.-Dissert.* Basel 1878.

Rissling, Die physiologischen Schwankungen des osmotischen Druckes im normalen Tierserum mit besonderer Berücksichtigung der osmotischen Druckverhältnisse der intraokularen Flüssigkeiten. *Arch. f. Augenheilk.* 1908. Bd. LIX.

Römer, Experimentelle Grundlagen für klinische Versuche einer Serumtherapie des Ulcus corneae serpens. *Arch. f. Ophthalm.* 1902. Bd. LIV.

Derselbe, Die Pathogenese der Cataracta senilis vom Standpunkte der Serumforschung. *Arch. f. Augenheilk.* 1907. Bd. LXV.

Rymowitsch, *Zit. nach Mijashita.*

Salus, Das Verhalten des Corpus ciliare zu Antikörpern. *Arch. f. Ophthalm.* 1910. Bd. LXXV.

Scalinci, Untersuchungen über die physikalisch-chemischen Eigenschaften des Humor aqueus. *Arch. f. Augenheilk.* 1907. Bd. LVII.

Schneller, Ein Mikrometer am Augenspiegel und damit ausgeführte

Untersuchungen über den Einfluß bestimmter Eingriffe auf die Zirkulation in den Augen lebender Kaninchen. *Arch. f. Ophthalm.* 1857. Bd. III.

af Schultén, *Experimentella och kliniska undersökningar beträffande hjärnskador och deras inflytande på ögats circulationsförhållanden.* Helsingfors 1882.

Snellen, Die Behandlung des Glaukoms. *VII. Internationaler Ophthalm.-Kongreß.* Heidelberg 1888.

Stocker, Über den Einfluß der Mydriatika und Myotika auf den intraokularen Druck unter physiologischen Verhältnissen. *Arch. f. Ophthalm.* 1887. Bd. XXXIII.

Sweet, A study of an hämolytic complement found in the serum of the rabit. *Zentralblatt f. Bakteriologie.* 1903. Bd. XXXIII.

Ulrich, Beitrag zu den Untersuchungen über den Flüssigkeitswechsel im Auge mittels Fluoreszeininjektionen. *Arch. f. Augenheilk.* 1883. Bd. XII.

Wahlfors, Om vätskornas gång i ögat. *Akad. Abhandl.* Helsingfors 1880.

Weber, Über Calabar und seine therapeutische Verwendung. *Arch. f. Ophthalm.* 1876. Bd. XXII.

Derselbe, Die Ursachen des Glaukoms. *Arch. f. Ophthalm.* 1877. Bd. XXIII.

Wegner, Experimentelle Beiträge zur Lehre vom Glaukom. *Arch. f. Ophthalm.* 1866. Bd. XII.

Wessely, Experimentelles über subkonjunktivale Injektionen. *Deutsche med. Wochenschr.* 1903.

Derselbe, *Experimentelle Untersuchungen über den Augendruck.* Wiesbaden 1908.

Derselbe, Experimentelle Untersuchungen über Reizübertragung von einem Auge zum anderen. *Arch. f. Ophthalm.* 1900. Bd. L.

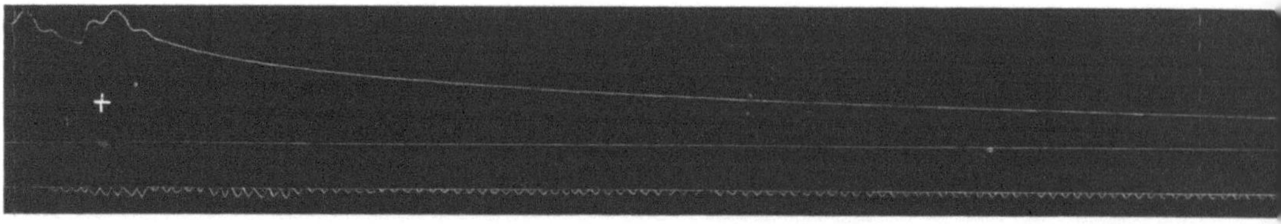

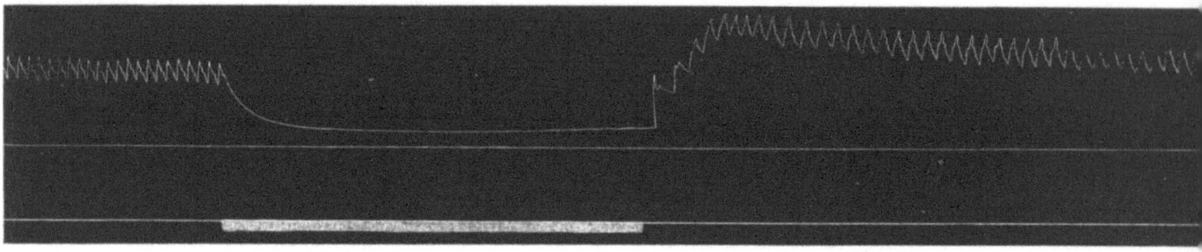

Fig. 3.

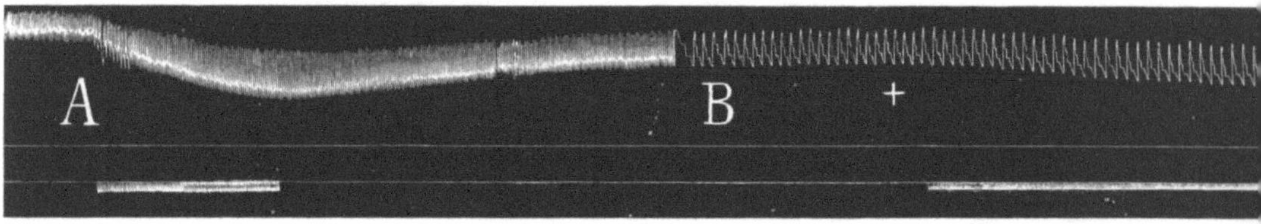

Fig. 4.

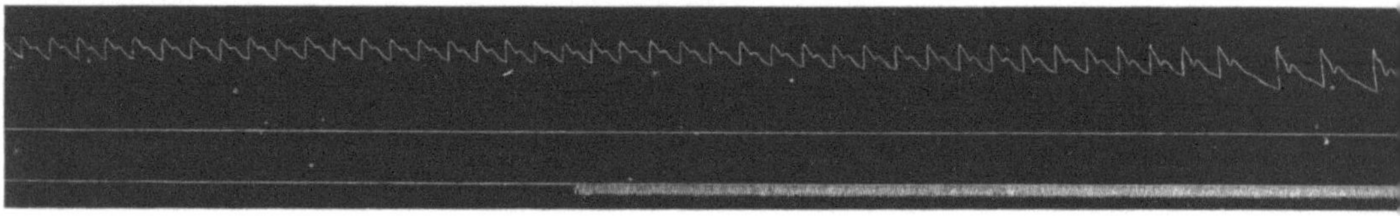

Fig. 5.

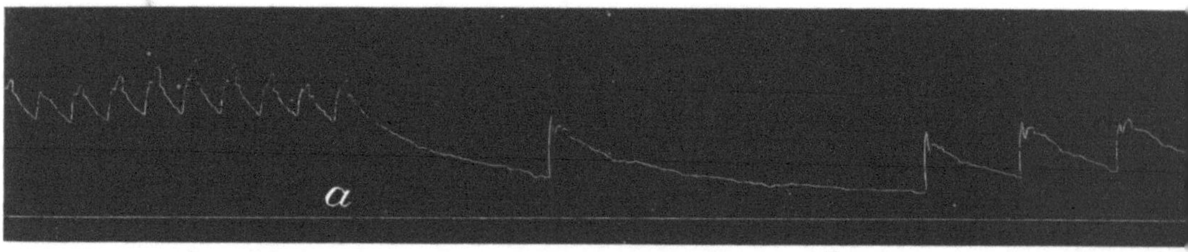

Fig. 6.

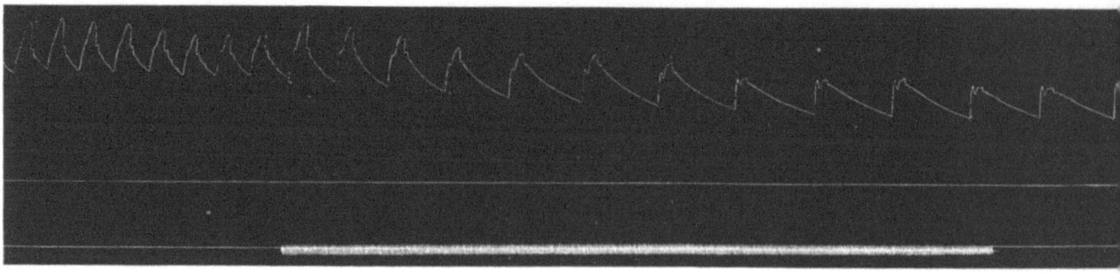

Fig. 7.

Verlag von VE

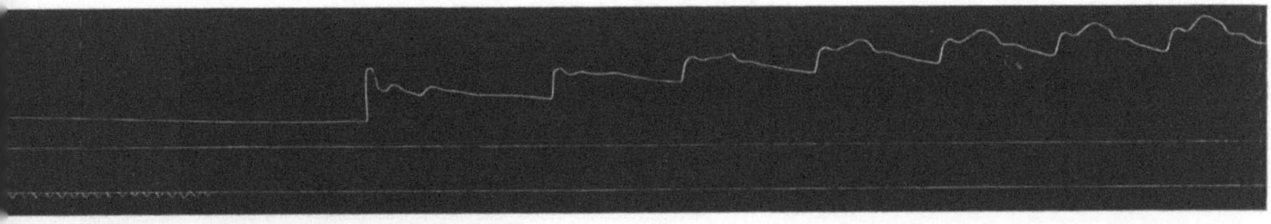

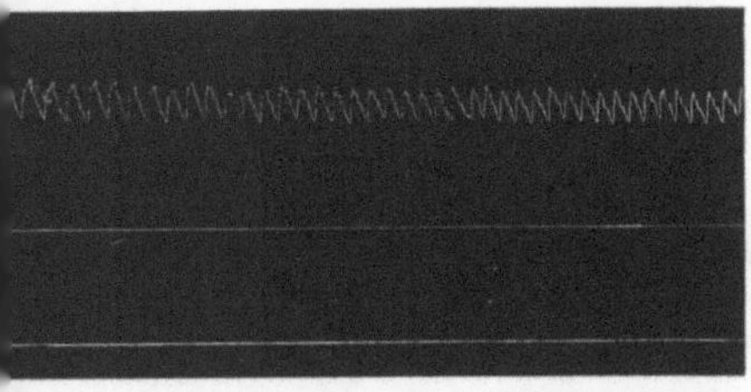

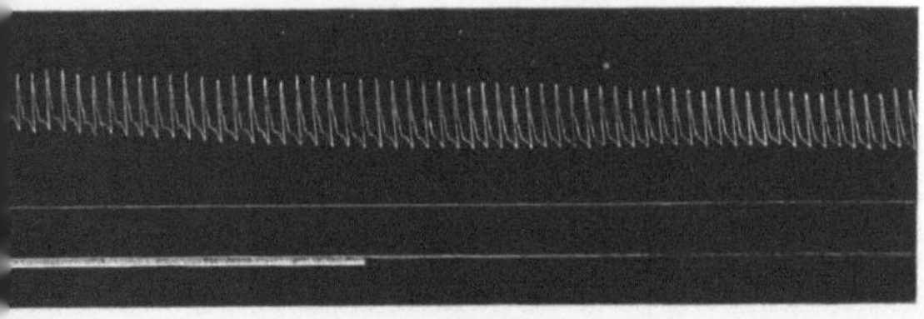

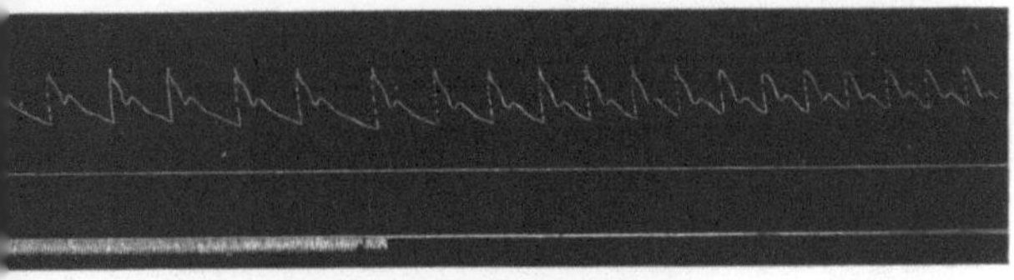

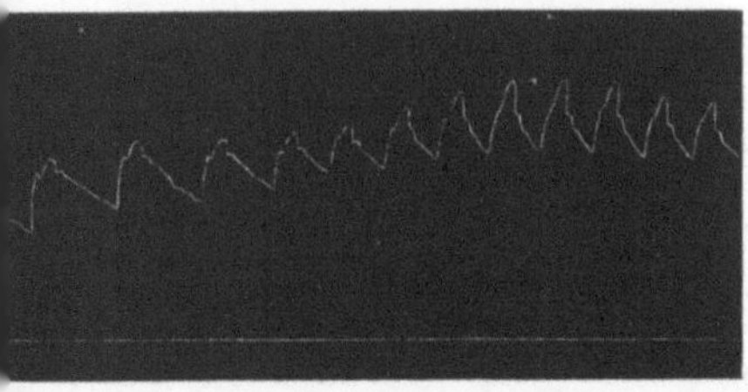

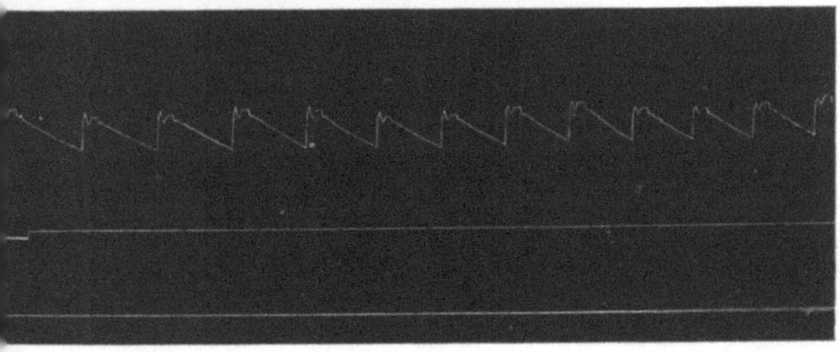

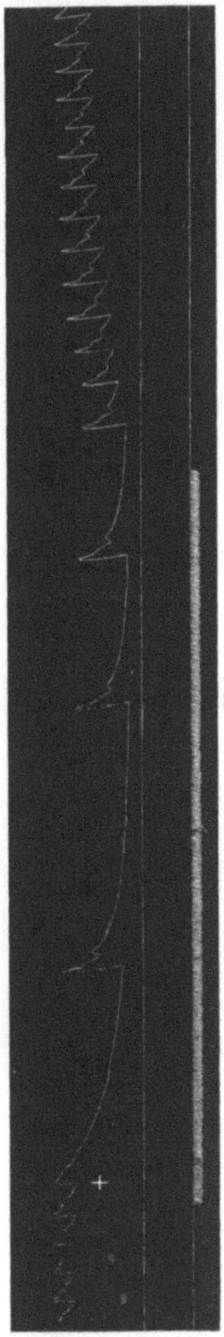

Fig. 1

MP. in Leipzig.

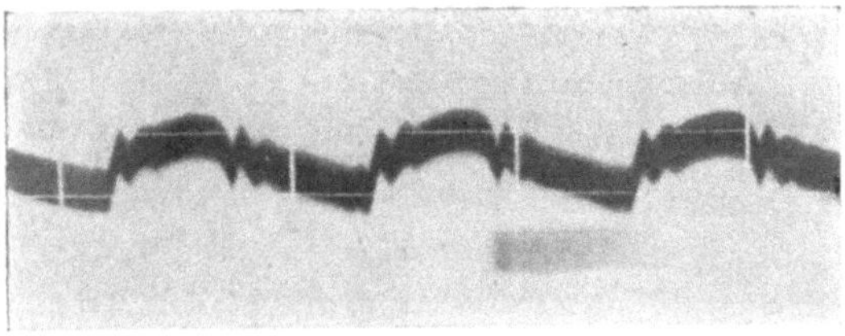

Fig. 8.

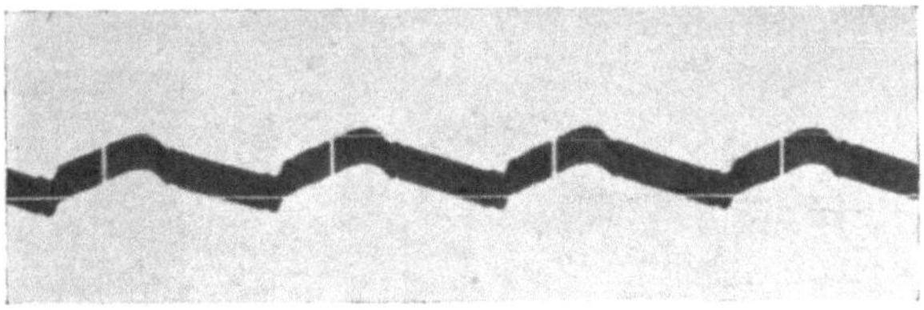

Fig. 9.

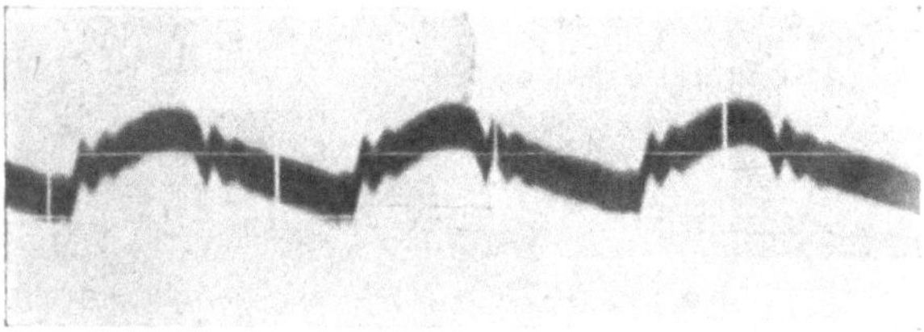

Fig. 10.

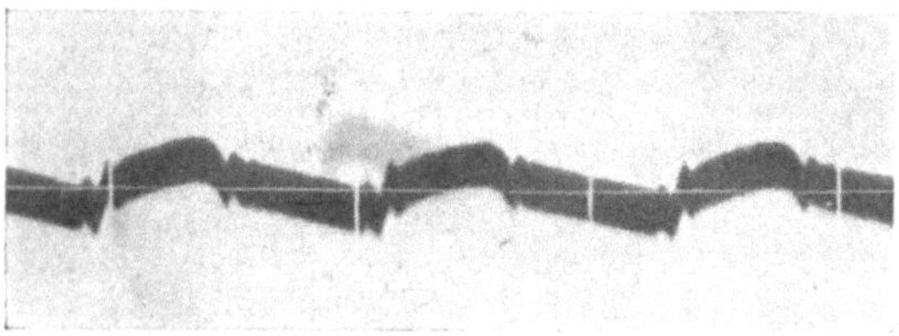

Fig. 11.

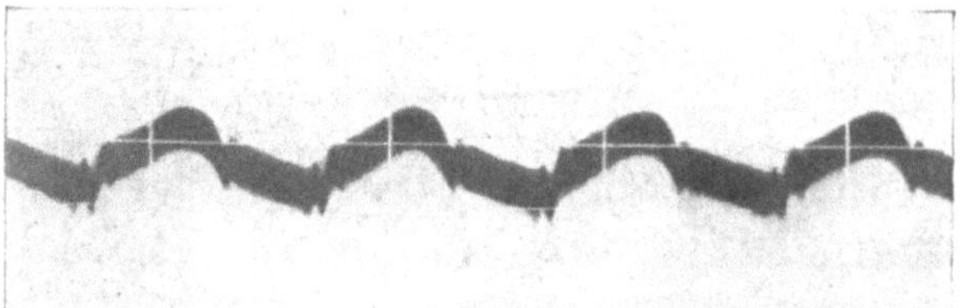

Fig. 12.

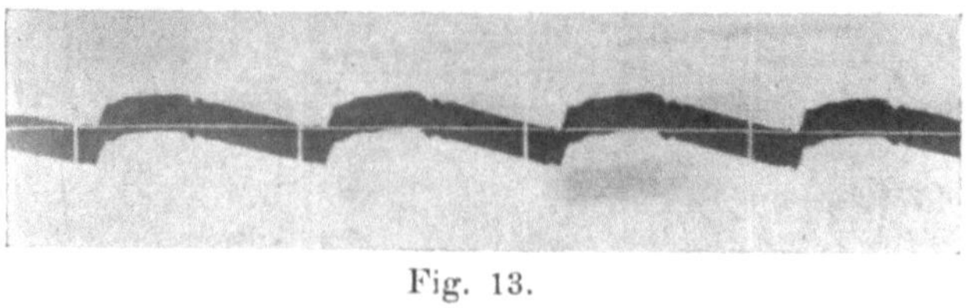

Fig. 13.

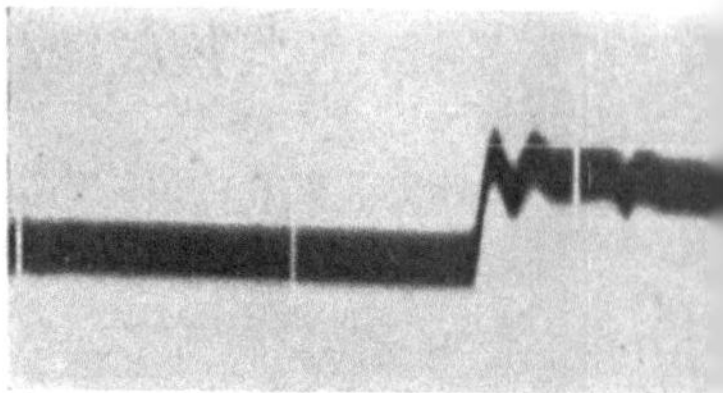

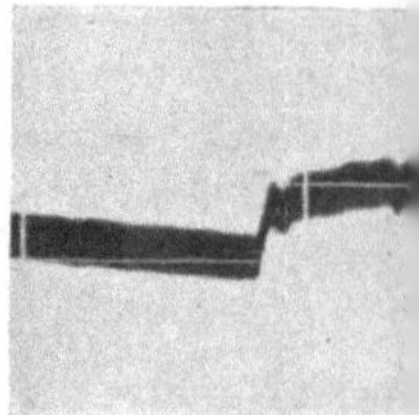

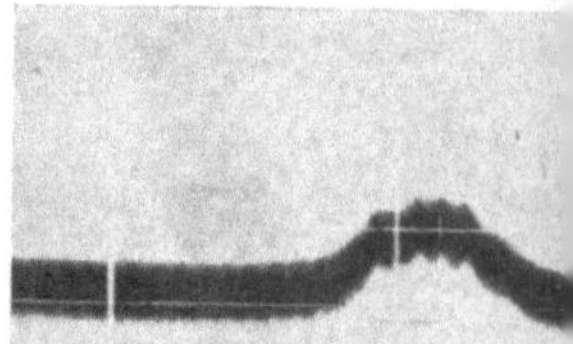

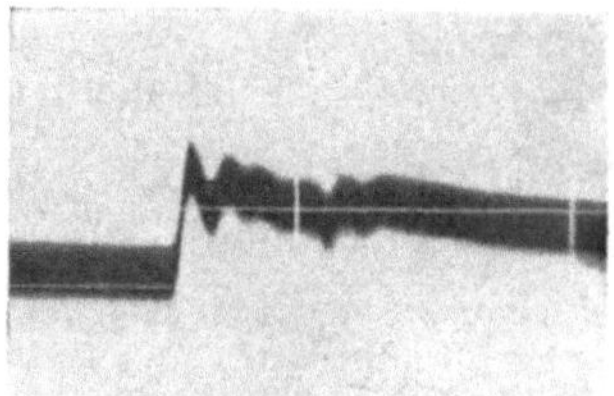

Fig. 15.

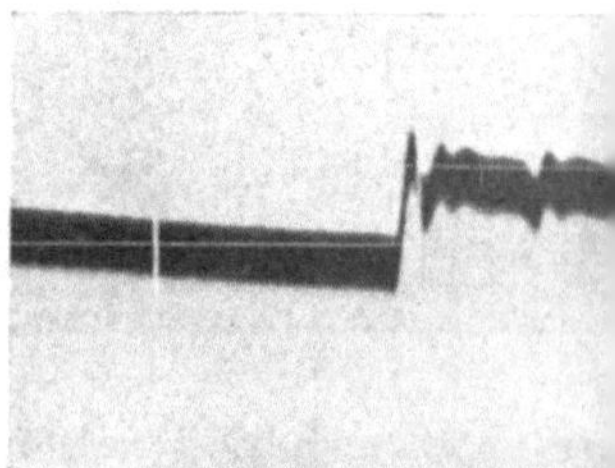

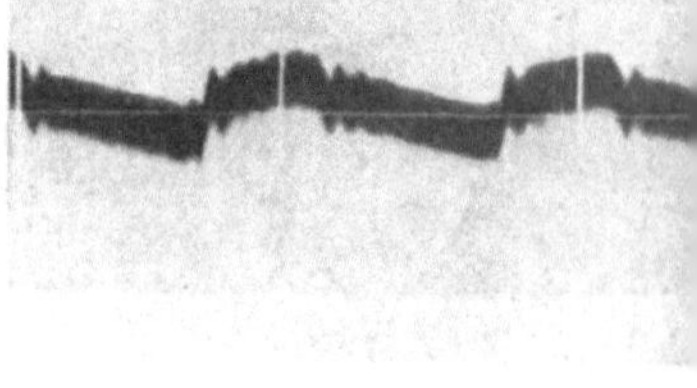

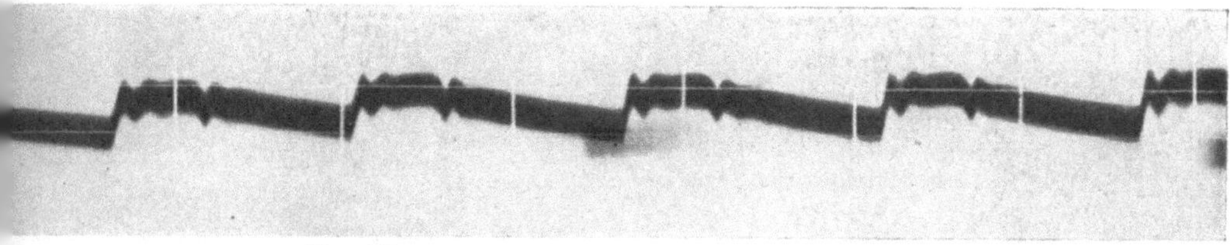

Fig. 17.

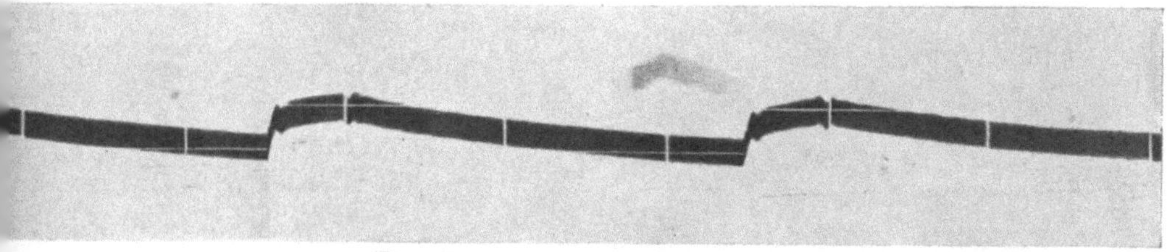

Fig. 19.

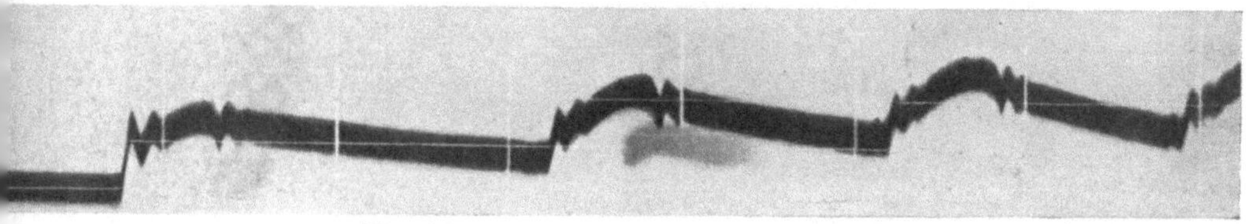

Fig. 18.

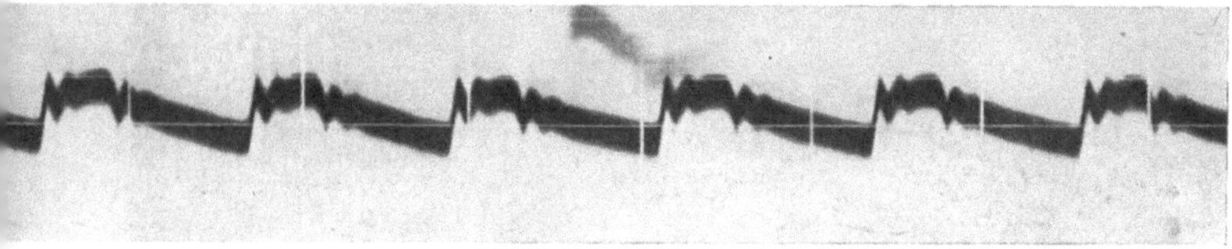

Fig. 20.

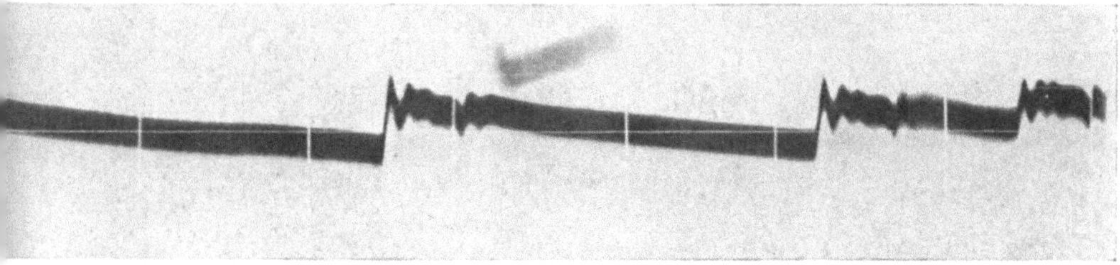

Fig. 16.

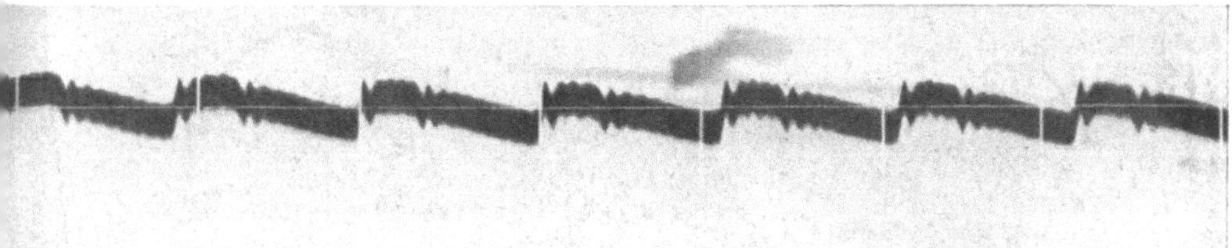

Fig. 21.

MP. in Leipzig.

Bei Fragen zur Produktsicherheit wenden Sie sich bitte an:
If you have any questions regarding product safety,
please contact:

Walter de Gruyter GmbH
Genthiner Straße 13
10785 Berlin
productsafety@degruyterbrill.com